THOMAS SCHULZ, geboren 1973, ist seit 2001 beim SPIEGEL und berichtete für das Nachrichten-Magazin fast ein Jahrzehnt als Korrespondent aus den USA: Zunächst ab 2008 aus New York, dann ab 2012 aus San Francisco, wo er die SPIEGEL-Redaktionsvertretung im Silicon Valley aufbaute. Schulz wurde mit dem Henri-Nannen-Preis, dem Holtzbrinck-Preis für Wirtschaftspublizistik sowie als Reporter des Jahres ausgezeichnet.

Außerdem von Thomas Schulz lieferbar:

Was Google wirklich will.
Wie der einflussreichste Konzern der Welt unsere Zukunft verändert

Besuchen Sie uns auf www.penguin-verlag.de und Facebook.

Thomas Schulz

ZUKUNFTSMEDIZIN

Wie das Silicon Valley
Krankheiten besiegen und
unser Leben
verlängern will

PENGUIN VERLAG

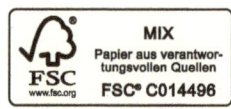

Verlagsgruppe Random House FSC® N001967

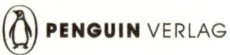

PENGUIN und das Penguin Logo sind Markenzeichen
von Penguin Books Limited und werden
hier unter Lizenz benutzt.

1. Auflage 2019
Copyright © 2018 by Deutsche Verlags-Anstalt, München,
in der Verlagsgruppe Random House GmbH,
Neumarkter Straße 28, 81673 München
In Kooperation mit dem SPIEGEL-Verlag,
Hamburg, Ericusspitze 1, 20457 Hamburg
Umschlag: Bürosüd nach einem Entwurf von Büro Jorge Schmidt
Umschlagmotiv: iStock.com / MATJAZ SLANIC
Druck und Bindung: GGP Media GmbH, Pößneck
Printed in Germany
ISBN 978-3-328-10442-1
www.penguin-verlag.de

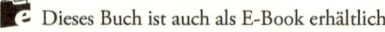 Dieses Buch ist auch als E-Book erhältlich.

Für Sam

Inhalt

Wie groß sind die Fortschritte der Menschheit,
wenn wir auf den Punkt sehen, von dem sie ausging, und
wie klein betrachten wir den Punkt, wo sie hin will.
FRANZ GRILLPARZER

Es ist schon ein großer Fortschritt,
den Willen zum Fortschritt zu haben.
SENECA

Einleitung

Das Zeitalter der digitalen Medizin beginnt jetzt

Jeden Januar ist in der Innenstadt von San Francisco ein seltsames Schauspiel zu beobachten: Für drei Tage füllen sich die Straßen bis tief in die Nacht mit 20 000 aufgeregt diskutierenden Menschen, Rock-Festival-Stimmung liegt in der Luft. Wer genau hinhört, erwischt immer wieder die gleichen seltsamen Wortschnipsel: »Proteinausprägung«, »T-Zellen«, »Antigene«, »PD-1-Inhibitor«. In fast allen Bars, Restaurants und Galerien versammeln sich Mediziner, Biologen, Wissenschaftler, die Eingangsschilder sind überklebt mit neuen Namen: Merck, Genentech, Max-Planck-Institut, Harvard University.

Der Grund für diesen Ausnahmezustand ist die JP Morgan Healthcare, die größte Konferenz für Biotechnologie und Medizinforschung der Welt, ein dezentrales, chaotisches Forschungsfest mit Hunderten Veranstaltungen an Dutzenden Orten. Es gibt keine Webseite, keine Eintrittskarten. Aber alle Protagonisten, die an der menschlichen Gesundheit forschen, die mit der Medizin Geld verdienen oder das Gesundheitssystem regulieren, finden im Januar den Weg nach San Francisco: Pharmakonzerne, Universitäten, Forschungslabore, Start-ups, Politiker. Auf den Bühnen und in den Konferenzsälen werden große, zukunftsweisende Themen diskutiert, »Designing the Human Future« etwa oder »Die nächsten Schritte im Krieg gegen den Krebs«. Aber die eigentliche Veranstaltung findet jenseits der Podien statt, bei privaten Partys und Gesprächen hinter verschlossenen Türen.

So wie bei dieser Feier in der Suite eines Luxushotels. Vor der Tür reichlich Sicherheitspersonal, dahinter knapp 30 Gäste: Vier führen Milliardenkonzerne, zwei haben einen Nobelpreis, zwei weitere gelten als sichere Kandidaten, ihn noch zu erhalten. Ein spontanes Get-together nach Mitternacht, erst wenige Stunden vorher flogen SMS und E-Mails hin und her, Zugang nur mit den richtigen Verbindungen. Und einer Flasche Champagner, schnell an der Hotelbar besorgt, aber bitte nicht den billigsten.

Die Stimmung brodelt, ein Stimmenwirrwarr, doch diskutiert wird nur ein Thema: wie sich mit neuen Gentherapien der Krebs nicht einfach besser bekämpfen, sondern niederringen, besiegen, ja heilen lassen kann. Schließlich zückt einer der Forscher einen Textmarker und beginnt, Formeln an die Hotelwände zu malen, zögert kurz, doch ein Pharmaboss ruft: »Scheiß drauf, mach weiter, ich übernehme die Renovierungskosten!« Eine nervöse Energie durchdringt den Raum, eine seltsame Mischung aus fiebrigem Enthusiasmus und konzentrierter Anspannung.

Ähnlich ist die Atmosphäre in diesen Tagen fast überall, wo an der menschlichen Gesundheit geforscht wird: in den Laboren der Universitäten und Biotech-Start-ups, in den Forschungsinstituten und in den Konzernzentralen der Pharmakonzerne. Unter Biologen und Medizinern herrscht ein bislang nie da gewesener Optimismus, befeuert von zahllosen Entwicklungen in zahllosen Bereichen, die alle gleichzeitig auf sie einprasseln und die vieles möglich machen, was doch gerade eben noch völlig utopisch schien: Krebs zu heilen, Zellen zu programmieren, künstliche Organe zu züchten, das Gehirn mit Maschinen zu verbinden, Gene zu manipulieren, Krankheiten per Knopfdruck zu besiegen, das Leben um 20, 30 Jahre zu verlängern. Die Menschen nicht nur gesünder, sondern klüger, hübscher, jünger zu machen.

Egal, wen man fragt, nahezu einhellig sehen Experten, Forscher,

Wissenschaftler die Medizin am Beginn einer Revolution. Die Menschheit ist auf dem Weg in eine technologisierte, datengetriebene, digitale Gesundheitswelt mit neuen Möglichkeiten für die Diagnose und die Therapie von Krankheiten und mit Medikamenten, die uns ein längeres, gesünderes Leben bringen sollen.

»Wir stehen am Beginn einer transformierenden Ära in Wissenschaft und medizinischer Technologie«, sagt der Chef der amerikanischen Arzneimittelzulassungsbehörde.

»Eine medizinische Revolution hat begonnen«, sagt die Leiterin des Dana-Farber-Instituts, des führenden Krebsforschungszentrums der USA.

»Der wissenschaftliche Fortschritt ist gigantisch«, sagt der Chef des Pharma-Riesen Roche.

»Die technische Entwicklung hat ein neues Zeitalter der Medizin eingeleitet«, sagt der Forschungschef von Microsoft.

»Wir haben die Fähigkeit entwickelt, die Evolution zu kontrollieren«, sagt Jennifer Doudna, Mit-Erfinderin der Crispr-Technologie, einer Art Gen-Schere, mit der sich das Erbgut von Pflanzen, Tieren, Menschen zurechtschneiden lässt.

Was ist da im Gange? Woher kommt dieser plötzlich so enorme Optimismus, dieser Enthusiasmus? Waren es nicht dieselben Forscher und Experten, die bislang immer bedauernd betonten, dass medizinische Forschung unendlich schwer und die Biologie zu kompliziert sei, um sie wirklich zu entschlüsseln?

Doch heute ist alles anders. Wir stehen am Beginn gewaltiger Veränderungen, nicht nur in der Medizin, sondern in allen Bereichen unseres Lebens. Das ist die zentrale Erkenntnis, die sich mir nach mehr als einem halben Jahrzehnt als SPIEGEL-Korrespondent im Silicon Valley, im Nexus des globalen Fortschritts, unweigerlich aufgedrängt hat.

Denn wir sind an einem Punkt angelangt, an dem Entwicklungen aus Jahrzehnten zusammenfließen, an dem neue Technologien aus allen möglichen Bereichen verschmelzen: aus Chemie, Physik, Materialwissenschaften, Robotik. Im Englischen gibt es ein Wort für diesen Prozess, für das gleichzeitige Zusammenfließen und Beschleunigen, und es dient als eine Art Zauberwort hier im Silicon Valley, das hervorgeholt wird, wann immer es den nächsten, scheinbar überraschenden Fortschrittssprung zu erklären gibt: Convergence.

Die Digitalisierung hat zwei Jahrzehnte gebraucht, um langsam durchzusickern in jeden Winkel, jede Ecke der Zivilisation. Jetzt beginnt sie, ihre beschleunigenden Kräfte wirklich freizusetzen. Hierin liegt die eigentliche Erklärung für die rasante Entwicklung, die wir gerade erleben, in der Medizin ebenso wie in vielen anderen Bereichen: Der Fortschritt verläuft nicht geradlinig, sondern exponentiell. Er bewegt sich in Verdopplungssprüngen, die mit der Zeit immer gewaltiger werden.

Als Metapher hilft die Geschichte von der Erfindung des Schachspiels. Der Legende nach verhandelte der Erfinder des Schachspiels seine Bezahlung mit dem Kaiser von Indien so: »Alles, was ich will, ist ein Häufchen Reis. Lass uns die Menge ermitteln, indem wir ein Reiskorn auf das erste Feld des Schachbretts legen, auf das zweite zwei Körner, auf das dritte vier, auf das vierte acht, und so immer weiter mit den Verdopplungen, bis zum letzten, dem 64. Feld.«

Auf den ersten Feldern liegen also sehr wenige Reiskörner. Das war die bisherige Geschichte des Fortschritts in den vergangenen 10 000 Jahren Menschheitsgeschichte: Er wächst zwar exponentiell, aber es fühlt sich linear an, weil der Verdopplungseffekt in der Summe immer noch relativ klein ist. Richtig interessant wird es erst in der zweiten Hälfte des Schachbretts. Dort explodieren die Zahlen: Nach 32 Schachfeldern kommen bereits Milliarden Reiskörner zusammen. Viele Wissenschaftler sind der Meinung, dass wir zu Beginn dieses Jahrzehnts die zweite Hälfte des Schachbretts erreicht haben, dass die exponentiellen Sprünge, die der Fortschritt macht, nun so atemberaubend sind, dass man sie immer schwerer begreifen kann.

Doch zu spüren sind die Folgen des sich rasant steigernden Fortschritts schon jetzt. Und im nächsten Jahrzehnt werden sie noch deutlicher werden und sich auf alle Lebensbereiche erstrecken. Nirgends jedoch werden sie existentieller sein als in der Medizin und in der Biologie.

Das vergangene Jahrhundert war davon geprägt, dass wir gelernt haben, zwei grundsätzliche Bausteine der Welt zu verstehen: das Atom und das Byte. Beide Entdeckungen haben uns gezeigt, welch große Folgen es haben kann, kleinste Einheiten zu beherrschen. Nun sind wir auf dem Weg, die dritte Grundeinheit zu beherrschen: das Gen. Wenn es uns gelingt, die Kontrolle über die biologische Information zu erlangen, wird das die Welt erneut grundlegend verändern. Dann wird der Mensch zum Schöpfer, der die nächste Stufe der Evolution selbst in die Hand nimmt.

Dass dieses Buch zum wesentlichen Teil im Silicon Valley spielt, sollte heute kaum noch überraschen. Schon lange hat sich die Region um San Francisco zum Zentrum des globalen Fortschritts aufgeschwungen. Nicht nur, weil sich hier mit Tausenden von Konzernen und Start-ups das Rückgrat der Technologieindustrie befindet, sondern weil sich hier auch die Visionäre und Utopisten sammeln, die Größenwahnsinnigen und Rücksichtslosen. Weil das Geld hier in Strömen fließt wie nirgends sonst auf der Welt, Abermilliarden an Wagniskapital jedes Jahr. Ein perfekter Nährboden für große Ideen und weltverändernde Entwicklungen.

Die Entschlüsselung der Biologie ist die nächste Weltveränderungsidee im Silicon Valley, der Mensch wird dabei vor allem als Rechenaufgabe gesehen. Die Logik geht so: Die heranrollende biologische Revolution ist eine digitale Revolution. Riesige Datenmengen auszuwerten wird jeden Tag leichter, die Rechenkraft explodiert, künstliche Intelligenz, die neue Wunderwaffe, hilft dabei. Wer beherrscht all diese Instrumente besser als die Tech-Riesen?

Zugleich ist die Medizin eine globale Billionenbranche. Und damit ein riesiges Geschäftsfeld. Gesundheitsausgaben machen in den meisten Ländern den größten Teil des Bruttosozialproduktes aus. In den USA etwa fließen 20 Prozent der Staatsausgaben in das Gesundheitssystem. Deswegen arbeiten sie in den Konzernzentralen in San Francisco und Seattle nun an medizinischer Grundlagenforschung: Wie lässt sich Krebs besiegen? An medizinischen Geräten: Wie lassen sich Blutwerte, Insulin, Herzschlag rund um die Uhr analysieren? An medizinischer Datenverarbeitung: Wie lassen sich Patienteninformationen, klinische Studien, Forschungsergebnisse maschinell auswerten?

Bereits vorhanden sind ganze Datenbanken voll genetischer Informationen, Milliarden und Abermilliarden Gigabyte an DNA-Analysen, an Wissen über unser Erbgut. Neue Mischformen wissenschaftlicher Disziplinen sind entstanden, wie die synthetische Biologie oder die Bio-IT, die dieses Wissen ständig erweitern, auswerten und zu neuartigen Therapien und Medikamenten entwickeln.

Schon heute lassen sich Tumore bis ins Detail analysieren, können Patienten mithilfe ihrer eigenen, gentechnisch aufgerüsteten Immunzellen erfolgreich den Krebs bekämpfen. Gentherapie ist eine alte Idee, die von klugen Köpfen bereits vor Jahrzehnten ersonnen wurde, aber lange als technisch unmöglich beiseitegelegt werden musste. Das ist die erste Hälfte der medizinischen Revolution: totgesagte Visionen, die nun auf einmal möglich werden.

Hinzu kommen, als zweiter Teil, ganz neue Ideen wie diese: Forscher entwickeln Moleküle, die in die Zellen geschleust werden und dem Körper als Anleitung dienen, sein eigenes Medikament zu produzieren. Das klingt nach Science-Fiction, nach einer Idee, die noch vor wenigen Jahren jeder Mediziner, jeder Biologe für verrückt erklärt hat. »Die Fortschritte der vergangenen zehn Jahre waren geradezu surreal«, sagt Stephane Bancel, Chef von Moderna, dem Biotech-Start-up, das diese Technologie entwickelt hat. »Es fühlt sich an, als lebten wir heute bereits in einem anderen Zeitalter als noch 2006.«

Von hier ist der Weg nicht weit zu extremeren Visionen: die Grenzen der Biologie zu sprengen und das Leben nicht um zehn, sondern um 50 Jahre verlängern zu können. Bis der Tod nur noch ein technologisches Problem ist? Es gibt einige, die so denken im Silicon Valley, und längst nicht alle sind Utopisten. Google etwa gründete eine Tochterfirma, um die Lebensverlängerung zu erforschen, dort arbeiten keine Spinner, sondern einige der führenden Genetiker der Welt.

Einig sind sich Utopisten und Pragmatiker, Techno-Biologen und Schulmediziner in einem: Der Weg zu einem längeren, gesünderen Leben geht über eine personalisierte Medizin, mit auf den einzelnen Menschen zugeschnittenen Therapien, die auf Analysen des Erbguts und anderer individueller Daten beruhen. Das bedeutet eine grundlegende Abkehr von der Welt der Massenmedikamente, in der eine Behandlung für möglichst viele Menschen wirken muss. Mindestens ebenso systemverändernd wird sein, dass die personalisierte digitale Medizin nicht nur reaktiv, sondern vor allem proaktiv ist: Sie setzt darauf, Krankheiten wie Krebs oder Herzerkrankungen in einem möglichst frühen Stadium zu erkennen, in dem sie leichter zu bekämpfen sind.

Wie wird diese neue Gesundheitswelt für den Patienten aussehen? Genauso, wie wir uns heute nicht mehr vorstellen können, wie es war, ohne Handy gelebt zu haben, werden wir uns in einigen Jahren fragen, wie wir uns beim Arzt behandeln lassen konnten, ohne auf einen riesigen Datenschatz zugreifen zu können: die

Analyse unserer DNA, die Zusammensetzung unseres Mikrobioms, Grundzüge des persönlichen Proteoms. Bei der Diagnose werden neue medizinische Sensoren helfen, die wir am oder gleich im Körper tragen oder die einfach ins Smartphone integriert sind. Sie messen Bewegung, Herz, Blutdruck und warnen, wenn die Werte aus dem Ruder laufen.

Daten, so viel ist klar, sind der Schlüssel für diese Zukunftsmedizin: ausgelesen aus Geräten, Genomen, Sensoren und zahllosen Tests zu allen möglichen Biomarkern. Am besten zu Hause zu machen, ruckzuck, in den USA gibt es bereits Gentests und Mikrobiom-Analysen in der Drogerie, gesammelt, ausgewertet, analysiert von Maschinen, aufbewahrt und verarbeitet von Unternehmen. Mit unseren Gesundheitsdaten wird Geld zu verdienen sein. Ist das der Preis, den es zu zahlen gilt? Persönliche Daten gegen Gesundheit?

Der Arzt wird in dieser Welt nicht mehr nur Heiler und Arzneiverschreiber sein, sondern auch Gesundheitscoach und Datenmanager. Oder wird er am Ende zumindest teilweise durch die Maschine ersetzt? Die Informatik befindet sich in der nach Expertenmeinung größten Transformation seit der Erfindung des Computers, dank künstlicher Intelligenz. Kluge Maschinen sind dabei, Ärzte in immer mehr Bereichen zu ergänzen. Und werden ihnen manche Aufgaben bald schon ganz abnehmen.

Was für enorme Versprechungen stecken in dieser Maschinenmedizin: neue Medikamente, weil Software nach neuen Wirkstoffkombinationen suchen kann. Neue Behandlungspläne, weil Algorithmen die individuelle Krankheitsgeschichte analysieren und mit der von Tausenden anderen Patienten vergleichen. Arbeitserleichterung für Ärzte, weil Software durch Gesichtsanalyse genetische Erkrankungen erkennt oder CT-Scans von Tumoren analysiert.

Auch wenn einige schon vor dem Missbrauch unserer Daten oder der Übermacht der Maschinen warnen, überwiegen doch deutlicher die Hoffnungen, schon weil Computerisierung bislang immer alles effizienter und billiger gemacht hat. Ständig steigende Gesundheitskosten sind das drängendste strukturelle Problem alternder Gesellschaften. Wenn durch Technologie die Kosten für den Einzelnen wie auch für die Gesamtheit gesenkt werden, wer würde sich dem entgegenstellen?

Klar ist: Diese neue Welt rast heran, ohne dass absehbar wäre, wie sie gestaltet wird. Und von wem. Wer Gewinner sein wird, wer Verlierer. Deswegen ist dies im Kern ein Buch über den Fortschritt, den es zu verstehen, zu bewältigen und vor allem auch zu debattieren gilt.

Der Fortschritt ist nicht aufzuhalten, und das ist gut so: Die Geschichte belegt, dass es der Menschheit mit jeder Dekade immer besser geht. Das zunehmende Tempo des Fortschritts erhöht aber auch den Druck enorm, sich früher mit möglichen Zukunftsszenarien zu beschäftigen. Über Therapien mit Stammzellen wird seit 20 Jahren diskutiert, weil sich die Technologie nur so langsam entwickelte. Aber wenn nun in einem Jahr passiert, was gerade noch zehn Jahre brauchte, dann können wir nicht in Ruhe abwarten, sondern müssen möglichst früh darüber diskutieren, welche gesellschaftlichen und ethisch-moralischen Probleme die neuen Entwicklungen aufwerfen.

Denn die auf uns zurollenden gesellschaftlichen, wirtschaftlichen, politischen, ethischen Fragen könnten größer, grundsätzlicher nicht sein: Wird sich jeder ein längeres, gesünderes Leben leisten können? Oder wird die Gesundheit zum Statussymbol? Soll alles, was medizinisch möglich ist, auch getan werden? Selbst wenn es um Eingriffe in die Keimbahn oder um ungeborenes Leben geht? Wer darf darüber mitbestimmen, welche Experimente, welche Therapien zulässig sind und welche nicht? Wer formt den Weg in diese Zukunft der Medizin?

Natürlich wird auch jetzt wieder vieles, was längst im Gange ist, eine Zukunft, die sich bereits zu formen beginnt, abgetan als wilder Wissenschaftsoptimismus. Als Ideologie von Futuristen und aufgeregtes Geplapper der Ahnungslosen, Unkritischen. Als Hype aus dem Silicon Valley, gemacht, um Produkte zu verkaufen. Das war schon einmal so, zu Beginn der Internet-Revolution. Als viele die Digitalisierung kleinredeten, als sie erst über die Weltveränderungs-Ambitionen von Google, dann über die von Facebook lachten. Als das erste iPhone manchen als unausgereiftes Spielzeug ohne große Zukunft galt.

Sicher wird nicht alles funktionieren, was sich die Forscher nun in ihren Laboren erträumen. Und es wird Irrwege geben, teils gefährliche. Doch selbst wenn das, was sich nun am Horizont abzeichnet, doch erst in 15 Jahren Realität wird statt in fünf und dabei auch noch ganz anders kommt als gedacht: Nur jetzt lässt sich die Zukunft noch mitgestalten. Bevor sie wieder gestaltet wird, von wenigen.

Wie sollen wir also umgehen mit diesem neuen Zeitalter der Genetik, das nun anbricht? Auf dessen Höhepunkt eine neue Medizin stehen wird. Oder ein neuer Mensch. Das ist keine rhetorische Zuspitzung, sondern wohl bald schon Realität. Mit Crispr, einer Art Gen-Schere, lassen sich Gene zielgenau wie in einem Textverarbeitungsprogramm per Suchen und Ersetzen einfach herausschneiden oder verändern und damit die grundlegenden Eigenschaften von Pflanzen, Tieren, Menschen manipulieren. Die Technologie ist kaum fünf Jahre alt, doch in China und den USA experimentieren sie damit bereits an Embryonen. Eingriffe in die Keimbahnen, vererbbare Veränderungen an der Natur, sind für die Wissenschaftler keine große Herausforderung mehr.

Wie weit ist der Weg von hier zu ewiger Jugend? Zu einer Welt ohne Krebs? Zu Designerbabys? Zur Eugenik? Man braucht keinen Doktor in Molekulargenetik und auch kein Philosophiestudium, um zu verstehen: Wenn wir erst unser eigenes Schicksal entziffern können, wie es in unserem Erbgut steht, und dann lernen, dieses Schicksal technologisch selbst neu zu schreiben, ändert sich der Weg der Menschheit grundsätzlich.

»Wenn man sich vor Augen führt, welche immensen Herausforderungen in diesem Zusammenhang auf uns zukommen, wundert man sich, dass es dazu noch keine intensivere Debatte gibt«, sagt Peter Dabrock, Theologe und Ethiker an der Universität Erlangen-Nürnberg und Vorsitzender des Deutschen Ethikrats.

Das zu ändern, über diese entstehende neue Zukunftswelt zu informieren, die Mosaiksteine zusammenzufügen und eine breitere Debatte zu eröffnen, ist das Ziel dieses Buches. Entsprechend ist »Zukunftsmedizin« kein Gesundheitsratgeber und auch kein Buch über das Pharmageschäft und seine vielen Schattenseiten. Es geht nicht um einzelne Geschäftsmodelle und um die Frage, welche Ideen, Projekte, Technologien im Detail funktionieren werden, ob sich das eine oder andere konkrete Medikament durchsetzt.

Vielmehr soll dieses Buch einen Überblick geben, was sich anbahnt und warum. Es wird in geheime Forschungslabore und Werkstätten führen, zu Nobelpreisträgern und den Chefs der mächtigsten Unternehmen der Welt, hinter die Kulissen der vielversprechendsten Start-ups und Konzerne schauen. Die Grundlage dafür liefern meine über fast ein Jahrzehnt gesammelten Einblicke in die Unternehmenszentralen und Labore des Silicon Valley, die vielen Begegnungen und Gespräche mit den Protagonisten der digitalen Revolution, von Google-Gründer Larry Page über Facebook-Anführer Mark Zuckerberg bis Microsoft-Chef Satya Nadella. Hinzu kommen über 150 Interviews mit Forschern, Unternehmensführern, Investoren, mit Biotech-Experten, Medizinern, Ethikern.

Dabei gilt es zum Auftakt des Buches, im Kapitel »Digitale Biologie«, zunächst die Grundlagen dieses sich anbahnenden Zeitenwandels zu beleuchten: den Mikrokosmos Silicon Valley mit seiner einzigartigen Mischung aus Ideologie und enormen Geldströmen.

Ein perfekter Nährboden für die Entwicklung der Technologien, die nun unsere Welt noch einmal so grundsätzlich verändern werden wie das Internet: Wieso künstliche Intelligenz auf einmal solche Sprünge macht und was dies für unsere Gesundheit bedeutet, beschreibt das zweite Kapitel »Maschinen-Medizin«. Darauf folgt, im Kapitel »Angriff der Tech-Riesen«, warum deswegen nun Google, Apple, Microsoft, Facebook und die führenden Geldgeber des Silicon Valley in die Medizin drängen – und woran genau sie arbeiten. Die Macht der digitalen Instrumente lässt die Biologie des Menschen berechenbarer werden, eröffnet den Weg etwa zu Gentherapien: Die DNA zu beherrschen, sie nicht nur zu analysieren, sondern auch zu manipulieren, ist der Kern der Datenmedizin, so zeigt das vierte Kapitel »Das Zeitalter der Genetik«. Wenn diese neue Zukunftsmedizin ihre Versprechungen erfüllen soll, muss sie dies vor allem im Kampf gegen den Krebs beweisen. Große Sprünge in den vergangenen Jahren, beschrieben im fünften Kapitel »Der Kampf gegen Krebs«, machen Hoffnung. Das sechste Kapitel »Synthetische Biologie« wirft einen Blick weiter nach vorne, auf grundlegend neue Ideen, die bereits erforscht werden, aber noch einige Jahre in der Zukunft liegen: die Züchtung künstlicher Organe und die Ergänzung oder gar Verbesserung des Menschen mithilfe von Implantaten. Werden wir dank der Zukunftsmedizin länger leben? Die meisten Experten im Kapitel »200 Jahre leben« sagen Ja, die Lebenserwartung werde sich deutlich steigern, vielleicht bis auf 120 Jahre. Manche im Silicon Valley hoffen dagegen auf 200, irgendwann sogar 500 Jahre Lebenserwartung. In jedem Fall wird die Zukunftsmedizin präziser sein, individueller. Und proaktiv. Das achte Kapitel »Der digitale Patient« zeichnet detailliert auf, wie sich all die neuen Instrumente für den Patienten zusammenfügen. Es sind zweifelsohne große Veränderungen, und sie bringen vielleicht auch große Verwerfungen: Was nun zu tun ist, welche Aufgaben sich für die Politik und uns alle stellen, wird zum

Abschluss diskutiert, mit einem Blick auf die »Medizin im Jahr 2030«. Dabei stellt sich vor allem die Frage: Wird sich jeder die Zukunftsmedizin leisten können?

Auffallend war im Zuge der Recherchen, dass sich all diese Protagonisten des sich anbahnenden Zeitenwandels und seiner Bedeutung sehr bewusst sind. Auch das unterscheidet sie von großen Teilen der Gesellschaft, die von den massiven Veränderungen in der Medizin noch kaum etwas wissen. Zu Recht werden große Hoffnungen in den Fortschritt in Wissenschaft und Forschung gesetzt, aber wenn die Mehrheit der Menschen immer weniger versteht, gar nicht verstehen kann, was passiert, dann geht auch die zentrale Frage, wer davon profitieren wird, an immer mehr Menschen vorbei. Und die Gefahr, dass die Profiteure letztlich nur eine Bildungselite, ein paar wenige Wohlhabende oder eine Handvoll US-Konzerne sein werden, wächst.

Es liegt an uns und unserem Wissen über die medizinische Revolution, die auf uns zukommt, ob diese neue digitale Gesundheitswelt ein Traum oder ein Albtraum werden wird.

Digitale Biologie

Wie die Zelle zur Software wird und warum der Kampf gegen Alzheimer im Silicon Valley geführt wird

Start-up kann ein irreführender Begriff sein in diesen Tagen des ungebremsten Booms und der großen Hoffnungen im Silicon Valley, in denen das Geld scheinbar vom Himmel fällt. Wer hinter dem Wort noch Garagen und Pizzakartons und Ikea-Schreibtische vermutet, wird schnell enttäuscht. Stattdessen kann es in einem Unternehmen, kaum zwei Jahre alt, so aussehen: ein Glaspalast mit langen weißen Gängen, gesäumt rechts und links von glänzenden Laboren, besetzt mit über 100 Forschern, nicht wenige von ihnen Stars in ihrem Feld. Ein drei Meter hohes Kernspinresonanzspektroskop, Stückpreis zwei Millionen Dollar, brummt hinter einer Glastür.

Es geht auch nicht um die Entwicklung von Apps in diesem Start-up am Rande der Bucht von San Francisco, sondern um den Kampf gegen Alzheimer, eine der am schnellsten wachsenden Volkskrankheiten der westlichen Welt. Die Lebenserwartung des Menschen steigt erheblich mit jeder Generation, aber je älter der Mensch, desto anfälliger wird sein Gehirn für Verschleißerscheinungen: Das Gedächtnis schwindet, das Ich zerfällt. Die neurodegenerativen Krankheiten, zu denen Alzheimer zählt, drohen zur großen Nemesis der alternden westlichen Gesellschaften zu werden: Die Zahl der Demenzerkrankten wächst seit Jahren dramatisch, denn es gibt keine wirksamen Therapien. Jahrzehntelange

Experimente brachten keinen Durchbruch, Forschungsgelder in Milliardenhöhe verpufften nahezu ergebnislos.

Alleine die Hoffnung, dass sich das ändert, bringt Investoren dazu, bislang kaum vorstellbare Summen bereitzustellen. Aber es sei ganz sicher mehr als Hoffnung, »die Chance ist endlich da«, wirksame Medikamente gegen Alzheimer, Parkinson und andere neurodegenerative Erkrankungen rückten in Reichweite, sagt Alexander Schuth, Gründer und Chief Operating Officer von Denali Therapeutics. Und es gibt viele, die ihm glauben. Rund 220 Millionen Dollar nur als erste Anschubfinanzierung sammelten Schuth und seine beiden Mitgründer ein, innerhalb weniger Tage im Januar 2015. In kaum mehr als einem Jahr wurde aus Denali ein Einhorn: So werden die extrem seltenen, jungen Unternehmen genannt, die rasend schnell aufsteigen und bereits kurz nach der Gründung und mit wenigen Mitarbeitern schon mehr als eine Milliarde Dollar wert sind. Facebook brauchte 396 Tage um die Milliardengrenze zu überspringen. Denali: 390 Tage.

Dabei hatten Schuth und seine Mitgründer zunächst nur einen Testballon starten wollen, um zu sehen, ob ihre Ideen und Forschungspläne auf Interesse stoßen, aber das Geld strömte nur so zu ihnen hin, aus allen Richtungen: von Google, vom Investmentfonds des Staates Alaska. Und von Bill Gates. Der Microsoft-Gründer engagiert sich in vielen medizinischen Forschungsfeldern, aber Alzheimer entwickelte sich zuletzt zum Schwerpunkt. »Es ist ein riesiges Problem, ein wachsendes Problem und eine enorme Tragödie für die Menschen«, sagt Gates. Nicht nur seine Stiftung investierte erheblich in die Demenzforschung, Gates nahm auch Geld aus seinem Privatvermögen in die Hand, steckte zum Beispiel 50 Millionen Dollar in den Dementia Discovery Fund, einen Wagniskapitalfonds, der staatliche und privatwirtschaftliche Forschungsinitiativen zusammenbringen will. Er sei »optimistisch«, dass mit fokussierter und gut finanzierter Innovation Therapien

gefunden werden können. Der Microsoft-Gründer flog extra ein
für ein Treffen mit Schuth und seinen Mitgründern, ließ sich zwei
Stunden erklären, warum ihre Technologie vielversprechend sei
und sein Geld verdient habe. Wie immer, wenn Gates sich persönlich engagiert, war das Treffen hoch geheim. Sein Sicherheitsteam
inspizierte vorab die Umgebung und schickte Essenswünsche:
einen Cheeseburger, bitte. Außer den Gründern wusste niemand
von dem Besuch, einer von Schuths Kollegen fiel fast ins Pissoir,
als sich plötzlich Bill Gates neben ihm erleichterte.

Nicht nur das Treffen mit Gates war erfolgreich für Schuth, viele
andere waren es auch. An einem Mangel an willigen Geldgebern
wird Denali nicht scheitern. Im Silicon Valley gibt es genügend
Investoren, die bereit sind, erhebliche Summen in die Zukunft zu
investieren, die den Vorwärtsdrang der Forscher unterstützen und
das finanzielle Risiko ihrer Experimente mittragen. Und genau deswegen ist Schuth auch nicht mehr Arzt an der Charité in Berlin,
wo er einst Medizin studierte. Schuth ging Ende der 1990er Jahre
in die USA, um zu lernen und zu forschen, und machte Karriere
bei Genentech, einem Biotechnologie-Riesen und Milliarden-
konzern, der eine neue Generation von Krebsmedikamenten entwickelt.

Schuth stieg auf zum Leiter der Geschäftsentwicklung im Bereich
neurologische Krankheiten und lernte dabei Marc Tessier-Lavigne
kennen, den Chefwissenschaftler des Konzerns, ein bekannter Neu-
rologe und einer der weltweit führenden Experten für die Entwicklung und Reparatur des Gehirns. Als Professor an der University
of California in San Francisco (UCSF) und später an der Stanford
University machte er grundlegende Entdeckungen zur Biologie des
Nervensystems und wie sich die neuronalen Schaltkreise des Menschen entwickeln. Als Leiter der Forschung von Genentech über-
sah er Tausende Wissenschaftler und ein Milliardenbudget, und
doch gelang es ihm nicht, die durchschlagende Waffe gegen die

neurodegenerativen Krankheiten Alzheimer und Parkinson zu finden, nach denen er seine ganze Karriere suchte.

Vielleicht wäre es besser, diese Suche in einem kleinen, schnelleren Vehikel voranzutreiben, in einem Biotech-Start-up, wo sich wenige kluge Köpfe auf eine hoffentlich revolutionäre Idee fokussieren können? Dieser Gedanke treibt Tessier-Lavigne und Schuth über Jahre um. Bis Anfang 2015, als sich nicht nur der Forschungsansatz deutlich genug herauskristallisiert, um gemeinsam Denali zu gründen, sondern auch das Netzwerk, um die nötigen Köpfe dafür einzusammeln. Denn Tessier-Lavigne ist zu diesem Zeitpunkt bereits Präsident der Rockefeller University in New York, einer der führenden Forschungsuniversitäten des Landes. Doch für ihn ist es nur ein Zwischenschritt zum vielleicht begehrtesten Akademikerposten überhaupt: Anfang 2016 wird Tessier-Lavigne Präsident der Stanford University – der wahrscheinlich führenden, sicherlich aber einflussreichsten Universität der Welt in diesen Tagen der digitalen Vorherrschaft.

Stanford ist der Nexus des Silicon Valley, hier laufen all die Netzwerke aus Forschern, Gründern, Geldgebern und Konzernführern zusammen. Ein prächtiger, weitläufiger Campus am Fuß immergrüner Hügel hinter der Pazifikküste, 3310 Hektar im spanischen Kolonialstil, gesäumt von zahllosen Palmen. Elegante Innenhöfe sind eingerahmt von manikürten Rasenflächen und glänzenden Rodin-Statuen, es duftet stets nach Blüten, auch im Januar. Stanfords Forscher sind führend in vielen Feldern, in Informatik, Mathematik, Physik, Biologie und Medizin. Und sie nutzen diesen wissenschaftlichen Vorsprung, um die wirtschaftliche Dominanz dieses nordkalifornischen Biotops auszubauen: Jedes Jahr werden etliche Start-ups von Stanford-Studenten gegründet, startet die Uni gezielt Spin-offs, an denen sie finanziell beteiligt ist. Diese Verzahnung ist kein neues Konzept, sondern wurde hier in den vergangenen Jahrzehnten perfektioniert. Bereits in den 1930er Jahren begann der Dekan des Fachbereichs Ingenieurwissenschaften, Studenten und Professoren zu drängen, parallel zur Forschung eigene Unternehmen zu gründen. So entstanden etwa Hewlett-Packard und Google, gegründet von den beiden Stanford-Doktoranden Larry Page und Sergey Brin.

Tessier-Lavigne, der Mediziner und Biotechnologie-Experte, wurde nicht zufällig genau jetzt zum Stanford-Präsidenten ernannt. Denn das Silicon Valley und Stanford bereiten sich auf die nächste Welle des Fortschritts vor. Tessier-Lavigne sagt es so: »Wir sind im goldenen Zeitalter der Erforschung von Krankheiten, dank der Sequenzierung des menschlichen Genoms und anderer mächtiger Technologien.« Schmal und hochgewachsen, mit silbergrauem Seitenscheitel und hohen Wangenknochen, ist Tessier-Lavigne eine markante Erscheinung, er wirkt ernst und intensiv. Auf Fragen antwortet er fast immer druckreif. Die Zukunft sieht er so: »Wenn wir die nötigen Investments machen, werden wir verstehen können, wie sich Tumore ausbreiten, werden wir lernen können, wie Nervenzellen funktionieren, und die Geheimnisse des Immunsystems entschlüsseln. Und dieses Wissen brauchen wir, um den Krebs zu unterwerfen, die Demenz zu besiegen und Impfungen gegen HIV zu entwickeln.« Tessier-Lavigne hält den technologiegetriebenen Fortschritt »in dieser Zeit der enormen wissenschaftlichen und wirtschaftlichen Chancen« für eine gesellschaftliche Aufgabe. Und eine staatliche, wie er vor dem amerikanischen Kongress betonte: »Um in diesem goldenen Zeitalter der Biomedizin die Vorherrschaft zu bewahren, müssen die notwendigen Mittel bereitgestellt und strukturellen Rahmenbedingungen geschaffen werden.«

Das gilt es also nicht zu vergessen bei aller Hoffnung auf den medizinischen, technischen und digitalen Fortschritt der ganzen Menschheit: Technologie ist auch ein Machtinstrument. Industrielle Dominanz verschafft gesellschaftlichen Vorsprung. Wer das versteht und die richtigen Rahmenbedingungen schafft, wird erfolgreicher sein als andere. Nirgends hat sich das deutlicher gezeigt als im Silicon Valley, dem Kernstück der wirtschaftlichen und kulturellen Vorherrschaft der USA.

Klar ist: Wer eng mit Stanford verbunden ist, geht gleich mit einem Vorsprung ins Rennen um unternehmerischen Erfolg in der digitalen Welt. Und dass ein Start-up, an dem der Stanford-Präsident beteiligt ist, besonders große Aufmerksamkeit erhält, verwundert nicht. Dennoch: 217 Millionen Dollar als Anfangs-finanzierung für die Denali-Gründer, nur um erst einmal mit der Arbeit anzufangen, das klingt verrückt, auch wenn die Empfänger bekannte Forscher sind. Selbst für Wissenschaftsveteranen war das eine rekordverdächtige und aufsehenerregende Summe, 2015 zumindest.

Nur zwei Jahre später, 2017, scheint das bereits normal, denn inzwischen fließen alle paar Monate Hunderte Millionen Dollar in neue Start-ups. In Gründungen wie AnaptysBio, das Immun-therapien gegen Krebs entwickelt, oder Grail, wo an neuen Krebs-tests geforscht wird. Hunderte Biotech-Unternehmen sind entstan-den, viele im Silicon Valley, aber auch in Europa, in Deutschland. Nicht alle sammeln am ersten Tag 200 Millionen Dollar ein, aber viele mindestens 40, 60, 80 Millionen. Und es dauert nicht Monate, bis sie mit ihrer Forschung loslegen, sondern Tage, eine neue Welt, in der scheinbar alles im Laufschritt passiert: Vier Wochen nach-dem Schuth und seine Mitgründer ihre Ideen vorgestellt hatten, strömten die ersten Forscher in die neu eingerichteten Labore, nun sind es fast 200, fast alle promovierte Mediziner, Biologen, Infor-matiker, Chemiker.

»Die Wissenschaft bricht auf«, sagt Schuth. Und sie bringt neue Wege zum Vorschein, die bislang unsichtbar waren. Teils buchstäb-lich. Die Diagnose von Alzheimer erfolgt per Autopsie, so stand es im Lehrbuch, als Schuth in den 1990er Jahren Medizin studierte.

Heute lässt sich mit neuen Computerverfahren auch in lebende Köpfe schauen.

Mehr als 100 Jahre ist es her, dass der bayrische Arzt Alois Alzheimer erstmals über diese »eigenartige Erkrankung der Hirnrinde« sprach, die häufigste Ursache für Demenz, mit gnadenlosem Verlauf, an dessen Ende das Selbst der Erkrankten im Nichts verschwindet. Bei der Behandlung und Heilung dieser Krankheit ist die Medizin bis heute jedoch kaum einen Schritt weitergekommen. Neurodegenerative Krankheiten sind ein Forschungsfeld, das Wissenschaftler verzweifeln lässt. 99,6 Prozent aller in einer Studie untersuchten Behandlungsversuche zwischen 2002 und 2012 schlugen fehl. Über 100 experimentelle Therapien scheiterten in den vergangenen 20 Jahren. Was für eine niederschmetternde Statistik.

Über 100 Millionen Menschen werden bald weltweit an Alzheimer erkrankt sein, und es gibt keine einzige wirksame Therapie? So viel ist klar: Wer als Erster ein Medikament auf den Markt bringt, das Alzheimer heilen oder zumindest stoppen kann, wird Milliarden verdienen. Trotzdem gaben selbst die großen Pharmakonzerne ihre Forschungen an dieser Krankheit zwischenzeitlich auf. Zu komplex und zu unzugänglich schien bislang das menschliche Gehirn. Und zu speziell: Tiere erkranken nicht an Alzheimer-Demenz. Es fehlt an Modellen und Testobjekten.

Was hat sich im Vergleich zu damals geändert? »Was zuletzt scheiterte, wurde entwickelt mit dem Wissen der 1990er Jahre«, sagt Schuth und meint damit: Es könnte auch genauso gut aus den 1950er Jahren stammen, verglichen mit dem Wissen von heute liegen zwischen der damaligen Forschung und den heutigen Ansätzen Welten. Vor allem dank der Genetik, die eine besonders rasante Entwicklung genommen hat: Ein menschliches Genom zu sequenzieren, also das gesamte Erbgut zu analysieren, kostete vor zehn Jahren noch viele Millionen Dollar. Heute sind es wenige Hundert. Zehntausende von Patienten können nun für Studien genetisch analysiert werden, schneller und billiger, als es jemals zuvor möglich war. Auf diese Weise wurden inzwischen über 30 Gene entdeckt, die zu Alzheimer beitragen, 35 Gene, die zu Parkinson beitragen, und 34 zu ALS. Zum Vergleich: Die Zahl der Genmutationen, die man Ende der 1990er Jahre mit der jeweiligen Krankheit in Verbindung brachte, betrug 3, 0 und 1.

Die Genetik liefert nicht automatisch Therapien, aber sie verschafft Einblick in die Biologie der Krankheit. Erst wenn man weiß, wie die Krankheit entsteht und verläuft, kann man gezielt nach Angriffspunkten suchen, an denen Medikamente ansetzen. Einen ähnlichen Weg ging bereits die Krebsforschung im vergangenen Jahrzehnt; die Entdeckung der sogenannten Onkogene, der Krebsgene, beflügelte die Forschung. Denali richtet seinen Fokus nun auf die Degenogene: Das Start-up will Medikamente entwickeln, die auf Mutationen von Genen zielen, die neurodegenerative Krankheiten mitverursachen. Es ist kein Zufall, dass viele der wichtigen Köpfe des Start-ups zuvor bei Genentech arbeiteten, einem führenden Hersteller von Krebsmedikamenten und Pionier der Biotech-Industrie.

Die zweite Innovation, auf der die Hoffnungen der Forscher ruhen, ist das Imaging, die diagnostische Bildgebung: Mithilfe dieser Technologie kann man, teils sogar live, in die Köpfe, bis in einzelne Gehirnzellen schauen. Ein großer Schritt, denn wie schwer ist es, etwas zu erforschen, das man nicht sehen kann. »Selbst im Studium konnte ich von so etwas nur träumen«, sagt Stacy Henry, dabei ist ihr Studium kaum fünf Jahre her. Nun steht sie in einem Denali-Labor vor »Big Bird«, einer Art elektronischem Supermikroskop, und streichelt die Maschine. Das Gerät ist nicht größer als ein Bierkasten, aber Big Bird analysiert 1000 Zellproben gleichzeitig und spuckt umgehend die Detailaufnahmen von Molekülen und Zellstrukturen auf einen großen Monitor aus. Faszinierende Bilder, als wären es Aufnahmen ferner Galaxien vom Hubble-

Weltraumteleskop: Bizarre Strukturen leuchten lila und grün. »Ein Traum« für Henry, sie leitet die zellbiologische Parkinson-Forschung bei Denali. Die Maschine leistet in zehn Minuten, was vor wenigen Jahren noch eine Woche dauerte.

Und doch ist das nur der Beginn der Entwicklung, längst werden in der Alzheimer-Forschung noch ganz andere Wege beschritten: Das Start-up Alzeca etwa hat für seine Nanopartikel-Bildtechnologie viele Millionen Dollar eingesammelt: Die Nanopartikel zielen auf sogenannte Amyloid-Plaques, die ein wesentliches Erkennungsmerkmal von Alzheimer sind, und machen sie in Kernspintomografien sichtbar. In China eröffnete eine Art Gehirnscan-Fabrik, in der hochauflösende Aufnahmen wie am Fließband produziert werden, um schnell und billig Gehirne in 3-D zu kartografieren. So wie die Genomsequenzierung zum Alltagsinstrument wurde, weil die DNA-Analyse nicht mehr Monate, sondern Stunden dauert, soll die Gehirnkartografierung Neurologen zu verstehen helfen, wie neuronale Prozesse ablaufen. Bislang bedeuteten solche Kartografierungsprozesse oft monatelange, aufwendige Arbeit: Wissenschaftler müssen dafür zum Beispiel teils nur millimetergroße Mäusehirne mit einer Diamantklinge in 15 000 extrem dünne Scheiben schneiden, in jeder Schicht Merkmale mit Chemikalien markieren, dann mit dem Mikroskop Aufnahmen erstellen und diese schließlich wieder zu einem dreidimensionalen Bild zusammensetzen. In der chinesischen Bildfabrik wird diese Arbeit nun von Maschinen gemacht. Ähnliche Fabriken sollen auch andernorts entstehen.

»Industrielle Datenerzeugung wird die Neurowissenschaften verändern«, sagt Hongkui Zeng, Molekularbiologin am Allen Institute for Brain Science in Seattle. Mit dieser Flut an Daten sollen riesige »Zell-Atlanten« entstehen: Wenn die Strukturen des Gehirns kartografiert sind, werden sich auch die Funktionen besser verstehen lassen, so die Hoffnung. Indem Neuronentypen zwischen verschiedenen Gehirnen verglichen werden, könnte es Wissenschaftlern gelingen, die Folgen einer Krankheit für Zellstrukturen zu erkennen, sagt Jürgen Goldschmidt, Forscher am Leibniz-Institut für Neurobiologie in Magdeburg.

Die menschliche Biologie immer besser im Detail sehen zu können spielt generell eine große Rolle in der Medikamentenentwicklung. Der Nobelpreis für Chemie ging 2017 an drei Forscher, die ein »Kryo-Elektronenmikroskop« entwickelt haben: Es liefert dreidimensionale Bilder der Moleküle, die Lebewesen, auch unsere menschliche Biologie, antreiben, und spielt deshalb seit einigen Jahren eine große Rolle in der Entwicklung neuer Medikamente. Denn mit der neuen Technologie lassen sich erstmals deutliche Nahaufnahmen kleinster Biomoleküle machen, sei es von der Oberfläche von Viren oder von Proteinen, die Antibiotikaresistenzen verursachen. Das Mikroskop ist ein essenzielles neues Instrument, »um die Chemie des Lebens zu verstehen und Pharmazeutika zu entwickeln«, betont auch das Nobel-Komitee bei der Preisbegründung.

All diese neuen Fähigkeiten – in Gehirne zu schauen, Genome rasend schnell zu analysieren, die Tonnen von Daten zu sortieren – eint eine gemeinsame Basis: der Fortschritt in der Computertechnologie. Erst die digitale Revolution hat die neuen Bildtechniken hervorgebracht, hat den Weg für schnelle und billige Gensequenzierungen geebnet und die Auswertung der immer größer werdenden Flut von Daten ermöglicht.

Doch so beeindruckend diese Maschinen und Verfahren auch sind, sie finden nicht von selbst neue Therapien, sie machen es den Forschern nur einfacher. Denali beschäftigt deswegen Fachleute wie Thomas Sandmann, ein »Computational Biologist«: Er ist gleichzeitig Biochemiker und IT-Spezialist. Sandmann arbeitete vorher bei Google in der Medizinforschung. Das klingt zunächst verwunderlich: Google forscht in der Medizin? Mit Hochdruck sogar, genauso wie Microsoft, Facebook und IBM. Die Suche nach den beste Leuten geht dabei in beide Richtungen: Die Mediziner brauchen Informatiker, und die Informatiker stellen Mediziner ein. Am begehrtesten ist, wer beides kann.

Gerade wühlt sich Sandmann durch Gehirnzellen-Experimente von israelischen Wissenschaftlern, sie haben ihre Forschungen veröffentlicht, und Sandmann schickt nun seine Algorithmen durch die Datensätze, um nach tieferen Mustern zu suchen. Es ist eine mühselige Suche, denn die meisten Experimente produzieren zu viele Daten. Wonach soll man eigentlich suchen? »Nach Korrelationen, die größer sind als der Zufall«, sagt Sandmann, es ist die Antwort eines Statistikfachmanns, aber genau so, mit der Suche nach Korrelationen, haben sich in den vergangenen Jahren doch einige grundlegende Erkenntnisse gewinnen lassen. Zum Beispiel, dass die »kognitive Reserve« den Verlauf von Alzheimer bestimmt: Wer mehr Gehirnzellen hat, verkraftet es besser, wenn sie abzusterben beginnen. Woran sich das zeigt: Je besser ein Mensch ausgebildet ist, desto langsamer schreitet die Krankheit bei ihm voran.

Auch das Immunsystem trägt wohl ungewollt zum Fortschreiten der Krankheit bei. Das Problem sind bestimmte Zellen im zentralen Nervensystem, die etwa Infektionen bereinigen sollen, aber Entzündungen im Gewebe hervorrufen, wenn sie nicht richtig funktionieren. Wissenschaftler suchen nun nach Wegen, das Immunsystem zu beeinflussen, damit es nicht versehentlich das Gehirn schädigt. »Entzündungsprozesse spielen eine zentrale Rolle beim Altern« und nähmen entsprechend auch bei Alzheimer eine unterliegende Rolle ein, sagt George Perry, Professor für Neurowissenschaften an der University of Texas und Leiter des »Journal of Alzheimer's Disease«.

Dazu passt diese Grunderkenntnis, die sich herauskristallisiert hat: Viel Bewegung ist eine wichtige Gegenmaßnahme, denn sie wirft den Abbau nicht mehr funktionierender Zellbestandteile an, die sogenannte Autophagozytose. Denali verwendet viel Zeit auf die Erforschung dieses Prozesses, denn wenn er nicht richtig läuft, stottern die Gehirnprozesse. An einer der Genmutationen, die neu entdeckt worden ist, zeigt sich das besonders deutlich. Die Mutation heißt LRRK2, sie mindert »interzellularen Verkehr«, und das führt am Ende vermehrt zu Parkinson. Wenn man LRRK2 ausschalten kann, so die Hoffnung, lässt sich vielleicht Parkinson ausschalten.

Sport kann also neurodegenerativen Erkrankungen vorbeugen, man muss nur früh genug damit anfangen: »Im mittleren Alter«, sagt Schuth, er ist Ende 40 und fährt, wann immer es geht, mit dem Rennrad ins Büro, die Bucht von San Francisco entlang, 25 Kilometer gegen den Wind, »als Vorsorgemaßnahme«.

Schuth kann lange über die Eigenarten des menschlichen Gehirns reden, dass es durchschnittlich nur 1,4 Kilo wiege, aber 20 Prozent der Nährstoffe im Blut benötige (»Verrückt!«), dass die winzigen Blutgefäße im Gehirn 600 Kilometer lang seien, um die Neuronen einzeln zu versorgen (»Faszinierend!«). Und was für Chancen sich nun bieten (»Fantastisch!«). Das klingt, als habe nach 15 Jahren San Francisco der kalifornische Optimismus abgefärbt auf den gebürtigen Frankfurter. Aber das Silicon Valley hat schon immer solche Menschen angezogen: die schneller vorwärtswollen, für die das Glas immer halb voll ist.

Gründete er seine Firma deswegen in Kalifornien statt in Deutschland, wollte er ausbrechen aus dem Land der Zweifler? Nein, eine Flucht war es nicht, sagt Schuth, aber der »Silicon-Valley-Faktor« spielt eine große Rolle, diese besondere Weltsicht hier: »Fortschritt ist immer gut, morgen ist immer besser als heute.« Die Entscheidungsfreudigkeit, einfach loszulegen, auch wenn das Risiko enorm ist. Das klingt eher nach kulturellen Differenzen, aber die machen einen großen Unterschied: In Deutschland kratzen

Biotech-Gründer oft mühselig ein, zwei Millionen Euro zusammen, in Kalifornien gibt es 100 Millionen oder 200, weil die Geldgeber sagen: »Let's just do it.«

Deswegen wurde das Silicon Valley zum Mittelpunkt der digitalen Revolution, und deswegen ist es auf dem Weg, auch die Revolution in der Biotechnologie anzuführen: Nicht weil hier die Forscher prinzipiell klüger und die Ideen besser wären, sondern weil hier das Geld so üppig fließt wie sonst nirgendwo. Deswegen werden die klügsten Forscher und die besten Ideen angezogen wie von einem riesigen Magneten. Weil aus dieser Kombination ein Nährboden geschaffen wird, der explosives Wachstum fördert und Tatendrang belohnt.

Kann wirklicher, weltverändernder Fortschritt nur in solch einem Umfeld entstehen, in dem Zweifel beiseitegeräumt werden und man einfach losstürmt?

Diese Frage wird sich in Zukunft noch weit häufiger stellen, wenn neue technische Verfahren neue Therapien ermöglichen, wenn immer mehr Start-ups nach der Zukunft der Medizin suchen und die Investoren dafür Milliarden verteilen. Denn viele dieser neuen Wege in der medizinischen Forschung werden beschritten werden, ohne lange zu diskutieren. Auch wenn Zweifel sinnvoll und angebracht wären. Die Crispr-Technologie etwa, die Gen-Schere zur Manipulation von Erbgut, wurde erst 2012 entdeckt und ist doch schon ein unverzichtbares Instrument der Forschung, um eine maßgeschneiderte Grundlage für Experimente zu schaffen: etwa indem man im Labor einfach und schnell Zellen nachbaut, die mit Alzheimer-Genmutationen ausgestattet sind. Oder um an der Blut-Hirn-Schranke zu forschen: Was über das Blut ins Gehirn soll, muss aktiv transportiert werden, sonst bleibt es an der Schranke hängen. Ein Schutzmechanismus für unser Gehirn, der bislang viele Demenz-Therapien scheitern ließ. Bis heute ist die größte Herausforderung aller Therapien für neurodegenerative Krankheiten, das Medikament überhaupt bis ins Gehirn zu bekommen.

Denali hat deswegen vor allem Wissenschaftler zusammengebracht, die auf die Blut-Hirn-Schranke spezialisiert sind. In diesem Forschungsbereich versuchen sie nun zu entwickeln, was sich »proprietary technology« nennt und meist über den Erfolg von Start-ups entscheidet: spezielle Technologie, die kein anderer beherrscht. Um diese Technologie zu erproben, haben sich die Denali-Wissenschaftler »eine Maus gebaut«: Sie haben eine gentechnisch veränderte Maus geschaffen, die über eine menschliche Blut-Hirn-Schranke verfügt. Ein enormes Hilfsmittel für die Forscher, vor Kurzem noch undenkbar, aber nun dank der Crispr-Technologie gar nicht sonderlich kompliziert. Ein paar schnelle Schnitte an der Mäuse-DNA, und schon wirkt das Hirn des Nagetiers menschlich, zumindest für Versuchszwecke. So lässt sich nun testen, wie für Menschen gemachte Moleküle an die Quelle der Krankheit transportiert werden können. Da sich die genetischen Veränderungen weitervererben und Mäuse sich schnell vermehren, gibt es inzwischen Tausende Tiere, an denen sich forschen lässt, eine ganze Population. Die Hürde, nicht am Menschen forschen zu können, die die Wissenschaftler jahrelang zurückgehalten hat, wurde durch ein paar kleine Eingriffe in der DNA einer Maus überwunden. Das Tiermodell, wonach sich die Mediziner so lange gesehnt haben, im Labor geschaffen, ganz einfach. Wahnsinn! Wahnsinn?

Die Nächte sind kurz für Schuth, drei, vier Stunden Schlaf, Arbeit sieben Tage die Woche, das Rad dreht sich zu schnell, um eine Pause zu machen. Seine Frau, eine Gynäkologin, forscht bei seinem alten Arbeitgeber Genentech an Krebs, am Küchentisch frotzelt das Paar dann über solche Themen: »Krebsforschung ist leicht heute, Alzheimer wirklich schwer.« Der Protest bleibt aus, zu viel Wahrheit steckt in der Aussage: Die Onkologie ist wirklich sehr viel weiter. Und das Vorbild, von dem es für die Demenzforscher zu lernen gilt.

Vielleicht die zentralste Erkenntnis der modernen Krebsforschung ist, dass die Krankheit viele Ursachen hat, selbst in ein und derselben klinischen Ausprägung: Brustkrebs ist nicht gleich Brustkrebs. Die Genforschung zeigt, dass offenbar bei jedem Patienten eine ganz individuelle Konstellation von genetischen und umweltbedingten Ursachen vorliegt. Deswegen hilft es bei der Therapie wenig, immer nur mit dem gleichen groben Instrument ranzugehen, dem Chemotherapie-Hammer für alles. Stattdessen setzen Pharmaforscher und Mediziner zunehmend auf maßgeschneiderte und ursachenbezogene Therapie. Von so einer personalisierten Medizin träumen Ärzte schon lange, zumindest in der Krebstherapie wird sie nun Realität.

Die Forschung an neurodegenerativen Erkrankungen nimmt sich die Krebsforschung zum Vorbild. Auch Denali arbeitet deswegen nicht an dem einen Alzheimer- oder Parkinson-Medikament, das bei allen Patienten die Krankheiten besiegen soll, »denn das kann es nicht geben«, sagt Schuth. Stattdessen verfolgen die Pharmaforscher gleich zehn Ansätze in vier Feldern: Weil es verschiedene Gene gibt, braucht man auch verschiedene Therapien, die an ganz unterschiedlichen Punkten ansetzen. Neben den Degenogenen (also den Genmutationen, die für die Krankheiten verantwortlich sind) und dem intrazellularen Verkehr konzentrierten sich die Forscher auf Funktionsstörungen von Nervenzellen. Besonders interessant sind für sie die Degeneration von Nervenfasern, den Axonen, und spezielle Nervenzellen, sogenannte Gliazellen, die unter anderem Einfluss auf Synapsen und Immunfunktionen haben.

Durch diese verschiedenen Forschungsansätze soll auch das Risiko besser verteilt werden. Biotech-Unternehmen, die an völlig neuen Ansätzen arbeiten, scheitern meistens. Wer sich nur auf eine Idee konzentriert, hat selten Erfolg – oder wird vielleicht am Ende noch von der Konkurrenz überholt. Denn natürlich haben nicht nur die Denali-Gründer erkannt, dass der Fortschritt neue Wege öffnet. Über 120 Alzheimer-Medikamente werden allein in den USA in klinischen Studien erforscht, noch weit mehr Medikamente werden über den gesamten Planeten getestet.

In China etwa läuft die erste Studie, Parkinson mit embryonalen Stammzellen zu behandeln. Dazu haben Chirurgen ein Loch in den Kopf von Patienten gebohrt und Millionen unreife Neuronen, die sie zuvor aus Stammzellen gewonnen hatten, direkt ins Gehirn injiziert. (Eine zweite chinesische Forschergruppe testet parallel embryonale Stammzellen, um altersbedingten Sehverlust zu bekämpfen.)

Klingt gewagt? In Neuseeland spritzen Parkinson-Forscher Schweinezellen direkt in menschliche Gehirne. Der Hintergrund: Parkinson wird vor allem dadurch ausgelöst, dass Gehirnzellen verloren gehen, die Dopamin produzieren. Sie sind essenziell für die Kontrolle von Bewegung. Um diesen Verlust auszugleichen, präpariert die Biotech-Firma Living Cell Technologies mit Sitz in Auckland Schweine-Gehirnzellen, überzieht sie mit einer Schutzschicht, damit sie vom menschlichen Immunsystem nicht attackiert werden, und injiziert sie ins Gehirn. Erste Studien sind vielversprechend. »So wird das Wachstum von Nervenzellen angeregt, wie wenn man eine kleine neurochemische Fabrik einpflanzt«, sagt Ken Taylor, Chef von Living Cell Technologies. Er ist kein verrückter Dr. Mabuse, sondern war zuvor Leiter der staatlichen neuseeländischen Forschungsstiftung und Professor für Neurowissenschaften an der Princeton University.

Andere versuchen sich an einem relativ neuen Forschungsgebiet, der Epigenetik: Das Feld befasst sich mit der Frage, wie Proteine und biologische Prozesse dafür sorgen, dass genetische

Informationen umgesetzt werden. Ins Fadenkreuz geraten ist dabei ein Enzym, das jene Gene reguliert, die für die Produktion neuer Synapsen zuständig sind. Zu viel des Enzyms schränkt die Fähigkeit des Gehirns ein, sich selbst zu reparieren. Forscher am Massachusetts Institute of Technology (MIT) konnten in Tiermodellen zeigen, dass sich die geistigen Funktionen verbessern lassen, wenn das Enzym ausgeschaltet wird. Das Biotech-Start-up Rodin Therapeutics versucht nun ein Medikament zu entwickeln, das die Blut-Hirn-Schranke überwindet und das Enzym blockiert.

Durchbrüche in all diesen Feldern sind nicht morgen zu erwarten, aber die Forschungen beeinflussen sich gegenseitig. Ergebnisse fließen zusammen, die Schritte werden schneller.

Auch für Denali ist der Weg noch lang. Und er wird teuer werden. Im Dezember 2017 ging das Start-up an die Börse, es war der größte Börsengang des Jahres für ein Biotech-Unternehmen. Denali sammelte dabei noch einmal rund 250 Millionen Dollar ein. Insgesamt verfügt das Biotech-Einhorn damit über rund eine Dreiviertelmilliarde Dollar Startkapital. Was für eine Summe. Aber sie wird doch nicht reichen: Eine Milliarde Dollar, zehn Jahre Entwicklungszeit, lautet eine seit Langem angewandte Faustformel in der Medikamentenentwicklung. Es ist eine umstrittene Zahl, wie fast alles umstritten ist, wenn es um Kosten von Medikamenten geht.

Reichlich Studien haben sich mit der Frage befasst, was es wirklich kostet, ein neues Medikament in Umlauf zu bringen, die Ergebnisse liegen weit auseinander: Manche Untersuchungen sehen nur 500 Millionen Dollar als wirkliche Kosten, andere kommen auf fünf Milliarden Dollar. All diese Zahlen sind mit Vorsicht zu genießen, denn am Ende kommt es auf die wissenschaftliche Methodik und den Aufbau der Studie an: Ist die Zahl der untersuchten Medikamente statistisch relevant oder wurde nur ein Dutzend mehr oder minder willkürlich ausgewählt? Werden Fehlschläge mit eingerechnet? Was ist mit den Fixkosten, dem laufenden Betrieb von großen Entwicklungsabteilungen?

Rund 650 Millionen koste es, ein neues Krebsmedikament zu entwickeln, will etwa der Onkologe Vinay Prasad ermittelt haben. Er untersuchte allerdings nur zehn Beispiele, bezogen auf den Zeitraum von 2006 bis 2015. Nicht einbezogen wurden die zahlreichen Fehlschläge. Ansätze, die verfolgt wurden und nicht funktionierten, die in klinischen Studien scheiterten – und das ist leider die Mehrzahl. Werden die Fehlschläge mit eingerechnet, landet man – bezogen auf alle Forschungsfelder, nicht nur Krebs – bei mehr als 2,8 Milliarden Dollar im Schnitt, errechnete Joseph DiMasi, Professor und Direktor für wirtschaftliche Analyse am Center for the Study of Drug Development der Tufts University. Mehr als doppelt so viel wie noch Anfang des Jahrtausends. Aber auch DiMasis Studien sind umstritten, sie gelten als zu pharmafreundlich.

Natürlich ist die Diskussion politisch gefärbt. Der Pharmabranche nahestehende Wissenschaftler kommen eher auf höhere Zahlen als Kritiker. Klar ist aber: Medikamentenentwicklung ist prinzipiell extrem kompliziert und langwierig und deswegen zwangsläufig sehr teuer.

Kleine Biotech-Unternehmen mit neuen Ideen sind dabei stärker motiviert, die Kosten niedrig zu halten, als die großen Pharmakonzerne: Denn jeder verbrannte Dollar ist weg und kann nicht so schnell ersetzt werden durch Einnahmen aus zahllosen anderen Einkommensströmen. Auch Denali will deswegen schneller werden und effizienter und damit billiger, dank der neuen Technologien und weil das Start-up die gesamte Entwicklung selber macht, im Dauerlauf: In den Laboren, die vollgestopft sind mit Lasern, Zentrifugen, Spektroskopen, basteln Mediziner rund um die Uhr an Zellen, Biologen »pipettieren, dass die Finger bluten«, Chemiker synthetisieren immer neue Moleküle, acht in San Francisco, 40 in China.

Trotzdem sind dem Tempo klare Grenzen gesetzt. Spätestens seit Contergan ist die Medikamentenentwicklung ein hoch reguliertes Feld. An den grundsätzlichen Schritten hat sich trotz aller neuen Technologie nichts geändert. Der Entwicklungsprozess verschlingt im Schnitt acht Jahre und läuft so ab:

Im ersten Schritt müssen biologische Angriffsziele identifiziert werden. Die Forscher wählen molekulare Strukturen im Körper aus, die mit einem Medikament interagieren könnten. Dazu werden monatelang Experimente in Zellen und mit Gewebe durchgeführt. Gleichzeitig müssen die Hauptbestandteile eines möglichen Medikaments herausgearbeitet werden, die den erhofften Effekt auf die biologischen Moleküle haben. Werden vielversprechende Kandidaten gefunden, beginnen vorklinische Studien, in vivo und in vitro: also im Labor und an lebenden Zellen oder Tiermodellen. Erst wenn hierbei nach sechs bis zwölf Monaten an Experimenten keine grundsätzlichen Warnlampen angehen, können Tests am Menschen beginnen.

Klinische Studien sind prinzipiell gegliedert in drei Phasen, aber die wenigsten Ideen schaffen es bis in die dritte Phase, noch weniger bis zur Zulassung. Phase 1 stellt die Frage: Ist die Behandlung grundsätzlich sicher? Über einige Monate wird an meist nicht mehr als 20 bis höchstens 100 Freiwilligen getestet, wie der Körper auf das potenzielle neue Medikament reagiert. Die Freiwilligen können dabei auch kerngesund sein, denn in dieser Phase geht es vor allem um Sicherheit, nicht um Wirkung. Wenn sich keine häufigen und dramatischen Nebeneffekte zeigen, geht es weiter zu Phase 2. Rund 70 Prozent der Kandidaten schaffen diesen Schritt.

In Phase 2 geht es nun um die Wirkung. Die Frage ist, ob die Behandlung prinzipiell funktioniert. Getestet wird über meist sechs bis 24 Monate an einer noch immer recht kleinen Gruppe von mehreren Hundert Freiwilligen, die unter der Krankheit leiden, gegen die das Medikament helfen soll. Meistens gibt es eine Vergleichs-

gruppe, die ein Placebo oder die bislang vorherrschende Standardtherapie erhält. Wenn das getestete Medikament besser abschneidet als die Vergleichsgruppen, geht es weiter zu Phase 3.

Ein Drittel der Phase-1-Teilnehmer schafft es in diese nächste
Stufe, die klären soll: Ist die neue Therapie wirklich besser als alles,
was es bisher gibt, und wirklich auch sicher genug? Dazu wird sie
nun an einer statistisch relevanten Gruppe von meist einigen Tausend Freiwilligen getestet – mitunter über drei, vier Jahre. In der
Regel sind Studien doppelt verblindet, das heißt, weder die Ärzte
noch die Patienten wissen, ob sie die neue Therapie, ein etablier-
tes Medikament oder ein Placebo erhalten. Nur ein Viertel aller
getesteten Medikamente schafft von hier den Sprung in den Zulassungsprozess der Arzneimittelbehörden (mitunter über den Umweg
einer vierten Phase mit weiteren Sicherheitstests). Im Schnitt werden von 100 neuen Medikamenten in Entwicklung gerade einmal
zehn zugelassen.

Medikamentenentwicklung ist also in den allermeisten Fällen
ein frustrierendes Geschäft, denn oft bleibt am Ende: nichts. Keine
Therapie, kein Geld. Warum also eine Firma gründen, die das
scheinbar Aussichtslose will? Eine Wette mit minimalen Chancen,
aber dafür riesigem Jackpot?

»An Geld alleine denkt hier keiner«, sagt Schuth. Reich werden
lässt es sich im Silicon Valley leichter als mit Medizinforschung. Es
soll, vor allem, darum gehen, »den Berg als Erster zu bezwingen«,
wie Schuth es ausdrückt. Das symbolisiert auch schon der Unter-
nehmensname: Denali, der höchste Berg in Nordamerika. Mit seinem Start-up will er also den Weg in die Geschichtsbücher finden.
Auch das ein typisches Silicon-Valley-Motiv, hinter dem die
Erkenntnis steht: »You do good, you will do well.« Wer Gutes tut
für die Welt, geht selbst nicht leer aus.

Aber natürlich geht es in der Biotech-Branche auch um Geld,
um wahnsinnig viel Geld sogar. Auch bei Denali. Demenz kostet

die Gesundheitssysteme Milliarden an Pflegekosten. Wer den ersten wirksamen Therapie-Treffer landet, wird große Geldströme in die eigene Richtung umlenken. Das gilt besonders für fast noch ganz unbesetzte Felder wie die neurodegenerativen Krankheiten, aber auch für alle anderen Volkskrankheiten, von der Onkologie bis Diabetes: Biotechnologie ist ein Hochrisiko-Geschäft, etwas für Tüftler und Idealisten, aber wer durchhält, wer den Durchbruch schafft mit seinen Ideen, wer eine neue Therapie zum Erfolg führt, dem winken Reichtum und manchmal auch Ruhm.

Und natürlich zieht das Feld deswegen nicht nur Idealisten an, die Schuths und Tessier-Lavignes, die seit Jahrzehnten forschen und sich einen Durchbruch herbeisehnen, nicht zuletzt um die eigene Lebensleistung zu rechtfertigen. Es kommen auch die Zyniker und Geschäftemacher, teils windige, gerade in diesen Tagen des Booms. Die die Welle mitreiten wollen, die schnell ein paar Millionen einsammeln, von Investoren oder noch besser an der Börse, und wenn es dann nicht klappt: Was soll's? Als Ende der 1990er Jahre die Zocker am Ende in der Mehrheit waren, bedeutete das den Untergang des letzten Biotech-Booms. Viel zu oft ging es zu vielen darum, Geld zu machen, Börsenvehikel zu schaffen und mit einer aufgehübschten Geschichte an Investoren zu verkaufen. Und deswegen muss man sich auch jetzt die Frage stellen: Ist es heute ähnlich? Geht es wieder mehr um den Hype als um die Substanz?

Die Antwort ist ein klares Nein. Die Grundlagen des Booms sind heute ganz andere als vor 20 Jahren, es gibt den Fortschritt und die Technologie. Die Zeit ist vergleichbar mit der zweiten Phase der Internet-Revolution in den Jahren 2004 bis 2007. Damals entstanden Facebook, das iPhone. Und die Skepsis war die gleiche, die New Economy war gerade einige Jahre vorher implodiert, weil all die großen Versprechungen einer neuen digitalen Welt technisch noch nicht möglich waren. Es hieß: Dieses Web 2.0 ist auch nur

Quatsch. Und doch behielten die, die damals schon daran glaubten, recht.

Das soll sicher nicht heißen, dass im Silicon Valley nun auf einmal ausschließlich Gutmenschen versuchen, die Welt mit neuen Therapien zu verbessern. Natürlich gibt es Profitgier. Und nicht alles, was sich nun so rasant entwickelt, wird die Welt verbessern. Auch heute gibt es reichlich Gelegenheiten zu fälschen, zu schönen oder sich selbst in die Tasche zu lügen. Ob nun aus krimineller Energie oder aus der Angst heraus, sein Start-up implodieren zu sehen: Es gibt sie, die Versuche, klinische Studien zu manipulieren, etwa indem man nur Patienten in die Testgruppen aufnimmt, die aus bestimmten Gründen sehr viel wahrscheinlicher auf das zu erprobende Medikament positiv reagieren.

Als größte Warnung dient wahrscheinlich der Fall Theranos: Das Start-up aus dem Silicon Valley wollte Bluttests mit neuen Maschinen revolutionieren. Angeführt von einer smarten und charmanten Gründerin, Elizabeth Holmes, stieg das Unternehmen schnell auf zum vermeintlichen Vorzeigeunternehmen der neuen digitalen Gesundheitswelt, in der alles billiger, besser und schneller wird. Investoren gaben Theranos Hunderte Millionen Dollar, große Gesundheitskonzerne schlossen Partnerschaften, um die neue Bluttest-Technik einzuführen. Doch 2015 deckten Recherchen des »Wall Street Journal« auf, dass die angeblich revolutionäre Technologie gar nicht existiert, die ganze Firma ein großer, elaborierter Betrug sei. Theranos brach weitgehend zusammen, wurde ein Fall für die Justiz und für Hollywood: Jennifer Lawrence soll in der Verfilmung die Hauptrolle spielen. Theranos dient nun als warnendes Beispiel für die gefährliche Mischung aus Medienhype und ahnungslosen Investoren.

Nicht jeder unerwartete Absturz ist in dieser Zeit ständigen Hypes auch immer gleich betrügerisch. Es kann vielmehr auch so laufen: Eine neue Idee bringt vielversprechende Ergebnisse in Tests an Mäusen und zeigt keine gravierenden Nebenwirkungen in den klinischen Phasen 1 und 2. Die Entwickler sind bereits enthusiastisch und arbeiten an Partnerschaften und Vermarktungsmodellen. Doch dann zeigen die Ergebnisse von Phase 3, dass das tolle neue Medikament schlechter abschneidet als die altbewährte Standardtherapie. So erging es im Herbst 2017 etwa Versartis, einem Biotech-Start-up aus Menlo Park, um die Ecke von Facebook. Das Unternehmen hatte über Jahre eine neue Therapie für Kinder mit Wachstumsstörungen entwickelt, glaubte sich im Endspurt, als die Ärzte die Vergleichsdaten aus den klinischen Studien schickten und den Biotech-Star über Nacht in ein quasi totes Unternehmen verwandelten. Ein Schock für die Gründer, die etliche Millionen verbrannten. Sie werden wahrscheinlich nie wieder einen Job in der Branche finden. Die Gesetze des Kapitalismus funktionieren hier als Sicherheitsnetz: Wer allzu krachend scheitert und die Geldgeber enttäuscht, fliegt schnell raus aus dem Spiel, für immer, und dieses Risiko ist allen bewusst. Für Biotechnologie-Gründer gelten auch im Silicon Valley strengere Regeln.

Fälle wie Versartis unterstreichen aber auch: Die menschliche Biologie ist längst nicht entschlüsselt, und die Entwicklung neuer Medikamente bleibt trotz aller Fortschritte ein unwägbares Geschäft. Vieles sieht in der Theorie toll aus und funktioniert in Tiermodellen, aber lässt sich im letzten Schritt nicht auf den Menschen übertragen oder bleibt in der Wirkung weit unter den Erwartungen. Selbst die besten Experten können das plötzliche Scheitern nicht immer kommen sehen.

Deswegen gilt es bei der Entstehung der Zukunftsmedizin genau hinzuschauen. Denn das Vertrauen in die neuen Möglichkeiten, die Chance auf eine echte Revolution in Medizin und Gesundheitsvorsorge, wäre leicht zu untergraben. Schon einige prominente Fälle öffentlichen Scheiterns würden reichen, um die Entwicklung ins Stocken zu bringen: das vermeintlich revolutionäre Krebsmedikament, das nur teurer verkauft wird, aber nicht besser wirkt. Die Gentherapie, deren katastrophale Nebenwirkungen erst nach Jahren auftreten. Pharmafirmen, die neue Therapien zum Allheilmittel aufblasen, um sie in den Markt zu drücken.

Es gibt kaum eine Branche mit schlechterem Ruf als die Pharmabranche, auch weil solche aggressiven Marketingtaktiken oft genug angewandt wurden. Die Strukturen der Branche sind in Teilen kartellartig: Wenige große Konzerne dominieren das globale Geschäft. Die Gestaltung von Medikamentenpreisen lässt sich nur schwer durchschauen. Die Kosten sind undurchsichtig. Gerade in Entwicklungsländern werden Mondpreise verlangt für lebensrettende Therapien. Ärzte werden von Pharmafirmen mit Geld und Fortbildungsreisen geködert, damit sie bestimmte Präparate verschreiben. Und es wird versucht, Medikamente in den Markt zu drücken, egal wie effektiv sie wirklich sind. Oder wie gefährlich.

Die in den USA grassierende Opioidkrise zum Beispiel hängt zu einem guten Teil mit der Marketingpolitik von Pharmafirmen zusammen. So sehen es zumindest eine Reihe amerikanischer Bundesstaaten, die mehrere Klagen gegen die Hersteller von Schmerzmitteln eingereicht haben. 2015 starben mehr als 33 000 Menschen in den USA durch eine Überdosis an opiumhaltigen Schmerzmitteln. Die Opioide haben eine ähnliche Wirkung wie Heroin: Sie machen euphorisch, lassen den Menschen ein »High« erleben, das er immer wieder fühlen will. Opioide wie Fentanyl und Oxycodon waren eigentlich gedacht für Operationen und extrem starke Schmerzen, etwa bei Krebs, aber amerikanische Ärzte begannen sie in den vergangenen Jahren in unglaublichen Mengen für Allerweltsprobleme zu verschreiben: verstauchte Knöchel, gezogene Weisheitszähne. Die Anzahl der Rezepte für diese schnell abhängig machenden Schmerzmittel stieg zwischen 1992 und 2012 um mehr als 150 Prozent: auf 282 Millionen Verschreibungen in einem Jahr.

Angetrieben wurden die Ärzte dabei, so die Staatsanwälte, von den Pharmafirmen, die die Suchtrisiken heruntergespielt und die Vorzüge überbetont hätten. Und sich damit Millionen neue Patienten künstlich heranzüchteten und Milliardenprofite machten. Was, wenn nun neu entwickelte Gentherapien ebenso rücksichtslos in den Markt gedrückt werden, und fünf Jahre später gibt es eine Welle von chronischen DNA-Defekten?

Gesundheit ist ein Geschäft mit vielerlei moralischen Fallstricken, und die Pharmamanager stolpern immer wieder. So häufig, dass dahinter nur ein strukturelles Problem stecken kann. Das bietet reichlich Grund zur Sorge. Aber dass die Pharmabranche mitunter in einem Atemzug mit Waffenhändlern und der Tabakindustrie genannt wird, erstaunt dann doch. Besonders ausgeprägt scheint diese Sicht in Deutschland: Nirgends sonst gibt es mehr Bücher, die sich kritisch mit der Pharmawelt auseinandersetzen und nicht selten in wilde Verschwörungstheorien abdriften.

Die Pharmakonzerne sind unweigerlich essenzieller Bestandteil des Gesundheitssystems, und sie werden eine große Rolle dabei spielen, wie sich die Zukunftsmedizin entwickelt. Neue Therapien und Medikamente entstehen, eben weil es eine enge Verzahnung zwischen Wissenschaft und Industrie gibt, weil Unternehmen dazu bereit sind, Milliarden in Forschung und Entwicklung zu stecken, weil es neben Geschäftemachern sehr viele Wissenschaftler in den Konzernen gibt, denen es um den Menschen geht. Das System ist reformbedürftig, und die Diskussion, wie sich das Pharmasystem transparenter, günstiger und fairer gestalten lässt, muss geführt werden. Aber es ist eine lange, komplexe Diskussion und nicht im Detail an dieser Stelle zu führen.

So viel ist klar: Die Entstehung einer digitalen Technologie-Medizin wird auch die Pharmabranche grundlegend verändern. Die Biotechnologie löst zunehmend das Pharmasystem ab. Biotech- und Pharmaunternehmen produzieren zwar beide Medikamente, unterscheiden sich aber in mehrfacher Hinsicht. Zum einen entwickeln Biotechs traditionell Therapien auf biologischer Basis, während pharmazeutische Unternehmen Therapien auf chemischer Basis entwickeln. Die Pharmaindustrie hatte deswegen ihren Ursprung auch in der Entdeckung eines Chemikers: 1897 synthetisierten Felix Hoffmann und Arthur Eichengrün erstmals Acetylsalicylsäure. Aspirin wurde zum ersten industriell hergestellten Medikament und Grundstein des Bayer-Konzerns, für den Hoffmann und Eichengrün arbeiteten. »Big Pharma« steht für ein über sehr lange Zeit gewachsenes System von wenigen globalen Industrieriesen mit einer enormen Palette von Produkten, Entwicklungsketten, Marketing- und Vertriebsmaschinen.

Die Biotech-Industrie dagegen nahm ihren Anfang 1976 im Silicon Valley. Herbert Boyer, Professor für Biochemie an der University of California, San Francisco, hatte wenige Jahre zuvor mit Kollegen der Stanford University eine Technologie entwickelt, künstliche DNA-Moleküle aus verschiedenen Organismen herzustellen, sogenannte rekombinante DNA. Gemeinsam mit einigen Geldgebern gründete Boyer die erste reine Biotech-Firma, um die Entdeckung kommerziell zu nutzen: Genentech, zusammengesetzt aus Genetics, Engineering und Technology, gelang es, menschliches Insulin im Labor zu produzieren. Biotech bezieht sich deswegen bis heute vor allem auf kleinere bis mittelständische Forschungs- und Entwicklungsunternehmen, die sich meist nur auf eine Handvoll Projekte konzentrieren. Oft entstanden solche Firmen als Spinoffs von Universitäten oder wurden von Wissenschaftlern gegründet, die ihre Forschung in ein Geschäftsmodell verwandeln wollten.

Doch inzwischen verschwimmen die Grenzen zwischen Pharma- und Biotech-Branche zunehmend. Auf der einen Seite versuchen Pharmakonzerne, beweglicher und weniger bürokratisch und damit auch zwangsweise transparenter zu werden, um mit den schnelleren und flexibleren Biotechs mitzuhalten. Auf der anderen Seite

wachsen manche Biotech-Unternehmen selbst zu Konzernen an –
und werden mitunter geschluckt. Genentech etwa gehört inzwischen zum Schweizer Pharmariesen Roche. Solche Fusionen und
Übernahmen häufen sich seit einigen Jahren. Daraus ist bereits eine
neue Mischform von Unternehmen entstanden: Biopharma. Noch
lässt sich nicht absehen, ob sie vor allem die Vorteile beider Welten verbinden wird – oder die Nachteile.

Bislang haben alle Fortschrittssprünge in den vergangenen
200 Jahren alte Branchen zerstört und neue hervorgebracht. Auch
die Revolution in der Medizin ist zu komplex, zu schnell, zu viel-
schichtig, als dass sie auf Dauer von einer Handvoll Konzerne kontrolliert oder dominiert werden könnte. Neue Player kommen
hinzu, nicht nur Hunderte Biotech-Firmen, sondern auch die Tech-
Konzerne wie Google und Microsoft. Neue Allianzen formen sich,
und wer dabei die Oberhand haben wird, ist längst nicht entschieden.

All diese neuen Entwicklungen sind nicht automatisch ein
Geschenk für die Pharmaindustrie, sondern auch eine Bedrohung.
Große Produktionsanlagen für Medikamente, die Hunderte Millionen gekostet haben, können durch kleinere Biotech-Anlagen
ersetzt werden. Individuelle Therapien brauchen neue Produk-
tionswege und nicht mehr die auf Effizienz getrimmten Pillen-
fabriken. Blutplasma zum Beispiel ist ein großes Geschäft für
Pharmafirmen. In riesigen Produktionsanlagen werden etwa Gerin-
nungsmittel hergestellt für Menschen, die unter Hämophilie leiden. Doch für die Bluterkrankheit wird gerade eine aussichtsrei-
che Gentherapie getestet – mit einer einzigen Anwendung ist man
geheilt. Die Blutpräparate werden bald nicht mehr gebraucht, den
teuren Anlagen werden die Aufträge ausgehen. Auch die Behandlung von Hepatitis C währte meist ein Leben lang, die Krankheit
war nur mit dauerhafter Medikamentengabe in Schach zu halten.
Für die Pharmafirmen war das ein enormer Gewinnbringer. Doch

seit 2014 gibt es neue Therapien für Hepatitis C, die rund 90 Prozent aller Patienten heilen. So wird es vielen einstmals sicheren Einkommensquellen der Konzerne ergehen: Die digitale Medizintechnologie bedroht alte Strukturen.

Nirgends ist das in diesen Tagen besser zu beobachten als hinter den Sicherheitsschleusen eines betont unauffälligen Bürokastens auf der anderen Seite Amerikas, im Schatten des Massachusetts Institute of Technology (MIT) in Cambridge. Gerade hier, im alten Wissenschaftszentrum der USA, rund 5000 Kilometer entfernt vom Silicon Valley, zeigt sich, wie die Grenzen zwischen Universitäten, Biotech- und Pharmafirmen verschwimmen. Rund um Boston und die Harvard University sammelt sich traditionell die naturwissenschaftliche Forschung, insbesondere in den Bereichen Medizin und Biologie, und hier hat auch Moderna seinen Sitz: Das Unternehmen wird, genauso wie Denali, als Biotech-Sensation gehandelt, nur noch ein paar Nummern größer, in jeder Hinsicht. Mehr als eine Milliarde Dollar Startkapital sammelte das Unternehmen seit seiner Gründung 2011 ein, mehr als fünf Milliarden Dollar soll es wert sein, denn Moderna will nicht eine einzige revolutionäre Therapie entwickeln, sondern Hunderte. Die Forscher wollen nicht eine Krankheit durch neue Technologie in den Griff bekommen, sondern die gesamte menschliche Biologie. Wie soll das gehen?

»Wir entwickeln nicht Medikamente, sondern bauen eine Plattform«, sagt Stephane Bancel, Vorstandschef von Moderna, ein salopper Franzose mit sich lichtendem Haar und edlen Turnschuhen. Die Wissenschaftler des Unternehmens glauben, den Schlüssel gefunden zu haben, um »die Software des Lebens« umschreiben zu können. Nun wollen sie Einfluss nehmen auf das »Betriebssystem der Biologie«, setzen auf »Netzwerk-Effekte«, um einen globalen Gesundheitskonzern nach dem Vorbild der Tech-Riesen auf der anderen Seite des Landes zu bauen. Die Ambitionen jedenfalls sind schon einmal ähnlich groß wie bei Google, Apple & Co., aber ist es auch die Technologie?

Bancel glaubt, ja, und der Schlüssel ist die Messenger-Ribonukleinsäure, kurz mRNA: ein Molekül, das genetische Informationen von der DNA im Zellkern, zu den Ribosomen, der Proteinfabrik der Zellen, transportiert. Proteine sind der Kern unserer Biologie, die Arbeitspferde, die nahezu alle unsere Körperfunktionen antreiben. Rund 22 000 Protein-Bauanleitungen sind im menschlichen Genom enthalten, jeden Tag werden darauf basierend Billionen von Proteinen im menschlichen Körper hergestellt. Wer mRNA synthetisieren und in die Zellen transportieren kann, hat direkten Einfluss auf das, was im Körper passiert. Mit dieser mRNA-Medizin entwickelt Moderna also weder chemische Lösungen (Moleküle, wie in der Pharmaindustrie üblich) noch biologische Lösungen (wie etwa Antikörper oder rekombinierte Proteine). Stattdessen wollen die Moderna-Forscher, wie in der IT üblich, eine Art Code, also Anweisungen schreiben, die die Zellen direkt programmieren, Proteine herzustellen und Krankheiten zu bekämpfen. Damit wird der eigene Körper zur Medikamentenfabrik.

Das klingt verrückt, und bis vor wenigen Jahren sahen auch Bancel und die meisten Wissenschaftler das so. »Unmöglich, das kann nicht funktionieren«, war Bancels erster Gedanke, als ihn Harvard-Wissenschaftler kontaktierten, die erste Experimente zur mRNA-Medizin durchgeführt hatten. Vom Zugriff auf die mRNA träumten Forscher schon vor Jahrzehnten, doch lange Zeit blieb es bei Träumen: Die mRNA schien stets zu unstabil, zu unkontrollierbar.

Ähnlich skeptisch reagierten zunächst die Geldgeber und viele der rekrutierten Wissenschaftler. Sie blieben zweifelnd, denn wenn es funktionieren würde, die mRNA für Therapien nutzbar zu machen, wären die Folgen einfach zu unglaublich: »Man könnte

Tausende von Medikamenten entwickeln, die niemand sonst herstellen kann.« Aber tatsächlich schienen die Forschungsergebnisse, die Labordaten und erste Experimente an Mäusen genau solch einen Durchbruch nahezulegen. Bancel kündigte seinen alten Job als CEO eines längst etablieren Biotech-Unternehmens mit 6000 Mitarbeitern und Milliardenumsatz, um bei Moderna bei null anzufangen. Andere Forscher folgten schnell, wie der Onkologe Tal Zaks, zuvor Leiter der Krebsforschung des Pharmariesen Sanofi und nun Modernas Chief Medical Officer. »Wenn wir direkt das Innere der Zelle erreichen können, eröffnet das ganz neue Welten für Therapien von nahezu jeder Krankheit.« Bancel, Zaks und die inzwischen rund 500 weiteren Moderna-Wissenschaftler eint das Gefühl, am Beginn einer entscheidenden Entwicklung zu stehen, wie Anfang des Jahrtausends, als Google und Facebook entstanden, diese heute weltumspannenden Riesen, deren Bedeutung sich auch damals schon abzeichnete, aber schwer zu glauben schien. Als das Internet zum Sprung ansetzte, die Menschheit zu verändern, in kaum einem Jahrzehnt. Eine Entwicklung, die sich nun wiederhole für die Biologie, wie die Moderna-Forscher meinen, und genauso groß und neu sei, dass sie wieder genauso unglaublich scheine.

Doch der Vergleich hinkt natürlich ein wenig: Biologie ist nicht das Gleiche wie Informatik, die wissenschaftlichen Hürden für solch einen immensen Durchbruch sind weit größer. Und wie viele Unternehmen wollten schon das nächste Google werden und schafften es nur zum recht ordentlichen Mittelständler. Einen solchen Mittelweg, eines von vielen Biotechs zu werden, das erfolgreich zwei, drei Medikamente auf den Markt bringt, sieht Bancel für Moderna jedoch nicht: »Entweder das hier wird weltbewegend oder ein Desaster.« Wenn es nicht funktioniert, gibt es gar keine Therapie. Wenn aber eine Therapie funktioniert, wenn man die mRNA für sich nutzbar machen kann, wird es auch viele andere

Therapien geben. Denn wer einmal herausgefunden hat, wie die Software zu programmieren ist, kann sie ständig anpassen: »Statt Nullen und Einsen ändert man Buchstaben in der DNA.« Ein Algorithmus für die Zelle, resultierend aus der Weltsicht: Die DNA ist die Hardware, mRNA die Software, und der Output sind Proteine. »Willkommen im Zeitalter der digitalen Medizin«, sagt Bancel.

Auch wenn Bancel und Zaks sichtlich bemüht sind, ihren Enthusiasmus im Zaum zu halten, verströmen sie doch die nervöse Energie, die Anspannung derer, die sich schon auf der Siegerstraße sehen, und sie glauben dafür mittlerweile reichlich Beweise zu haben. Anfang 2018 waren bei Moderna 16 Medikamente gleichzeitig in der Entwicklung, die Hälfte davon in klinischen Studien, strategisch verteilt über mehrere, völlig verschiedene Therapiegebiete: Grippe, Zika-Virus, Krebs, Aids, Herzinfarkte, Leberkrankheiten. Die erste Runde von mRNA-Therapeutika, die Moderna in klinische Studien schickte, sind Impfstoffe, »tief hängende Früchte«, wie Zaks sagt, mit »niedrigem biologischen Risiko«. Impfstoffe sind einfacher zu testen, da nur wenige Proteine synthetisiert werden müssen, um eine Immunreaktion hervorzurufen – wodurch die in den Moderna-Laboren geschaffenen mRNA-Anweisungen nicht so aufwendig sind.

Im Frühjahr 2017 publizierte Moderna im Fachblatt »Molecular Therapy« erste vorläufige Ergebnisse aus einer von mehr als einem halben Dutzend laufender klinischer Impfstudien: Alle Patienten, die einen mRNA-Impfstoff gegen Vogelgrippe erhalten hatten, reagierten und produzierten die erwünschten Proteine. Auch wenn damit noch keine Medikamente auf dem Markt sind, ist es doch ein Meilenstein in der Medizinforschung. Denn Moderna scheint mit diesem Ergebnis prinzipiell bewiesen zu haben, dass sie menschliche Zellen anweisen können, Proteine zu erzeugen. Ohne schwere Nebenwirkungen. Damit ist es den Forschern gelungen, »die Biologie zu kapern«, wie Zaks sagt. Denn um von einem Vogelgrippe-

Impfstoff zu einem Zika-Impfstoff zu kommen, »muss nur die Anordnung der Anweisungen geändert werden«, sagt Bancel.

Das sehen auch das amerikanische Gesundheits- sowie das Verteidigungsministerium so, die Moderna mit 25 Millionen Dollar ausstatteten, um die Entwicklung von Zika-Impfstoffen möglichst schnell voranzutreiben. In Mäusen funktionieren die mRNA-Anweisungen bereits, das Virus wird bei schwangeren Mäusen nicht übertragen. »Das könnte ein Wendepunkt sein im Kampf gegen globale Pandemien«, hoffen nun Experten wie Orin Levine, Impf-Experte der Bill-und-Melinda-Gates-Stiftung.

Die Moderna-Forscher galten jahrelang als Geheimniskrämer. Ein mysteriöses Start-up, mit Geld überschüttet, das an einer angeblich revolutionären Technologie arbeitet, aber keine Details veröffentlicht und nicht verraten will, woran es arbeitet. »Weil wir erst sichergehen wollten, dass es wirklich funktioniert«, sagt Bancel. Nun aber strömen die Daten aus vorklinischen und klinischen Studien herein, und die Forscher des Unternehmens beginnen, ihre Ergebnisse zu veröffentlichen: über ein Dutzend wissenschaftlicher Aufsätze innerhalb von weniger als zwei Jahren, peer-reviewed, also von unabhängigen Gutachtern aus dem Fachgebiet kontrolliert. Es häufen sich Aha-Momente wie dieser: Die Ribosomen von Affen produzierten auf Anweisung Herceptin, ein Antikörper, der in der Krebsbekämpfung eingesetzt wird. Allerdings kommt Herceptin in der Natur so gar nicht vor, sondern ist eine künstliche Kombination, die in den 1990er Jahren im Labor entwickelt wurde.

All das sei nur der Anfang, sagt Bancel, nun soll es jedes Jahr Dutzende neue Entwicklungsprojekte geben, weil die Forschung und Entwicklung von mRNA-Therapien industrialisiert wird. Das klingt dick aufgetragen, und ganz sicher ist der Grat dünn zwischen großen Ambitionen und bombastischen Storys für die Börse und Investoren. Aber Moderna scheint bemüht, schnell Beweise zu

liefern für ihre Welteroberungspläne. Im vierten Stock des Hauptquartiers rattern auf der halben Etage den ganzen Tag glänzende
Maschinen: 3-D-Drucker und neuartige Medizinroboter, entworfen von MIT-Ingenieuren. Und wenige Kilometer entfernt baute
Moderna für 110 Millionen Dollar eine ganze Produktionsstraße
für klinische Studien auf 20 000 Quadratmetern, »ein massives
Monster«, um pro Jahr bis zu 100 neue Medikamente auf den Weg
zu bringen. Wie soll das gehen? »Digitalisierung und Automati-
sierung«, sagt Bancel. Software-Ingenieure entwarfen eine Online-
Anwendung, mit der Wissenschaftler ein mRNA-Medikament für
jedes denkbare Protein in wenigen Stunden designen können. So
kann ein ganzes Ökosystem von Forschern versorgt werden, an
Universitäten und bei Pharmapartnern. Die geordete Sequenz
wird von der Software automatisch aufbereitet, dann von Robo-
tern produziert und liegt schon wenige Wochen später im Reagenzglas vor, bereit für vorklinische Tests. Laufen diese gut, dann
ist ganz einfach die geordete Sequenz das Medikament. Damit
hat Moderna ein Verfahren für die Massenproduktion von synthetischer Biologie entwickelt, das die Zeitspanne vom Konzept
für eine neue Therapie bis zum Antrag für Tests am Menschen auf
ein Jahr reduzieren soll.

Solche Aussichten locken die Pharmariesen. AstraZeneca will
gleich bis zu 40 Medikamentenkandidaten mit Moderna entwickeln und brachte dazu 240 Millionen Dollar mit. Zu den ersten
Projekten gehört ein Kandidat mit dem Namen AZD8601: Eine
experimentelle mRNA-Therapie, die Zellen anweisen soll, das Protein VEGF-A zu produzieren. VEGF-A ist schon lange bekannt als
das wichtigste Protein, um neue Blutgefäße wachsen zu lassen. Es
spielt unter anderem eine wesentliche Rolle bei der Wundheilung.
Und bei Herzinfarkten, das zeigte einer der Mitgründer von
Moderna, Kenneth Chien, als er noch Professor für Molekularbiologie an der Harvard Medical School war: Mäuse überlebten

nach Herzinfarkten länger und hatten stärkere Herzen, wenn man ihnen eine mRNA-Medizin injizierte, die die Mäuse veranlasste, VEGF-A zu produzieren. Chien trieb die Entdeckung später am Karolinska-Institut in Stockholm voran und legte damit den Grundstein für Moderna.

Ähnlich positive Effekte von VEGF-A zeigten sich auch bei Schweineherzen, die dem menschlichen Organ stark ähneln: Behandelt mit der Protein-Stimulation, erholten sich die Tierherzen nach Herzinfarkten schnell. Inzwischen wird nun auch am Menschen geforscht. An der Berliner Charité testen die Ärzte in Kooperation mit dem Paul-Ehrlich-Institut, ob nach Herzinfarkten die mRNA-Therapie dafür sorgt, dass schnell neues Herzgewebe und Blutgefäße gebildet werden. Dadurch erhöht sich die Blutzufuhr, was die Überlebens- und Heilungschancen von Patienten deutlich steigern würde. Die Therapie ist nun in Phase 3 der klinischen Studie.

Zellen zu programmieren, dass sie Haut und Herz auf Befehl heilen – noch immer klingt das nach Science-Fiction. Und natürlich hat es das schon gegeben: Große Versprechen, weil etwas im Reagenzglas und bei Mäusen funktionierte, und am Ende kam nur ein halbwegs ordentliches Medikament dabei heraus. Oder der ganze Ansatz musste doch noch begraben werden, weil sich nach Jahren heftige Nebenwirkungen zeigten.

Aber das scheint zunehmend unwahrscheinlich. Sehr viele kluge Leute müssten sich getäuscht haben, sehr viele Daten müssten in die Irre führen, wenn in einer klinischen Studie 100 Prozent der Patienten auf die mRNA-Therapie reagieren und 0 Prozent der vergleichenden Placebo-Kohorte. Moderna ist auch deswegen ein so grundlegender Testfall, ob wirklich eine medizinische Revolution naht oder eine Hype-Welle, weil die Technologie so surreal, so fantastisch wirkt. Aber es ist eben keine Zauberei, sondern »30 Jahre wissenschaftlicher Fortschritt in vielen Feldern, der nun rasant verschmilzt«, wie Bancel sagt. Erst seitdem die Gensequenzierung nur wenige Hundert Dollar kostet, die Immunologie jedes Jahr neue Entdeckungen macht und Bioinformatiker mit lernenden Maschinen in der Cloud an Formeln feilen, wird es möglich, so tief in die menschliche Biologie einzugreifen, dass ein Grundbaustein unseres Körpers wie die mRNA beeinflussbar wird.

Diese Konvergenz in ihrer ganzen Bandbreite zu verstehen und daraus Schlussfolgerungen für die Zukunft zu ziehen fällt auch den Experten schwer. Bancel zweifelte, wenn sein Chemikerteam zu ihm kam und sagte: Unsere Prozesse funktionieren doppelt so gut wie vor drei Monaten. Wenn doch gerade eben noch Verbesserungen von fünf Prozent die Norm waren. Fast ein Jahr habe er gebraucht, um zu verstehen, was passiert, wie verschiedene Technologien zusammenfließen und sich gegenseitig beschleunigen. »Unser Gehirn kann einfach mit solchen exponentiellen Entwicklungsschüben nicht umgehen«, sagt Bancel. »Wir sind Tiere, die Tausende Jahre nur geradeaus gedacht haben und darauf konzentriert waren, vor Löwen wegzurennen.«

Doch was kommt von all diesen neuen Ideen und Entwicklungen, von diesen vielleicht revolutionären Therapien, beim Patienten an? Bringt die Zukunftsmedizin nur den Investoren große Gewinne, oder wird jeder von ihr profitieren können?

Zaks, der Onkologe und Chief Medical Officer, zeichnet seine Zukunftsvision für das nächste Jahrzehnt so: Nach einer Krebsdiagnose wird dem Patienten per Biopsie eine Probe des Tumors entnommen und an ein DNA-Sequenzierungslabor geschickt. Dort werden die individuellen Merkmale des Tumors und des Immunsystems bestimmt. Die Daten werden in die Cloud geschickt und dort mithilfe künstlicher Intelligenz analysiert: Bioinformatik-Prozesse stimmen Behandlungsplan und Immunsystem aufeinander ab. Aus der Cloud werden dann Instruktionen an die Medikamentenproduktion geschickt, die Maschinen synthetisieren automatisch die individualisierte Dosis.

Aber wird man sich solch eine Hightech-Medizin überhaupt leisten können? Die Kosten für die Entwicklung und Produktion werden prinzipiell sinken, meinen die Experten, und damit auch der Endpreis für den Patienten. Weil Roboter und Bioinformatik immer mehr Abkürzungen möglich machen und die Prozesse beschleunigen. Allerdings gilt das nur für Entwicklung und Produktion, in klinischen Studien spielt der technische Fortschritt kaum eine Rolle: Wie der Mensch auf neue Medikamente reagiert, muss über Jahre beobachtet werden.

Die Moderna-Forscher sind nicht die Einzigen, die mit mRNA-Technologie experimentieren. Gerade in Deutschland gibt es vielversprechende Ansätze. Zwar sind die Unternehmen hierzulande eher kleiner, und auch ihr Kapital ist überschaubarer. Aber das kann sich schnell ändern, Durchbrüche schaffen nicht unbedingt die größten, sondern die klügsten Unternehmen: Bei CureVac aus Tübingen zum Beispiel befinden sich mRNA-Impfungen gegen Tollwut und Krebs in klinischen Studien. Und BioNTech aus Mainz, das größte nicht börsennotierte biopharmazeutische Unternehmen Europas, baut gleich »drei Therapieplattformen für pharmakologisch optimierte, protein-codierende RNA«. Mit seinen mRNA-Impfstoffen will BioNTech »verschiedenste Krebsarten behandelbar machen und die Überlebensrate der Patienten, die an den aggressivsten Tumoren leiden, erhöhen«.

Je mehr Unternehmen sich an der neuen Technologie versuchen, desto besser, denn damit wächst das Wissen rasant weiter und es steigen die Chancen, dass es nicht nur bei großen Hoffnungen bleibt, wie es in früheren Jahren mitunter der Fall gewesen ist. Die Gentherapie etwa wurde Anfang der 1990er Jahre als Durchbruch gefeiert und benötigte doch fast drei Jahrzehnte, um beim Patienten anzukommen.

Aber egal, ob es noch zehn oder 15 Jahre dauert, bis neue Therapien den Patienten erreichen, ob es Moderna oder eine andere
mRNA-Firma ist, die als Erste Erfolg hat, fest steht, dass sich die
Behandlung von Krankheiten grundlegend verändern wird. »Was
jetzt in der Medizin passiert, ist die Transformation von analog zu
digital«, sagt Bancel. »Ein Sprung wie vom Walkman zum iPod.«

Maschinen-Medizin

Wie künstliche Intelligenz und die Macht
der Algorithmen das Gesundheitssystem
verändern

Sebastian Thrun ist eine Legende im Silicon Valley. Er entwickelte
für Google das selbstfahrende Auto und brachte damit eine
neue Ära der Autoindustrie auf den Weg. Er gründete und leitete
Google X, die geheime Entwicklungsabteilung des Konzerns, in
der etwa Stratosphärenballons entwickelt wurden, die Internet aus
20 Kilometern Höhe zur Erde beamen. An der Stanford University
hat er seine eigene Forschungsabteilung, das Thrun Lab, wo Teams
von Wissenschaftlern versuchen, kluge Roboter zu bauen. Durch-
trainiert und braun gebrannt von der kalifornischen Sonne, die
zurückgehenden Haare fast zur Glatze geschoren, spricht er Deutsch
mit vielen eingestreuten englischen Vokabeln. Thrun wuchs in
Solingen auf und promovierte in Bonn, aber Ende der 1990er Jahre
zog es ihn nach Amerika: weil es hier leichter ist, die ganz großen
Visionen zu entwickeln. Thrun hat vor Langem schon eine Liste
angelegt mit 20 Bereichen, um die Welt zu verändern. Mit Larry
Page, dem Google-Gründer, sitzt er oft zusammen und überlegt,
was man dafür erfinden muss.

Er sagt: »Ich möchte die Zivilisation voranbringen und frage
mich, wie ich meinen positiven Einfluss auf die Welt maximieren
kann.« Zuletzt versuchte Thrun dies mit zwei eigenen Firmen. Die
eine, Udacity, soll die Bildung revolutionieren. Die andere, Kitty-
hawk, entwickelt fliegende Autos. Das ist kein Witz, Testflüge

laufen seit einigen Jahren, noch sind es eher krude wirkende Vehikel, der Pilot sitzt im Freien über einer Reihe von Rotoren, aber die Maschinen sind faszinierend zu beobachten, wie sie in einigen Metern Höhe über die Wellen der Bucht von San Francisco rasen.

Thrun hat sich seinen Wunsch, die Welt zu verändern, Millionen von Menschen mit seinen Ideen zu erreichen, bereits erfüllt. Doch sein jüngstes Projekt wird vielleicht sein wichtigstes sein – und die größte Auswirkung haben: Thrun hat eine Software entwickelt, die Hautkrebs erkennt. Die Maschine, die er gemeinsam mit Doktoranden seines Labors gebaut hat, diagnostiziert Hautveränderungen genauso gut wie ein Arzt. Eine Sensation. Das Wissenschaftsjournal »Nature« machte Thruns Studie zur Titelgeschichte, sie erzählt beispielhaft, wie weit künstliche Intelligenz in den vergangenen Jahren gekommen ist.

Thrun und seine Kollegen brachten dem Computer bei, die Charakteristika von Hautkrebs nur aus klinischen Bildaufnahmen zu erkennen. Sie »trainierten« die Software dazu mit 129 450 Aufnahmen von Hautveränderungen. Die Aufgabe der Maschine: gutartige von bösartigen Hautauffälligkeiten zu unterscheiden und Karzinome und Melanome zu diagnostizieren. Zum Vergleich wurden 21 Hautärzte herangezogen. Die Maschine diagnostizierte genauso treffend wie die Ärzte. Nur viel schneller. Hautkrebs zu erkennen ist ein schwieriger Job, auch für Ärzte mit reichlich Erfahrung. Maligne Melanome der Haut können sich in ihrem Aussehen stark voneinander unterscheiden. Meist handelt es sich um dunkle, braune oder schwarze Flecken. Sie können flach oder knotig sein. Was gefährlich scheint, wird herausgeschnitten, eine Probe zur Untersuchung ans Labor geschickt. Die Früherkennung ist bei Hautkrebs jedoch lebenswichtig: Wenn Melanome im ersten Stadium erkannt werden, liegt die fünfjährige Überlebensrate von Patienten bei 97 Prozent. Werden sie erst im letzten Stadium erkannt, liegt die fünfjährige Überlebensrate nur noch bei drei Prozent. Allein in den USA sterben jährlich 10 000 Menschen an Hautkrebs.

Thrun wollte deswegen von Beginn an nicht nur eine Diagnose-Maschine bauen, sondern ein massentaugliches Frühwarnsystem: Die Computermodelle können in eine Smartphone-App übertragen werden, sodass man zu Hause einfach regelmäßig selbst mit der Handykamera den Körper untersuchen kann, statt alle zwei Jahre zur Untersuchung zum Arzt zu gehen. »Mir geht es darum, die Medizin zu revolutionieren«, sagt Thrun. »Aber nicht mit ganz neuen Therapien, sondern ganz neuen Formen der Diagnose.«

Aber wie kommt man von der Entwicklung selbstfahrender Autos zur Krebsdiagnose? Für Thrun ist es ein zutiefst persönliches Projekt. In den vergangenen Jahren verlor er aufgrund von Krebserkrankungen mehrere Familienmitglieder. Erst erkrankte seine Mutter an Hautkrebs, dann seine Schwester an Brustkrebs. Symptome zeigten sich spät, und so kamen auch die Diagnosen spät, zu spät, als der Krebs bereits metastasiert hatte. »Seitdem stelle ich mir die Frage, wie sich Krebs früher erkennen lässt«, sagt Thrun. Und vor allem: ob es eine Maschine kann, vielleicht sogar besser und schneller als der Mensch. Der Algorithmus als Arzthelfer.

Künstliche Intelligenz, KI, ist Thruns Spezialgebiet. Er leitete das Stanford Artificial Intelligence Laboratory, gegründet 1962, das wahrscheinlich weltweit führende Forschungszentrum für künstliche Intelligenz. Das prominenteste und beste Beispiel für die Fortschritte der künstlichen Intelligenz sind selbstfahrende Autos: Sie sind nichts anderes als lernende Roboter. »Seit langer Zeit schon arbeiten wir in Stanford daran, dass Computer dem Menschen bei sich wiederholenden Routinearbeiten über die Schulter schauen und 80 bis 100 Prozent dieser Arbeit abnehmen«, sagt Thrun. Der Mensch soll dabei nicht ersetzt, sondern ergänzt werden, befreit von der Routine. Ein Ziel, das laut Thrun bald erreicht werden könne. Das gelte für Lkw-Fahrer genauso wie für Anwälte. Und Dermatologen. »Warum sollte ein Arzt eine halbe Stunde darauf verwenden, meinen Rücken anzuschauen, wenn ein Computer das in einer Zehntelsekunde kann?«

Künstliche Intelligenz ist innerhalb kürzester Zeit zum alles beherrschenden Thema im Silicon Valley geworden. Gefeiert als Wunderwaffe, ein Allzweckinstrument für jedes Problem. »Ein Hammer für viele Nägel«, so sagt es Thruns rechte Hand, Christian Plagemann. Noch zu Beginn des Jahrzehnts war KI selbst unter den kalifornischen Technologen noch ein Spezialthema, nun aber sind intelligente Maschinen dabei, in halsbrecherischem Tempo die Welt zu verändern. Durch das Versprechen – oder die Drohung? –, eine Vielzahl von Aufgaben schneller, besser und billiger als der Mensch zu erledigen. Das macht künstliche Intelligenz zum drängendsten, aufregendsten, vielversprechendsten – aber auch gefährlichsten – Technologie-Thema der Welt, seit der Mensch lernte, das Atom zu spalten.

»Für mich ist aufkommende künstliche Intelligenz vergleichbar mit der Erfindung der Dampfmaschine vor 300 Jahren«, sagt Thrun. »So wie die Bauern dadurch nach und nach von immer mehr Lasten der körperlichen Arbeit befreit wurden, wird uns die künstliche Intelligenz von der Last der sich routinemäßig wiederholenden Arbeit befreien.«

Der Vergleich mit der Dampfmaschine verdeutlicht, dass KI keine Nischenentwicklung ist, keine Randerscheinung für Spezialisten. Künstliche Intelligenz ist vielmehr dabei, die dominierende Technologieplattform zu werden, für alles. Ein neues Paradigma. Ein Einschnitt, ebenso grundlegend wie die Erfindung des Internets. »Wir sind vor allem anderen ein Künstliche-Intelligenz-Unternehmen«, sagt Google-Chef Sundar Pichai.

»Künstliche Intelligenz ist der Kern von allem, was wir tun«, sagt auch Satya Nadella. »Sie wird allgegenwärtig sein.« So formuliert es der Microsoft-Chef bei einem langen Gespräch über Chancen und Risiken des Fortschritts. Normalerweise ganz leger in Jeans und T-Shirt unterwegs, trägt Nadella dieses Mal dunklen Anzug und Krawatte: Das Gespräch findet nicht im Microsoft-Hauptquartier nahe Seattle statt, sondern in Berlin. Nadella ist gerade auf dem Weg zu Bundeskanzlerin Angela Merkel, um mit ihr über genau diese Themen zu diskutieren. Die Tech-Konzerne sind überzeugt, dass KI in den kommenden Jahren grundsätzlich verändern wird, wie wir leben und arbeiten. Und dass die Politik diesen Wandel gestalten muss.

Sieht der Microsoft-Chef tatsächlich einen so geschichtsträchtigen Moment nahen? Nadella sagt: »Die Demokratisierung des Wissens nahm mit Gutenberg ihren Anfang. Vor Gutenberg existierten rund 30 000 Bücher in Europa und der Welt, 50 Jahre später waren es rund 12 Millionen. Aller wissenschaftliche Fortschritt ging von diesem Moment aus, weil der Erwerb von Wissen demokratisiert wurde. Das Internet war der nächste große Schritt und hat diesen Prozess beschleunigt.« Das hat Folgen, betont der Microsoft-Chef: »Nun aber werden wir überrollt von einer Informationsexplosion. Die Krebsforschung wird vor allem dadurch gebremst, die enormen Massen von Forschungsergebnissen nicht in Zusammenhang setzen zu können. In der Lage zu sein, enorme Mengen von Daten und Informationen zu ordnen, zu konsumieren, zu verstehen, das ist die Bedeutung von künstlicher Intelligenz.« Stehen wir vor einer ähnlichen Zeitenwende wie zu Beginn des Internet-Zeitalters? »Wir befinden uns bereits mitten in der Zeitenwende«, sagt Nadella.

All das klingt, als hätten Nadella und die anderen Techno-Vordenker lange auf diesen Moment gewartet und ihn seit Jahrzehnten kommen sehen. Aber auch für sie, die Experten, ist diese rasante

Entwicklung unerwartet. Über Jahrzehnte hatte die Forschung an intelligenten Maschinen auf der Stelle getreten, abgetan als Fantasieprodukt einer fernen Zukunft. Die Fortschritte bei der Entwicklung künstlicher Intelligenz waren minimal. Dafür geht es nun auf einmal umso schneller und gewaltiger voran, als müsse der jahrzehntelange Stillstand jetzt mit einem Schlag aufgeholt werden. Die Sprünge der Forscher sind groß. Ihre Euphorie ist es auch.

Dabei ist zunächst eine Begriffsdefinition erforderlich. Im allgemeinen Sprachgebrauch wird künstliche Intelligenz oft gleichgesetzt mit Bewusstsein. Popkultur und Hollywood haben den Begriff in den vergangenen Jahren stark verwaschen. Von der Entwicklung von Terminator-Armeen oder von Maschinen, die ein Bewusstsein besitzen, sind die Forscher weit entfernt, wahrscheinlich bleibt so ein Ziel unerreichbar. Worum es geht, ist dies: Maschinen, die lernen und ableiten, die Entscheidungen treffen, die nicht explizit durch einen Programmierer vorgegeben sind. Die zwar nicht wie ein Mensch denken und handeln, aber doch Schach spielen und Autos fahren.

Auch dies ist schon schwierig und war lange ein unerreichbar scheinendes Ziel. Nun aber können Fahrzeuge autonom fahren, weil sie ihre Umwelt »sehen« und verstehen. Und vor allem: weil sie lernen. Aus jedem neuen Datensatz, den sie aufnehmen, lernen sie dazu. Dadurch können Maschinen nun trainiert werden, Fähigkeiten konstant zu verbessern. Smartphones führen Sprachbefehle aus, weil sie die Bedeutung von Lauten und Worten interpretieren können. Software erkennt Krebs, weil sie Zigtausende von Datensätzen durchwühlen und Strukturen zusammenfügen kann.

Kein Zweifel: Genauso, wie es bereits das Internet getan hat, wird die Maschinenintelligenz die Wirtschaft und Arbeitswelt und damit auch die Gesellschaft transformieren. Und die Medizin scheint das wichtigste und größte Anwendungsfeld für lernende, sich selbst verbessernde Maschinen zu sein. Denn sie können, was

kein Mensch kann: all die Massen von biologischen Informationen zusammenführen, Genomanalysen, Sensordaten, Krankheitsgeschichten. Solche Massen von Daten, dass sie kein menschlicher
Arzt überblicken und auswerten kann.

Bis vor wenigen Jahren konnten es auch die Maschinen nicht.
Doch heute lässt das Kinderkrankenhaus von Los Angeles die
Patientendaten von 10 000 Kindern von Algorithmen analysieren,
um daraus Behandlungen abzuleiten. Heute vergleicht Software
Zehntausende Röntgenaufnahmen und erkennt bösartige Veränderungen, die das menschliche Auge nicht sieht. Algorithmen sehen
die Verbreitungswege von Infektionskrankheiten wie der Vogelgrippe voraus. Computermodelle erkennen und simulieren, wie
Zellen miteinander kommunizieren und wie Infektionserreger sich
verbreiten. Und Sebastian Thrun hat mit seinen Doktoranden in
seinem Labor an der Stanford University eine Badewanne entwickelt, die jedes Mal, wenn man ein Bad nimmt, den Köper unter
Wasser routinemäßig mit Ultraschall abtastet und nach Zysten und
Tumoren sucht: Die Ultraschall-Sensoren werden von einem KI-
System ausgewertet, das automatisch verdächtige Veränderungen
erkennt. So lässt sich zum Beispiel Nieren- oder Bauchspeicheldrüsenkrebs schon im frühsten Stadium erkennen, wenn er noch
leichter zu bekämpfen ist.

Der KI-Boom hat gerade erst begonnen, und doch lesen sich
2017 die Nachrichten so: Eine Maschine wurde mit Chorälen von
Bach trainiert und hat daraus gelernt, klassische Musik im selben
Stil zu komponieren. Eine Software lernt, Lippen zu lesen, und
erkennt 93,4 Prozent aller Wörter richtig, wohingegen menschliche Lippenleser höchstens auf eine Trefferquote von gut 50 Prozent kommen. Und auch dies: Chinesische Wissenschaftler präsentierten ein Programm, das angeblich Kriminelle allein an ihren
Gesichtern erkennen soll. Der Mensch wird von einer Maschine
nach Phänotyp sozial klassifiziert.

Möglich geworden sind solche klugen, hinzulernenden Computersysteme vor allem durch ein besonderes Feld der Informatik namens Deep Learning. Informatiker versuchen schon lange, Computer Dinge tun zu lassen, ohne dass sie ihnen vorher speziell einprogrammiert werden müssen. Dieses Feld nennt sich Machine Learning, maschinelles Lernen. Deep Learning geht noch einen Schritt weiter: Die Idee ist, sehr vereinfacht gesagt, die Funktionsweise des menschlichen Gehirns nachzuahmen, mit künstlichen Neuronen. Im Gehirn werden Synapsen gestärkt, indem sie immer wieder genutzt werden: Wiederholung stärkt die Verbindung, das Gehirn lernt. In der digitalen Welt wird dieser Prozess durch Mathematik simuliert, indem Verbindungen gewichtet werden. Und ähnlich wie im Gehirn werden verschiedene Software-Ebenen übereinandergeschichtet, die Daten dringen dabei von einer Schicht in die nächste durch, daher der Name »Deep Learning«, tiefes Lernen. Je mehr Ebenen übereinandergelagert sind, umso mehr leistet ein solches sogenanntes neuronales Netz. Google etwa kann bereits mehrere Dutzend Ebenen übereinanderstapeln.

Die Idee zum Deep Learning entstand schon vor Jahrzehnten, aber es fehlte vor allem die Rechenkraft, sie in die Realität umzusetzen. »Wir hatten das richtige Rezept schon lange, aber es fehlte die Power«, sagt Thrun. »Als ich in den 1990er Jahren meine Doktorarbeit schrieb, konnten wir neuronale Netze mit 100 Neuronen bauen. Nun sind es 100 000 Neuronen.« Bald sollen es 10 Millionen künstliche Neuronen sein. Das ist noch immer unendlich weit weg von der Rechenpower des menschlichen Gehirns: Es verfügt über geschätzte 100 Milliarden Neuronen. Doch schon jetzt ist der Paradigmenwechsel in der Informatik klar: von Algorithmen, die auf genau definierten Regeln basieren und denen die Welt vom Menschen vorgegeben wird, hin zu Algorithmen, die selbstständig lernen, wie die Welt funktioniert.

Thrun erklärt es so: »Früher musste ein Programmierer Tausende

Regeln aufstellen und endlose Zeilen Code schreiben, um eine Maschine dazu zu bringen, einen Hund zu erkennen: Er muss eine Schnauze haben, aber keinen Rüssel, Ohren und Schwanz, aber keine Flügel.« Extrem aufwendig und fehleranfällig. Ein Kind dagegen lerne ganz anders, einen Hund zu erkennen: Es sieht einen Hund und bekommt von den Eltern erklärt, was ein Hund ist. Das Kind hält anfangs vielleicht auch einen Wolf für einen Hund, lernt aber schnell, die Unterschiede zu sehen und die Tiere zuzuordnen. Deep-Learning-Algorithmen funktionieren ähnlich: Sie werden mit Bildern und Informationen trainiert. So sieht ein Hund aus, so ein Wolf. Der Algorithmus vergleicht die Unterschiede und lernt anhand von Hunderttausenden Beispielen, sie selbst zu erkennen.

Nach demselben Prinzip braucht die Maschine auch nicht alles Wissen und alle Regeln zu kennen, die ein Hautarzt in seinem Studium lernt, sondern man füttert sie lediglich mit Bildern von Melanomen und ihrer diagnostischen Klassifizierung. »Ich gebe dem Computer Beispiele, und so wird er quasi wie ein Baby großgezogen«, sagt Thrun. »Die Fähigkeit des Computers, eigene Regeln aufzustellen, bedeutet auf jeden Fall einen enormen Umbruch für die Informatik. Vielleicht werden wir bald gar nicht mehr lernen zu programmieren, sondern wie man dem Computer die richtigen Beispiele zeigt.«

Deep Learning macht künstliche Intelligenz zu einem relativ einfach zu nutzenden Instrument. Das ist der zweite wichtige Grund, warum KI keine Nische mehr ist, sondern gerade die gesamte Informatik umkrempelt. Früher war KI nur etwas für die größten Experten und klügsten Köpfe. Aber nun kann jeder Informatikstudent damit arbeiten. Die Tech-Riesen haben meist kostenlose Software-Anwendungen entwickelt, die von Programmierern rund um die Welt genutzt werden. »Wir wollen die künstliche Intelligenz demokratisieren«, sagt Microsoft-Chef Nadella. »Wir arbeiten ja nicht deshalb so intensiv an künstlicher Intelligenz, damit Computer den

Menschen in Spielen schlagen. Wir arbeiten an künstlicher Intelligenz, um ein Werkzeug zu schaffen, mit dem möglichst viele Menschen arbeiten und entsprechend versuchen können, die drängenden Probleme von Wirtschaft und Gesellschaft zu lösen.«

Wesentlichen Anteil an der Deep-Learning-Revolution hat ein weiterer deutscher Experte: Jürgen Schmidhuber. Als die »New York Times« ihn porträtierte, überschrieb sie den Artikel so: »Wenn KI erwachsen wird, wird sie Jürgen Schmidhuber wohl Papa nennen.« Nahezu jeder trägt Schmidhubers Arbeit heute in seiner Hosentasche mit sich: Der Informatiker hat den Deep-Learning-Algorithmus mitentwickelt, der wesentlich die Spracherkennung in Smartphones antreibt. Und auch alle möglichen anderen Anwendungen, bei denen es darauf ankommt, Muster zu erkennen: Seien es selbst einparkende Autos oder die Auswertung von Röntgenbildern. Auch Google kommt nicht ohne diesen Algorithmus mit dem Namen »Long Short-Term Memory«, kurz LSTM, aus.

»Viele glauben ja, die ganze künstliche Intelligenz werde allein von den Amerikanern gemacht, von den Konzernen wie Google und Facebook, aber eigentlich geht vieles auf uns Deutsche zurück«, sagt Schmidhuber bei einem Mittagessen mit Blick auf den Pazifik. Er ist gerade auf der weltgrößten Konferenz für künstliche Intelligenz in Long Beach, sein Team hat dort einen Wettbewerb für die beste Robotersteuerung gewonnen. Die Grundlagen dafür entstanden schon in den 1990er Jahren, als Schmidhuber an der TU München forschte und erste Versionen von LSTM entwickelte. Die mitwirkenden Studenten von damals sind heute selbst Professoren und haben wesentlich zum Fortschritt der künstlichen Intelligenz beigetragen. »Bayrische Genies«, sagt Schmidhuber, der selbst mit deutlicher bayrischer Klangfärbung spricht. Schmidhuber hat München allerdings verlassen, er forscht nun in der Schweiz als wissenschaftlicher Direktor des Dalle Molle Instituts für Künstliche Intelligenz in Lugano.

Er beschäftigt sich dort vor allem mit einer Frage: Was wird alles möglich mit einer Maschine, die immer vollständiger das menschliche Gehirn nachahmt? Wann der Punkt erreicht sein wird, an dem die Rechenkraft von Maschinen nicht mehr von der Denkleistung des menschlichen Gehirns zu unterscheiden sein wird, in 50 oder 100 oder 1000 Jahren, wagen die meisten Experten nicht zu prognostizieren. Aber Schmidhuber ist überzeugt, zumindest auf gutem Weg zu sein. »75 Jahre nach Konrad Zuse sind wir mit der Rechenkraft in die Größenordnung von Gehirnen kleiner Tiere vorgestoßen«, sagt Schmidhuber.

Der Computer der Zukunft werde vom Aufbau her dann auch zunehmend einem Gehirn ähneln, weil synapsenähnliche Strukturen den künftigen Rechenanforderungen physisch am nächsten kommen. Der nächste Schritt, den Schmidhuber sieht, werde jedoch pragmatischer sein: Im kommenden Jahrzehnt würden Computer-Intelligenz und Robotik zusammenfließen, also Deep Learning und Maschinenbau. Eine große Chance für die deutsche Industrie, glaubt der KI-Experte, weil das Land wie kein anderes die Expertise in beiden Feldern habe. »Wir sollten das nicht vermasseln.«

Schmidhubers eigentliches Ziel greift jedoch noch weiter. Er will eine universelle künstliche Intelligenz bauen. Eine Maschine, die nicht nur für eine Aufgabe trainiert werden kann, sondern die ein »universeller Problemlöser« ist, eine Maschine, die immer mehr Fähigkeiten erwirbt und in immer mehr Berufsfeldern einsetzbar ist. Und die mit jedem Schritt immer klüger wird, immer leichter Neues hinzulernt. Um solch eine universelle künstliche Intelligenz zu erschaffen, hat Schmidhuber mit Gleichgesinnten eine Firma gegründet: Nnaisense. Allerdings streiten sich die KI-Experten, ob das überhaupt möglich sein wird. Schmidhuber ist betont optimistisch: Die theoretischen Grundlagen habe er schon vor Jahren in seinem Labor entworfen. Nun sei es nur noch eine Frage der Zeit.

Maschinen müssen aber längst nicht so klug werden wie der Mensch, um ihm immer mehr Aufgaben abzunehmen und ihm neue Fähigkeiten zu verleihen. Gefüttert mit endlosen Mengen an Daten, kann der Computer schon heute Genome in atemberaubendem Tempo sequenzieren, Millionen Bilder analysieren, Hunderttausende Patientenakten in sich hineinfressen: um darin Verbindungen zu sehen, die der Arzt aus der schieren Masse der Informationen nicht herausfiltern kann, um Hypothesen zu formen, Entscheidungshilfen zu liefern. Die KI-gestützten Software-Anwendungen helfen heute schon dabei, Therapien zu finden und Diagnosen zu stellen. Und sogar Erkrankungen vorherzusagen. So etwa: Wissenschaftler der Stanford University haben eine KI-Software entwickelt, die Herzrhythmusstörungen besser erkennen kann als ein Arzt. Die Informatiker trainierten einen Deep-Learning-Algorithmus, verschiedene Typen von unregelmäßigen Herzschlägen zu analysieren. Die meisten sind nicht gefährlich, manche können aber zum Herzinfarkt führen. Ob Herzrhythmusstörungen lebensbedrohlich sind, konnte bisher nur ein Kardiologe nach ausführlicher Untersuchung entscheiden. Wenn ein Patient mit verdächtigen Symptomen zum Arzt kommt, wird ihm meist ein Langzeit-EKG verordnet. Aus dem daraus entstandenen Datenstrom von mitunter wochenlangen Aufzeichnungen eine Diagnose zu treffen kann schwierig sein. Die Software dagegen wurde mit 30 000 jeweils nur 30 Sekunden langen Tonaufzeichnungen von Herzrhythmusstörungen trainiert. Zum Test wurden die Maschine sowie eine Gruppe von fünf Kardiologen dann auf 300 neue Aufzeichnungen von Herzschlägen angesetzt: Mensch und Maschine gaben ihre Diagnosen ab, welche der Herztöne problematisch sind. Eine weitere Gruppe von Kardiologen überprüfte die Diagnosen. Das Ergebnis: Die Maschine war besser, schneller und genauer als die Ärzte.

Darin liegt eine der großen Stärken der lernenden Maschine: aktuelle Untersuchungsergebnisse mit Daten aus der Vergangenheit abzugleichen, um künftige Entwicklungen möglichst exakt vorhersagen zu können. In der Klinik kann kluge Software bereits mit relativ großer Sicherheit rund 48 Stunden vorher warnen, ob bei einem Patienten ein Herzstillstand droht. Genauso kann ein von Informatikern und Medizinern gemeinsam entwickeltes neues KI-System viel früher als Ärzte erkennen, ob Kinder wahrscheinlich autistisch sind. Ärzte können die Krankheit meist erst bei zweijährigen Kindern diagnostizieren. Die Maschine dagegen konnte die Anzeichen für Autismus bereits in Gehirnscans von sechs Monate alten Babys erkennen, die eine genetische Veranlagung hatten.

Hoffnungen auf ähnliche Durchbrüche hegen die Mediziner nun bei der computergestützten Medikamentenentwicklung. Neue Therapien zu finden ist oft eine Suche nach der Nadel im Heuhaufen, endlose Varianten von Molekülen und chemischen Kombinationen müssen getestet werden. Eine ganze Reihe von Start-ups entwickeln nun KI-Systeme, die nach neuen Molekülstrukturen suchen und in unermüdlichen Rechenoperationen Millionen von Varianten testen. Wie lassen sich die Vorteile von Aspirin mit denen von Ibuprofen kreuzen? Wie Medikamente für seltene Krankheiten finden, an denen die Pharmafirmen nicht forschen? Die Mayo-Klinik zum Beispiel hat ein eigenes Start-up gemeinsam mit KI-Experten gegründet, um Antworten auf solche Fragen zu finden.

Und sogar das amerikanische Verteidigungsministerium untersucht, ob künstliche Intelligenz Ärzten helfen kann, neue Therapien gegen Brustkrebs zu entwickeln. In den Datenbanken des Ministeriums liegen 13 600 Gewebeproben, die es dem Biotech-Unternehmen Berg Health zur Verfügung gestellt hat, um neue Wirkstoffe zu finden. Berg Health hat eine KI-Plattform entwickelt, mit der die Brustkrebsproben gemeinsam mit allen medizinischen Informationen des Patienten ausgewertet werden. Dazu wird die Maschine noch mit Gen- und Proteinanalysen gefüttert.

Zusammen ergibt das Milliarden von Datenpunkten. Die KI-Software soll darin Muster finden: Lassen sich Biomarker identifizieren, die klare Erkennungssignale für Brustkrebs sind? Gibt es Angriffspunkte für Medikamente?

Es gibt Dutzende solcher Beispiele, wie Maschinen sich zunehmend anschicken, Arzt zu spielen. Und es gibt immer mehr Kooperationen zwischen Medizinern und Informatikern, zwischen Software-Start-ups und Pharmakonzernen, zwischen alten und neuen Industrien. Solche etwa: Der deutsche Traditionskonzern Merck, gegründet 1668 als Apotheke in Darmstadt, arbeitet nun eng zusammen mit Palantir, gegründet 2004 im Silicon Valley, eine Firma, die darauf spezialisiert ist, große Datenmengen zu analysieren, vor allem für amerikanische Geheimdienste. Palantir, heißt es, hatte Anteil daran, dass Osama Bin Laden aufgespürt werden konnte.

Die Firma hat ihren Sitz nur wenige Hundert Meter von der Stanford University entfernt, in einem hässlichen Zweckbau, der Eingang ohne Firmenschild, stattdessen Sicherheitsschleusen und eine amerikanische Flagge am Empfang. »Wir wollen die Demokratie effizienter machen, den Terrorismus zu bekämpfen war das erste Ziel, nun suchen wir nach neuen Herausforderungen«, sagt Alexander Karp, der Mitgründer von Palantir, hager und scheu, die schwarzen Locken gehen langsam in Grau über. Karp hat seine »prägenden Jahre« in Frankfurt verbracht, um über »Aggression in der Lebenswelt« zu promovieren, er spricht fließend Deutsch, halb ironisch nennt er sich »einen einstigen Neo-Marxisten«. Palantir ist Milliarden Dollar wert und kann sich seine Kunden aussuchen. »Wir wollen das menschliche Befinden verbessern und arbeiten nur mit Institutionen, die das gleiche Ziel haben«, sagt Karp. »Arrogant, aber interessant«, fand das Merck-Chef Stefan Oschmann, Karp und er trafen sich am Flughafen in München. Sie mochten sich, ein seltsames Paar, bei ihrem »ersten Date«: Oschmann, der

promovierte Tiermediziner im Nadelstreifenanzug mit Einsteck-
tuch, und Karp, der promovierte Philosoph in Jeans und T-Shirt.

»Wir stehen am Beginn einer grundlegenden Revolution, nie
zuvor in der Geschichte der Medizin ist so viel passiert«, sagt Oschmann und malt eine steile Kurve auf eine große Tafel in einem
engen, kalten Konferenzraum im Palantir-Hauptquartier: Sie zeigt
die Zahl der überlebenden Krebspatienten über die Zeit. Je mehr
Zeit vergeht, desto mehr senkt sich die Kurve nach unten. So war
es in der Vergangenheit mit der Chemotherapie, am Ende starben
die meisten Krebspatienten. Die Immun-Onkologie ändert das
nun, die Kurve flacht ab, lange bevor sie den Boden erreicht, denn
viele Patienten werden geheilt. Die Frage ist nun, wie es noch mehr
werden können, doch diese Frage ist kompliziert. Warum reagieren manche Patienten auf die neuen Wirkstoffe und andere nicht?
Welche biologischen Faktoren können die Ärzte nicht sehen? Die
Antwort liegt tief versteckt in den Daten, zu tief, als dass ein
Mensch sie erkennen könnte. Eine Nadel im Heuhaufen zu finden
wäre einfacher. Denn die Forscher wissen noch nicht einmal, wie
genau die Nadel aussieht, nach der sie suchen. Die Antwort soll
also Palantir mit seinen klugen Algorithmen finden, so wie das
Unternehmen auch gut versteckte Terroristen findet. Mit derselben Technologie lässt sich spionieren oder die Krebstherapie revolutionieren.

Nicht nur Spezialisten wie Palantir und neue Start-ups drängen
in die Maschinen-Medizin. Es sind vor allem die IT-Konzerne, die
in diesen Bereich investieren, nicht zuletzt weil sie Daten als ihre
Kernkompetenz sehen. Angefangen mit dem ersten Riesen des
Computerzeitalters: IBM. Der legendäre Tech-Konzern hat schon
zu Beginn des Jahrzehnts begonnen, an einem neuen Supercom-
puterprojekt namens Watson zu arbeiten, benannt nach dem ersten Chef des Konzerns, Thomas Watson. Das Machine-Learning-
System von IBM erregte erstmals globale Aufmerksamkeit, als es

den Champion der TV-Show »Jeopardy!« schlug. Die erste kommerzielle Anwendung von Watson war jedoch alles andere als Spielerei: Er unterstützte Onkologen bei der personalisierten Krebstherapie. IBM-Spezialisten trainierten Watson gemeinsam mit Ärzten des Memorial Sloan Kettering Cancer Center in New York, schneller und präziser Behandlungspläne für Krebspatienten zu erstellen, indem die Maschine sich durch Tausende Fachartikel und klinische Studien wühlte, die auf den individuellen Untersuchungsergebnissen basierten. Gleichzeitig versuchte sich die Maschine auch als Genetiker: Zumindest in einer Studie konnte Watson die Genomanalyse eines Gehirntumors schneller richtig interpretieren als die medizinischen Experten. Als Massenanwendung wäre das von großer Bedeutung: Genanalysen verraten viel über Tumore, aber es kostet die in interdisziplinären Ausschüssen tagenden Ärzte für jeden Patienten viele Stunden, die Daten zu interpretieren und über die richtigen Behandlungsempfehlungen zu entscheiden.

Momentan wird Watson in einigen Dutzend Krankenhäusern erprobt. In Deutschland testet unter anderem die Rhön-Klinikum AG, zu der elf Kliniken gehören, ob das IBM-System den Ärzten bei der Diagnose helfen kann. Seit Ende 2016 wird Watson am »Zentrum für unerkannte und seltene Erkrankungen« des Universitätsklinikums Marburg intensiv von Spezialisten aus Medizin und Technik beider Unternehmen auf seine Funktionen erprobt und mit medizinischem Fachwissen gefüttert. Das Zentrum bot sich als optimale Testeinrichtung an: Die meisten Patienten hier haben eine jahrelange medizinische Odyssee hinter sich, die sich auch in einer Unmenge an Daten wie Labortests, klinischen Berichten oder Arzneimittelverschreibungen widerspiegelt. »Die erste Testphase ist positiv verlaufen. IBM Watson funktioniert«, so Professor Bernd Griewing, Vorstand Medizin der Rhön-Klinikum AG. »Wir sind in der Lage, aus riesigen medizinischen Datenmengen patientenspezifische Ad-hoc-Profile zu erstellen. Watson analysiert weltweit ähnliche Datenkonstellationen und gibt Empfehlungen, mit welcher Therapie der Patient am erfolgreichsten behandelt werden kann. Jetzt kommt es auf die weiteren Ergebnisse im klinischen Testlauf an, wie schnell und in welchem Umfang wir ein solches kognitives Assistenzsystem nutzen können.« Allerdings ist Watson noch längst nicht die von IBM angestrebte Revolution in der Diagnose und Behandlung von Krankheiten. Auch wenn die Maschine bereits ein zusätzliches Instrument für die Ärzte sein kann, ist sie im Grunde immer noch dabei, die Grundlagen zu lernen.

Zwar kann IBM mit seinem Watson erste Erfolge vorweisen. Wahrscheinlich ist dennoch, dass auf lange Sicht eher die Silicon-Valley-Riesen die KI-Welt dominieren werden. Google etwa ist seit der Gründung des Unternehmens im Prinzip ein Machine-Learning-Projekt: Dank der riesigen Datenmassen, die der Konzern sammelt und auswertet, entwickelt Google ständig immer bessere, effizientere, intelligentere Algorithmen. »Hier bei Google basiert quasi alles, was wir machen, schon immer zu einem großen Teil darauf«, sagt Larry Page über maschinelles Lernen. »Während andere da lange skeptisch waren, haben wir die Erfahrung gemacht, dass die Fortschritte immer riesig waren, wenn wir an Probleme mit solchen Lerntechniken herangegangen sind. Sogar bei Projekten, die fast unmöglich schienen, etwa einer Übersetzungsmaschine.«

Gespräche mit dem Google-Gründer sind selten, Page meidet die Öffentlichkeit mit großem Aufwand. Anders als Steve Jobs, der Apple-Gründer, ist Page kein natürlicher Charismatiker. Im Gegenteil. Der Google-Gründer ist introvertiert, fühlt sich unwohl in Menschenmengen, war als Jugendlicher ein Nerd, ein Außenseiter. Er spricht im immer gleichen gemächlichen Tonfall, seine raspelnde Stimme ist die Folge einer Autoimmunerkrankung. Er legt keinen Wert auf Statussymbole, der Chefetage im vierten Stock des Google-Hauptsitzes, eines rotbraunen Klinkerbaus, fehlen alle

Insignien mächtiger Wirtschaftsführer: die Vorzimmerdamen, die schwere Möbel, die teure Kunst. Das Büro von Page hat kaum mehr als 25 Quadratmeter, ein einfacher Schreibtisch, eine abgewetzte Besuchercouch. Es ist totenstill.

Doch wenn man Page trifft, erlebt man freie, weitschweifende Unterhaltungen, die tiefe Einblicke in sein Denken, die Strategie des Konzerns zulassen. »Die Forschung zur künstlichen Intelligenz war lange aus der Mode, das Thema galt als abgehakt und aussichtslos. Ich habe das nie so gesehen, ich habe es im Gegenteil bei Google immer vorangetrieben«, sagt Page. Nun sei endlich die ganze Welt auf dem Weg in eine Ära der KI. »So weit hätten wir auch vor fünf Jahren schon sein können, aber es fehlte der Mut.« Und: »Wir stehen erst noch am Anfang.« Page betont dabei, dass er den Begriff künstliche Intelligenz eigentlich nicht mag: »Ich ziehe es vor, zunächst noch von aufkommender Intelligenz zu sprechen.« Weil Computer versuchen, sich echter Intelligenz zu nähern, aber noch nicht wirklich in der Lage dazu sind? Page: »So kann man es sagen.«

Aber Google setzt vieles daran, den Weg zu echter künstlicher Intelligenz zu ebnen, mit zahlreichen Forschungsprojekten und Abteilungen und ausgegliederten Tochterunternehmen und Milliarden von Dollar an Investitionen. Bei derartigen Anstrengungen verwundert es nicht, dass der Konzern eine Deep-Learning-Software entwickelt hat, die weltweit führend ist. Sie heißt TensorFlow und ist eigentlich eine Software-Bibliothek. Sie kann von jedermann kostenlos genutzt werden. Dazu entwickelte der Konzern die passende Hardware, erste KI-Chips, die intelligente Maschinen schneller und billiger machen. Page drängt auf Tempo: »Prinzipiell bin ich überzeugt, dass es sehr, sehr wichtig ist, uns weiter in diese Richtung zu bewegen. Denn das Potenzial, die Lebensqualität für uns alle zu steigern, die Welt besser zu machen, scheint mir enorm.«

Im Zentrum der KI-Pläne des Konzerns steht die Forschungseinheit mit dem symbolträchtigen Namen Google Brain. Aufgabe
und Ziel der Abteilung sind zusammengefasst in ihrem Motto:
»Make machines intelligent. Improve people's lives.« Google Brain
soll neue KI-Anwendungen für verschiedenste Industrien entwickeln. »Aber von all den möglichen Anwendungen sticht eine
hervor als außergewöhnliche Gelegenheit, der Menschheit zu nutzen: Maschinenintelligenz in der Gesundheitsversorgung«, so die
Google-Forscher. »Wir sind überzeugt, dass Machine Learning die
Medizin transformieren wird, indem sie neue Technologien bereit-
stellt, mit denen Ärzte ihre Patienten besser versorgen können.«

Vor einigen Jahren schluckte Google das Start-up Deepmind, bei
dem sich einige der führenden KI-Forscher der Welt zusammen-
gefunden hatten und das immer wieder mit großen Entwicklungs-
sprüngen von Maschinenintelligenz für Aufsehen gesorgt hatte. Als
Teil von Google konzentriert sich Deepmind nun stark darauf,
medizinische Anwendungen zu entwickeln, wozu es den Ableger
Deepmind Health gründete. Die Forscher arbeiten unter anderem
an KI-Systemen, die durch Analyse von Krankheitsgeschichten und
Testergebnissen vor drohenden Erkrankungen warnen sollen. Dazu
hat sich der Google-Ableger mit dem britischen National Health
Service zusammengetan: Der staatliche Gesundheitsdienst belie-
fert Deepmind mit Daten von rund 1,6 Millionen Patienten. Im
Gegenzug wollen die KI-Experten neue Diagnoseverfahren anbie-
ten, wie etwa maschinell erstellte Behandlungspläne zur Bestrahlung bei Krebserkrankungen.

Schon als Baby zeigte der Patient besondere Auffälligkeiten im
Gesicht: eine schmale, manchmal zeltförmige Oberlippe, eine
breite Nasenwurzel und einen großen Augenabstand mit langen Lidspalten. Alles klassische Merkmale des Mabry-Syndroms,
einer seltenen genetischen Erkrankung. Doch meistens bleiben

Patienten mit solchen Auffälligkeiten trotzdem lange undiagnostiziert. Selbst Spezialisten bekommen das Syndrom nur ein, zwei Mal in ihrer Karriere zu sehen, und oft sind die Erkennungsmerkmale im Gesicht so undeutlich ausgeprägt, dass Ärzte sie übersehen oder falsch zuordnen. Doch mithilfe des Computers entgehen sie den Medizinern nicht. In den vergangenen Jahren haben viele Forscher und Firmen festgestellt: Künstliche Intelligenz ist besonders gut darin, Gesichter zu erkennen. Manchmal ist sie sogar schon besser als der Mensch.

Gerade bei der Diagnose seltener genetischer Krankheiten lässt sich das erkennen: Im Schnitt nur bei 25 Prozent der erkrankten Patienten werden solche Syndrome korrekt diagnostiziert. Mit intelligenten Algorithmen kann die Quote auf bis zu 85 Prozent gesteigert werden, sagt Professor Peter Krawitz. Er leitet das Institut für Genomische Statistik und Bioinformatik am Universitätsklinikum Bonn und untersuchte gemeinsam mit Ärzten der Berliner Charité in mehreren Studien den Einsatz von künstlicher Intelligenz und Gesichtserkennungssoftware – darunter auch bei 91 Patienten mit dem Mabry-Syndrom. »Richtig angewandt, schlägt die Technologie jeden menschlichen Experten«, sagt Krawitz. »Das ist beeindruckend.« Die Software, die Krawitz und die Charité-Ärzte verwenden, heißt Face2Gene und stammt von einem Start-up namens FDNA aus Boston: Die Firma ist nicht groß, nur ein paar Dutzend Mitarbeiter drängen sich in den engen, dunklen Räumen eines alten Fabrikgebäudes am Stadtrand. Aber die israelischen Gründer gehören zu den führenden Experten für Gesichtserkennungssoftware. Sie entwickelten schon 2009 erste Algorithmen, die Fotos analysieren und aus einer Vielzahl von Punkten die wichtigsten Merkmale von Gesichtern erkennen, um Personen verlässlich zu identifizieren. 2012 verkauften sie den Vorläufer Face.com an Facebook. Der Silicon-Valley-Riese nutzt die Technologie seitdem, um Nutzer auf hochgeladenen Fotos zu erkennen.

Auch nach dem Verkauf von Face.com haben die israelischen Ingenieure weiter an der Technologie zur Gesichtserkennung gearbeitet, nur konzentrieren sie sich jetzt auf Anwendungen in der Medizin. »Das wichtigste und vielversprechendste Feld für künstliche Intelligenz«, sagt Dekel Gelbman, der CEO von FDNA. Vor allem durch das anbrechende Zeitalter der Genetik: DNA lässt sich dank neuer Technologie inzwischen schnell und billig analysieren, die Erbgutanalyse wird zum Standard-Diagnoseinstrument in der Medizin. Doch damit fallen immer neue Datenmassen und neue Probleme an, die ohne maschinelle Unterstützung nicht zu bewältigen sind. Gelbman will dafür die Lösung bieten, »eine KI-Plattform für Genetiker«. Rund 4000 Mediziner weltweit nutzen Face2Gene nach Aussage von Gelbman bereits, der wissenschaftliche Beirat des Start-ups ist besetzt mit fast zwei Dutzend führenden Genetikern. Die Mediziner sind mehr als aufgeschlossen für die maschinelle Unterstützung. Denn selbst die fortgeschrittensten Bluttests und Genanalysen reichen alleine meist nicht aus, um viele der über 7000 bislang identifizierten seltenen genetischen Krankheiten zu diagnostizieren.

»Die Folge ist, dass Patienten und ihre Angehörigen häufig eine jahrelange Odyssee durchlaufen, bis die richtige Diagnose gestellt wird«, sagt Krawitz, der Bonner Genetikprofessor. Die meisten der Patienten seien kleine Kinder, die im Durchschnitt sieben Ärzte über sieben Jahre sehen würden, bis sie richtig diagnostiziert werden. Wenn überhaupt. Und ohne richtige Diagnose keine richtige Therapie.

Mediziner versuchen schon lange, Patienten ihre Krankheiten quasi aus dem Gesicht abzulesen, diese Form der Diagnose nennt sich Dysmorphologie. Am besten beherrscht wird sie von erfahrenen, älteren Ärzten, die in ihrem Leben schon viele Patienten gesehen haben. Aber selbst die erfahrensten Ärzte begegnen allenfalls einer Handvoll Menschen mit einem der seltenen Syndrome. Die

Software dagegen hat Hunderte, teils Tausende Fälle auch der seltensten Krankheiten gesehen, weil sie auf eine riesige Datenbank zugreift, in der etliche Fälle zusammengetragen sind. Diese Datenbank wächst ständig, wodurch die Software immer klüger wird. Wer die Plattform nutzt und neue Fälle hochlädt, trainiert gleichzeitig die Maschine. Je mehr Daten, desto treffsicherer die Diagnose.

Auch wenn das KI-System hinter den Kulissen enorme Rechenoperationen durchführt, ist es für den Nutzer kaum von einer normalen App zu unterscheiden. Ärzte können sich Face2Gene einfach auf das Smartphone laden und mit der App ein Foto des Patienten machen. Algorithmen analysieren daraufhin das Gesicht, gleichen es mit Erkennungsmerkmalen aller hinterlegten Krankheitsbilder ab und liefern eine Liste mit wahrscheinlichen Diagnosen – begleitet von Vergleichsaufnahmen. Zur Anschaulichkeit legt die Software das Patientenfoto über ein prototypisches Gesicht des jeweiligen Syndroms und hebt die Erkennungsmerkmale hervor.

Die Gesichtserkennung verdeutlicht allerdings auch die Zweischneidigkeit digitaler Technologien und der immer klüger werden Maschinen: Einerseits hilft sie, Krankheiten zu erkennen. Andererseits ist sie ein perfektes Überwachungsinstrument. Wenn Gesichtserkennungssoftware mit Überwachungskameras und Personendatenbanken verbunden wird, kann nahezu jeder Mensch maschinell identifiziert werden: Terroristen, aber auch ganz normale Bürger. Die Bundespolizei testet die Möglichkeiten solch eines Massenscreenings gemeinsam mit der Deutschen Bahn am Berliner Bahnhof Südkreuz – unter großen Protesten der Öffentlichkeit.

In China sind Gesichtserkennungssysteme bereits Alltag, etwa um Zahlvorgänge mit dem Smartphone zu autorisieren oder Geld am Automaten abzuheben. Firmen und große Apartmentgebäude haben den Hausausweis durch einen Gesichtsscan ersetzt. Das größte Taxi-App-Unternehmen Didi bietet Mitfahrern die Gelegenheit, den Fahrer durch Gesichtserkennung als legitim zu autorisieren. Baidu, das chinesische Google, bietet Kunden an, Zugtickets abzuholen, indem sie ihr Gesicht in eine Kamera halten.

Dutzende weitere chinesische Start-ups arbeiten an neuen Anwendungsmöglichkeiten. Zum Beispiel Face++, mit Sitz in Peking und mit über einer Milliarde Dollar bewertet. Face++ kann konstant bis zu 106 Punkte im Gesicht verfolgen, auch von Menschen, die in Bewegung sind, und wird deswegen bereits von verschiedenen Regierungsbehörden zur Überwachung eingesetzt. Nützlich hierfür ist, dass China über eine große Datenbank mit Fotos von Personalausweisen verfügt, die die Maschinen zum Abgleich heranziehen können.

Zweifellos: Die rasch voranschreitenden Fähigkeiten von KI in der Bildanalyse öffnen die Tore zu fragwürdigen Geschäftsmodellen und werfen viele ethische und persönlichkeitsrechtliche Fragen auf. Gleichzeitig bietet gerade die Medizin so vielversprechende Einsatzmöglichkeiten für die Gesichtserkennung per Computer, dass sie nicht einfach verdammt werden sollte.

»Natürlich ist alles immer auch mit Risiken verbunden«, sagt Genetik-Forscher Krawitz. »Aber ich hoffe sehr, dass die Menschen das unglaubliche Potenzial dieser Technologie für die Medizin erkennen.« Sorge bereite ihm vielmehr, dass die ganze Entwicklung nicht in Deutschland stattfinde, weil hierzulande niemand mit den Ressourcen der Digitalriesen mithalten könne. Der Google-Ableger Deepmind habe eine enorme KI-Hardware aufgebaut, »die für den normalen Wissenschaftler nicht reproduzierbar ist«.

Bereits jetzt analysieren die Algorithmen nicht mehr alleine nur die Gesichter, sondern beziehen auch andere Untersuchungsergebnisse und auffällige Merkmale des Patienten mit ein: Verhaltensauffälligkeiten zum Beispiel, oder andere Besonderheiten aus der Patientengeschichte wie Lernschwierigkeiten oder Schlaganfälle.

Wenn die Maschine von Ärzten mit all diesen Daten plus Gesichtsanalyse und DNA-Auswertung gefüttert wird, lassen sich mithilfe
der künstlichen Intelligenz zunehmend auch andere komplexe
Krankheitsbilder besser oder früher diagnostizieren als vom Menschen alleine. Diese computergestützte Analyse nennt sich Next
Generation Phenotyping (NGP) und entwickelt sich laut Krawitz
bereits zum Standard im Arbeitsalltag der medizinischen Genetiker: »Wir sind dabei, alle Felder zu identifizieren, in denen künstliche Intelligenz im medizinischen Kontext eingesetzt werden
kann.« Ganz oben auf der Liste stehen dabei Störungen aus dem
Autismus-Spektrum.

Auch dies nur ein Zwischenschritt für das große Ziel: Eine »KI-
gestützte Präzisionsmedizin«, in der lernende Computer dem Arzt
immer über die Schulter schauen und konstant mit dessen Beobachtungen gefüttert werden – um dann die Diagnose zu errech-
nen.

Eine zentrale Herausforderung auf dem Weg in eine solche
Maschinen-Medizin wird jedoch sein, Patienten und Ärzte davon
zu überzeugen, dem Computer zu vertrauen. Ein großes Hinder-
nis dabei ist, dass selbst Experten oft nicht verstehen, wie genau
die Maschinen zu ihren Ergebnissen kommen, vor allem wenn
Deep Learning angewandt wird. Was im Inneren der neuronalen
Netze vorgeht, sei »mysteriös«, sagt etwa der KI-Entwickler Sebastian Thrun. Die Maschine trifft keine nachvollziehbaren Entscheidungen aufgrund von Wissen und Erkenntnis, wie ein Mediziner.
Thruns Hautkrebs-Maschine hat sich beigebracht, Melanome von
Leberflecken zu unterscheiden, indem sie mathematische Gewich-
tungen vornimmt und damit Gehirnsynapsen simuliert. Das funktioniert, aber auf rätselhafte Art. Und wenn schon Experten rät-
seln, wie soll der normale Mensch solchen computergestützten
Diagnosen vertrauen? Und, weitergedacht: Wie soll der Patient später einmal einem alleinigen algorithmischen Arzt trauen? Denn der

Maschinen-Mediziner, der ohne menschlichen Arzt praktiziert, wird früher oder später kommen, da sind sich die Experten einig. Forscher des Future of Humanity Institute der Universität Oxford befragten die führenden KI-Forscher, wann welche Jobs ganz von Maschinen übernommen werden. Der vollautomatisierte Roboter-Chirurg wird wohl erst 2053 kommen. Aber auf dem Weg dorthin werden andere, buchstäblich weniger Fingerspitzengefühl verlangende Mediziner-Jobs wohl deutlich früher vom algorithmischen Arzt erst ergänzt und dann ersetzt werden können. Geoffrey Hinton hält das für unvermeidlich. Stark ergraut und höchst professoral in seiner Erscheinung, gehört Hinton seit Jahrzehnten zu den führenden KI-Wissenschaftlern der Welt. Die Deep-Learning-Revolution geht zu einem guten Teil auf seine Forschung aus den 1980er Jahren zurück, nun entwickelt er für Google die KI-Forschung weiter. Unterhaltungen mit Hinton finden im Stehen statt, mit seinem kaputten Rücken kann er nicht lange sitzen, aber ohnehin verbringt er die meiste Zeit während des Gesprächs an einer Tafel und malt Diagramme.

»Wir sind fasziniert von der Idee, dass das Gehirn durchgängig auf die gleiche Art lernt und dass das auch der Grund ist, warum die Hirnrinde in allen Regionen sehr ähnlich aussieht«, sagt Hinton. »Und sobald man einmal herausgefunden hat, wie das funktioniert, macht es keinen Unterschied, ob man einem System das Sehen, Hören, Fühlen oder vielleicht sogar logisches Denken beibringt.« Seine Schlussfolgerungen aus diesen Erkenntnissen kommen nicht bei allen Medizinern gut an: »Es ist völlig offensichtlich, dass Deep Learning in fünf Jahren besser sein wird als Radiologen.« Das gelte am Ende für alle medizinischen Aufgaben, die mit Klassifizierung von Informationen zu tun haben und für die es viele Daten gibt: allen voran die Interpretation von Röntgenaufnahmen, MRTs, Computertomografien. »Man sollte aufhören, Radiologen auszubilden«, sagt Hinton.

Alles nur der Anfang, sagt auch Jürgen Schmidhuber, die Menschheit müsse sich mit dem Gedanken anfreunden, nicht auf ewig die Krone der Schöpfung zu sein. Die Maschinenintelligenz werde die Menschheit transzendieren. Eher früher als später, wahrscheinlich schon 2050, denn vieles deute darauf hin, dass ungefähr zu diesem Zeitpunkt die vielen, aufeinander zufließenden Ströme des Fortschritts endgültig konvergieren. An diesem Punkt wären Maschinen denkbar, »die so klug sind wie wir«. Oder klüger. Langfristig würden die Maschinen dann das Universum erobern, so Schmidhuber, denn der Weltraum sei zwar für den Menschen eine lebensfeindliche Umwelt, aber kein Problem für die Maschine. Schmidhuber sieht ein »komplexes Ökosystem« aus konkurrierenden Maschinenintelligenzen heraufziehen, das sich von der Erde aus mit unglaublicher Geschwindigkeit in die Milchstraße ausbreiten wird.

Über solche Szenarien schütteln andere KI-Experten den Kopf, auch Thrun und Hinton. Zum einen, weil viele Forscher eine Maschine, die über ein Bewusstsein verfügt, nur in allerfernster Zukunft sehen, wenn überhaupt. Zum anderen, weil sie keine apokalyptischen Fantasien schüren wollen. »Weil der normale Mensch sonst denkt: Heute diagnostiziert die Maschine Hautkrebs, und morgen erobert sie die Welt«, sagt Thrun.

Ein Zukunftsszenario, wie Schmidhuber es skizziert, mag absurd und rein hypothetisch klingen, doch es gibt einige namhafte Technologen und Forscher, die schon heute vor ganz realen Gefahren durch den plötzlichen Fortschritt der künstlichen Intelligenz warnen. Sowohl der vor kurzem verstorbene Stephen Hawking wie auch Bill Gates sehen in künstlicher Intelligenz eine potenzielle Bedrohung für die Menschheit. Und ausgerechnet Elon Musk, der Gründer von Tesla und Space X, einer der führenden Techno-Visionäre des Silicon Valley, hat sich zum lautesten Warner vor der Macht der Maschinen aufgeschwungen. Eine universelle Intelligenz, wie sie etwa Schmidhuber anstrebt, sei nichts anderes, als »Dämonen heraufzubeschwören«. Künstliche Intelligenz sei »das größte Risiko für die Zivilisation«. Musk sagt, ihm sei bewusst, dass solche Warnungen dramatisch klingen. »Aber nur bis Roboter die Straße entlangkommen und Menschen umbringen.« Musk illustriert seine Bedenken an einem Beispiel: Einer KI werde die scheinbar harmlose Aufgabe gegeben, Erdbeeren zu pflücken. Die lernende Maschine sucht dabei ständig nach dem effektivsten Weg, die Aufgabe zu lösen. Und stellt dabei fest: Um ihren Output zu maximieren, muss sie den ganzen Planeten mit Erdbeerfeldern überziehen – und deshalb die menschliche Zivilisation vernichten. Die Apokalypse sozusagen als unbeabsichtigter Nebeneffekt einer Routineaufgabe.

Trotz seiner Warnungen arbeitet Musk bei Tesla allerdings mit Hochdruck daran, Autos immer intelligenter zu machen und so schnell wie möglich das Zeitalter des vollständig autonomen Fahrens herbeizuführen. Und Musk ist sicher ein brillanter Erfinder und Unternehmer, ein Technologie-Visionär, aber kein KI-Experte. Wie sehen die Forscher seine Warnungen? Sind kluge Maschinen mit Bewusstsein wirklich in absehbarer Reichweite? »Nein«, sagt Sebastian Thrun. »Ich bewundere Elon, aber in diesem Fall liegt er einfach falsch.« Der Weg zu einer solchen universellen KI sei nicht erkennbar. Und auch nicht erstrebenswert: »Ich möchte nicht, dass Maschinen am Ende Emotionen entwickeln, dass ich morgens in die Küche komme und der Kühlschrank seufzt, er sei in die Spülmaschine verliebt.«

Aber vielleicht liegt der Weg zu revolutionären Maschinen, zu ungeahnter Computermacht ja auch gar nicht in einem Abbild der menschlichen Intelligenz, in Gehirnanalogien und Anleihen aus der Biologie. Sondern in ganz fremden Welten, bizarr und unverständlich. Hinter mehreren Sicherheitsschleusen am Ende eines verwinkelten Ganges im Forschungszentrum der Nasa im

Silicon Valley steht ein unauffälliger schwarzer Kasten, etwa so groß wie ein Gartenhäuschen. In seinem Inneren herrschen Temperaturen nahe dem absoluten Nullpunkt, völlige Dunkelheit und totale Stille. Denn nur unter diesen Bedingungen funktioniert die bizarre Welt der Quantenmechanik, in der alles anders ist und mit deren Hilfe Google und die Nasa eine neue Computerrevolution einläuten wollen: Quantencomputer, die Millionen Mal schneller rechnen können als herkömmliche Geräte. Die aus der Erschaffung des Quantencomputers entstehenden Möglichkeiten seien enorm, glauben die beteiligten Wissenschaftler: kluge Maschinen, mit denen sich schädliches Kohlendioxid direkt aus der Atmosphäre filtern lässt oder die Raumflüge zum Mars möglich machen werden. Und mit denen sich die menschliche Biologie entschlüsseln lässt.

Lange war allerdings noch nicht einmal sicher, ob ein Quantencomputer überhaupt existieren kann. Die US-Raumfahrtbehörde und der Internetkonzern bündelten bereits vor einigen Jahren ihre Expertise in Datenverarbeitung und Physik, um gemeinsam an der Schnittstelle von Informatik und Quantenmechanik zu forschen. Die Zusammenarbeit liegt nahe, buchstäblich. Im Ames-Forschungszentrum experimentieren die Nasa und ihre Vorgängerorganisationen bereits seit 1939 an Materialien und Technik für die Raumfahrt. Das Gelände liegt nur wenige Kilometer entfernt vom Google-Hauptquartier. Das gemeinsame Quantenprojekt trug schnell Früchte: »Es funktioniert«, sagt Hartmut Neven, der Leiter des Quantum Artificial Intelligence Laboratory von Google. Die Forscher seien nach vielen Grundlagentests nun bereit, »die nächste Generation von Quantencomputern zu bauen, mit denen echte, harte Probleme angegangen werden können«. Neven stammt aus Aachen und promovierte am Institut für Neuroinformatik der Ruhr-Universität Bochum. Neben seinen Kollegen von der Nasa, im Anzug und mit Seitenscheitel, wirkt der deutsche Ingenieur eher wie ein Kreuzberger Szenewirt, mit abgerocktem schwarzen T-Shirt, silbernen Turnschuhen und zerrissener Jeans. Doch Neven gilt als einer der klügsten Köpfe unter den Google-Wissenschaftlern, schon lange tief abgetaucht in das seltsame subatomare Reich der Quantenmechanik. Diese Welt ist selbst für die klügsten Wissenschaftler unfassbar kompliziert, weil sie – vereinfacht gesagt – zwei gegensätzliche Zustände gleichzeitig erlaubt: an und aus, ja und nein. Eine Welt, in der eine Katze gleichzeitig tot und lebendig sein kann, so zeigte es der Physiker Erwin Schrödinger in einem berühmten Gedankenexperiment. Bislang glaubten die Experten, es würden noch Jahrzehnte vergehen, bis es einen Computer gibt, der die Gesetze der Quantenmechanik nutzen kann, für den 0 und 1 zur gleichen Zeit gilt, in einem sich überlagernden Zustand.

»Die Natur ist nicht zufrieden, wenn ein Objekt nur in einem einzigen Zustand existiert«, sagt Neven. In der Chemie und der Biologie sei zu beobachten, dass die Welt nur funktionieren kann, weil sie viele sich überschneidende Formen zulässt. Deswegen, so Neven, habe schon der Vordenker des Quantencomputers, der legendäre Physiker Richard Feynman, erkannt, dass ein herkömmlicher Computer nie die ganze Komplexität der Welt abbilden könne. »Da die Quantenphysik das Betriebssystem der Natur ist, braucht es unweigerlich einen Quantencomputer, um sie zu bedienen«, so Neven. Der Quantenchip sei der einzige natürliche Bewohner des Multiversums, in dem wir leben. Die Nasa- und Google-Wissenschaftler träumen nun schon von Flugzeugen, die keinen menschlichen Piloten mehr brauchen, oder von neuartigen, von klugen Maschinen entwickelten Batterien, die hundert Mal länger halten als herkömmliche.

Der Kern dieser Wundermaschine, der eigentliche Quantenchip, ist dabei kaum fingernagelgroß. Er sitzt fast unsichtbar am untersten Ende eines knapp zwei Meter langen Gewirrs aus Kabeln, Metallplatten und Konduktoren. Sehr vereinfacht dargestellt funktioniert der Prozessor so: Im Zentrum steht das Quantum-Bit (Qubit). Qubits können Zustände annehmen, die einer Mischung aus An und Aus entsprechen. Wenn nun mehrere Qubits auch noch miteinander verschränkt werden, lässt sich damit schnell eine unglaublich hohe Zahl von Werten gleichzeitig messen – und damit theoretisch viel komplexere Probleme lösen als heute selbst mit den größten Supercomputern.

Die ersten Chips haben die Nasa und Google jedoch nicht selbst entwickelt, sondern von einer kanadischen Firma namens D-Wave gekauft. Finanziert unter anderem von Amazon-Gründer Jeff Bezos und einer Investmentfirma, hinter der sich die CIA verbirgt, arbeitet D-Wave schon seit über zehn Jahren an der Entwicklung eines Quantencomputers. Die Skepsis war dabei lange groß. Heiße Luft fabriziere das Unternehmen, kritisierten manche Physiker. Schnell sei der Prozessor vielleicht, den D-Wave entwickelt habe, aber nur durch Trickserei und herkömmliche Technik, nicht Quantenmechanik, warnten Computerwissenschaftler. Die anhaltende Kritik stammt nicht zuletzt daher, dass Quanteneigenschaften experimentell nur schwer nachzuvollziehen sind. Google und die Nasa sind aber überzeugt, genügend Beweise zusammengetragen zu haben, um die Existenz eines wahrhaftigen Quantencomputers zu belegen. Unter bestimmten Laborbedingungen, zeigten die Forscher, rechne der Quantencomputer 100 Millionen Mal schneller als ein binärer. »Wir stehen noch ganz am Anfang«, vergleichbar etwa mit dem Stand der Entwicklung bei herkömmlichen Computern vor 50 Jahren, sagt Rupak Biswas, der als Director of Exploration Technology auch die Abteilung für Supercomputing der Nasa leitet. Noch sei man an den Punkt, an dem man »A« eintippt und hofft, dass nicht »B« erscheint. »Aber wenn sich alles so entwickelt, wie wir erwarten, wird das die Welt revolutionieren«, so Biswas.

Google will sich allerdings nicht mehr alleine auf die Forschung von D-Wave verlassen: Der Konzern hat bereits begonnen, Physiker und Hardware-Spezialisten einzustellen – um einen eigenen, »noch besseren« Quantencomputer zu bauen, sagt Neven. Denn früher oder später »wird der Quantencomputer das Instrument der Wahl sein, um alle großen Fragen zu beantworten«. Und wer solch ein Instrument beherrscht, kann damit in alle möglichen Bereiche vordringen.

Egal jedoch, welcher Weg in den kommenden Jahren eingeschlagen wird: Sebastian Thrun ist überzeugt, dass künstliche Intelligenz uns »übermenschliche Fähigkeiten verleihen wird«. Genauso wie uns erst moderne Technologie ermöglicht habe, in wenigen Stunden von Europa nach Amerika zu fliegen, seien immer klügere Maschinen nur der nächste Schritt dieser stetigen Entwicklung, neues Potenzial für die Menschheit freizulegen. Denn mit KI »können wir einen IQ von 10 000 haben« und diesen darauf konzentrieren, »kreativ zu sein, statt den ganzen Tag im Büro den gleichen Kram zu machen«. Zum Beispiel? »Fliegende Koffer erfinden, ein Hemd, das sich selbst näht, eine Wunderwaffe gegen Krebs«, sagt Thrun. »Die Maschine wird uns befreien.«

Angriff der Tech-Riesen

Warum Google, Apple, Microsoft, Facebook & Co. in die Medizin drängen

Wie groß war das Gelächter in den Chefetagen der Pharmafirmen und unter den Chefärzten der Unikliniken, als Google 2013 ankündigte, man werde im Laufe des kommenden Jahrzehnts die Medizin revolutionieren. Was sollte auch schon eine Suchmaschine mit Grippe zu tun haben, was haben Informatiker in der Krebsforschung verloren? Die Lästerer und Zweifler hätten vielleicht zur Autoindustrie schauen sollen: Dort wurde ebenso laut gelacht, als Google 2009 verkündete, man werde mit selbstfahrenden Autos das Transportwesen revolutionieren. Beide Beispiele zeigen, wie schwer es noch immer fällt, die so grundlegend transformierende Bedeutung der Digitalisierung zu akzeptieren.

Lange hatte Google die Details seiner Pläne für die Medizinforschung weitgehend geheim gehalten. »James Bond« war deswegen auch das ganz bewusst gewählte Motto der Operation in diesen ersten Jahren. Als mir Google im Frühjahr 2015 einen seltenen Einblick in das erste Hauptquartier des neuen Ablegers gab, ein anonymer Industriebau abseits des Google-Hauptsitzes in Mountain View, voller verspiegelter Fenster und versteckt unter dichten Bäumen, sah es darin so aus: Die Kantine gestaltet wie das Liebesnest eines Geheimagenten, mit einem von der Decke hängenden verchromten Kamin, einer eleganten Marmorbar und mit Champagner im Kühlschrank. Hinter Türschildern wie »Stirb an einem anderen Tag« werkelten Laboranten an künstlichen Armen und

Massenspektrometern. Im Raum »Q.«, benannt nach dem Leiter der Entwicklungsabteilung aus den Bond-Filmen, drängten sich Ingenieure hinter Phasenkontrastmikroskopen.

Kaum mehr als zwei Jahre später, im Herbst 2017, sieht es so aus: Rund 40 Kilometer nördlich des Google-Hauptquartiers breitet sich ein fünfstöckiges Karree aus Stahl und grünem Glas an der Bucht von San Francisco aus, ein ganzer Forschungscampus, groß wie eine gut ausgestattete Uniklinik, nur eleganter, teurer, mit offenen Büroflächen und zahllosen Labors hinter Sichtschutzglas und Sicherheitsschleusen. In der Lobby wächst Gras die Wände hoch. Google formierte sich im Sommer 2015 um: Es besteht nun aus einem Mutterkonzern namens Alphabet und zahlreichen Ablegern für all die verschiedenen Projekte des Konzerns von selbstfahrenden Autos bis Drohnen.

Die Medizinforschung ist heute ein selbstständiges Unternehmen namens Verily, das englische Wort für »wahrhaftig«. Es beschäftigt fast 1000 Wissenschaftler, nicht wenige davon Stars in ihrem Feld, in Biologie, Medizin, Chemie, Materialwissenschaften, Informatik, Maschinenbau. Geforscht wird an neuen Biosensoren, Medizinrobotern, Medikamenten, an Diabetes, Krebs und Depression. Und an 50 anderen Ideen. Ständig kommen neue Projekte hinzu, sie müssen nur »am Schnittpunkt von Technologie, Datenwissenschaft und Gesundheit« liegen. So beschreibt das Unternehmen sein Forschungsinteresse. Ein weites Feld, in dem sich auch Projekte wie dieses finden: In einem bewachten Labor züchtet ein Roboter bis zu eine Million Moskitos pro Woche. Keine normalen Moskitos, sondern sterile, genetisch modifizierte. Sie sollen die bestehenden Moskito-Populationen ersetzen, die Krankheiten wie Zika übertragen. Bei einem Freilandversuch in der kalifornischen Kleinstadt Fresno sank die Zahl der weiblichen, stechenden, Krankheiten übertragenden Moskitos im Testgebiet tatsächlich um 68 Prozent.

Für ein anderes Verily-Projekt schrauben Ingenieure in einer fensterlosen Werkstatt an neuen Chirurgie-Robotern. Entstehen soll hier eine ganz neue Operationsplattform, die Robotik, künstliche Intelligenz und virtuelle Realität verbindet »zur Komplettlösung für alle OP-Profis«. Und gemeinsam mit dem britischen Pharmariesen GlaxoSmithKline wird an »bioelektrischer Medizin« gearbeitet: Dabei werden durch implantierte Mini-Computer die elektrischen Signale in den Nervenbahnen manipuliert, um auf diese Weise Krankheiten zu behandeln. Verily liefert dafür die digitale Miniatur-Technologie, der Pharmapartner die Expertise in der Medikamentenentwicklung. Getestet werden die Bioelektronik-Geräte vorerst an hormonellen und entzündlichen Krankheiten.

Ist das zielloses Stochern im Nebel, so viele verschiedene Ansätze in zahllosen medizinischen Feldern? Keineswegs, so die Verily-Manager, es gebe einen klaren Plan. »Unsere Mission ist es, die Gesundheitsdaten der Welt nutzbar zu machen, damit wir gesünder leben können«, sagt Jessica Mega, Chef-Medizinerin von Verily. Sie ist eine der führenden Kardiologinnen der USA, war Professorin an der Harvard Medical School, leitete große klinische Studien mit 20 000 Patienten am Massachusetts General Hospital und führte gleichzeitig die Genetik-Abteilung am Brigham and Women's Hospital in Boston. Eine Überfliegerin, natürlich. Und äußerst freundlich, sie lächelt fast ununterbrochen, während sie über die Pläne von Verily spricht: eine neue medizinische Plattform zu bauen, »die Infrastruktur für die digitale Gesundheitswelt« zu schaffen. Indem es für jeden Patienten einen digitalen Phänotyp gibt, »geschaffen aus Daten-Input von zahlreichen Sensoren, die verknüpft werden mit bestimmten Krankheitsbildern«.

Google ist in wenigen Jahren weit gekommen mit diesem Plan, aber längst nicht mehr alleine mit solchen Ideen. Die Tech-Giganten an der amerikanischen Westküste bewegen sich bei allen großen Entwicklungen längst im Gleichschritt. Auch Amazon, Facebook,

Microsoft und Apple sammeln Mediziner, Chemiker, Biologen für neue Abteilungen. Denn das ist die nächste Weltveränderungsidee im Silicon Valley: Die Biologie zu entschlüsseln und Krankheiten zu verstehen sei am Ende ein Datenproblem und deswegen zumindest teilweise von Software-Experten lösbar. Alles ist eine Rechenaufgabe, auch der Mensch. Die Logik geht so: Technologie treibt den Fortschritt rasend schnell voran, die Rechenkraft explodiert, riesige Datenmengen auszuwerten wird jeden Tag einfacher, künstliche Intelligenz, die neue Wunderwaffe, mache alles leichter. Sie hilft dabei, Genome in ein paar Minuten für ein paar Hundert Dollar zu sequenzieren, neue Medikamente zu entwickeln, Zellfunktionen zu verstehen. Und wer beherrscht Daten, Maschinen, Software, Algorithmen besser als die Tech-Konzerne? Wie ein Schnellzug fräst sich Machine Learning in rasendem Tempo durch die gesamte medizinische Forschung – wie beschrieben im vorangehenden Kapitel –, und die größte Expertise liegt dafür im Silicon Valley.

Was könnte also naheliegender sein, als sich mit diesen immer mächtiger werdenden Instrumenten die Gesundheit vorzunehmen, die Medizin zu technologisieren? Nicht nur weil man die Mittel dazu hat, sondern auch weil es sich lohnt: Mehr als 20 Prozent der amerikanischen Staatsausgaben fließen in das Gesundheitssystem, eine globale Billionenbranche. »Eine enorme Gelegenheit«, sagt Tim Cook, der Apple-Chef.

Deswegen arbeiten sie in den Konzernzentralen der Tech-Riesen in San Francisco und Seattle nun an medizinischer Grundlagenforschung: Wie lässt sich Krebs, wie lassen sich Alzheimer und Parkinson besiegen? Sie arbeiten an medizinischen Geräten: Wie lassen sich Herzschlag, Insulin und andere Blutwerte rund um die Uhr analysieren? Und sie arbeiten an medizinischer Datenverarbeitung: Wie lassen sich Patienteninformationen, klinische Studien, Forschungsergebnisse maschinell auswerten? Deswegen lädt Google die führenden Onkologen der Welt genauso wie die führenden Neurologen zu Gipfeltreffen ein, um neue technologische Ansätze zu diskutieren. Ideen wie solche: Wie lassen sich Zellen aus Tumorbiopsien rasend schnell auswerten, um eine Art digitalen Krebsfingerabdruck zu erstellen? Wie lässt sich maschinell analysieren, was Immunzellen innerhalb eines Tumors genau machen? Und wie kann man ihnen dabei helfen?

Apple ist mit Hochdruck dabei, seine Apple Watch zum umfassenden Gesundheitssensor weiterzuentwickeln. Für das Smartphone gibt es inzwischen zahlreiche medizinische Apps, aber Apple will weit mehr. Gemeinsam mit der Stanford University erprobte der Konzern etwa ausführlich, inwieweit die Apple Watch Herzanomalien entdecken kann. Die amerikanische Aufsichtsbehörde FDA gibt Apple und den anderen Tech-Konzernen dabei inzwischen reichlich Hilfestellung. Denn der Unterschied zwischen Wellness-Apps wie Schrittzählern und medizinischen Anwendungen wie dem Messen des Herzrhythmus ist enorm: Die medizinischen Standards sind weit höher und müssen schon deswegen erfüllt werden, damit die Notaufnahmen nicht ständig überfüllt sind mit Apple-Watch-Besitzern, die glauben, einen Herzinfarkt zu haben.

Für den Konzern geht es um viel: Die Apple Watch ist bislang vor allem eine nette Ergänzung zum iPhone, ein elektronisches Luxusprodukt. Aber wenn sie ein medizinischer Sensor sein kann, der Leben rettet, dann wird sie ein Muss, ein Massenprodukt. »Gesundheit ist fast überall auf der Welt der größte oder zweitgrößte Sektor der Wirtschaft«, so Apple-Chef Tim Cook auf die Frage nach den Plänen des Konzerns in einem Interview mit dem Magazin »Fortune« im Herbst 2017.

Apple erprobt entsprechend zahlreiche Anwendungen für medizinische Daten, etwa, wie die Apple Watch als Glukose-Monitor für Diabetiker eingesetzt werden kann. Und gemeinsam mit dem amerikanischen Versicherungsriesen Aetna lotet der Konzern aus, wie generell die Gesundheitskosten durch digitale Sensoren gesenkt werden können. Das iPhone sei in den Plänen des Konzerns dabei »ein mächtiges Werkzeug für die medizinische Forschung«, sagt Cook. Schon seit 2015 bietet Apple für Softwareentwickler die Plattform ResearchKit an, speziell um Gesundheits-Apps zu entwickeln. Daraus sind bereits Anwendungen entstanden, um Symptome von Parkinson oder Autismus zu identifizieren oder verdächtige Leberflecken zu untersuchen.

Auch Amazon investiert in die medizinische Forschung. In seiner Gesundheitsabteilung unter dem Codenamen 1492 – die Chiffre für die Entdeckung einer neuen Welt – erprobt der Online-Händler virtuelle Arztbesuche und wie sich medizinische Daten in der Cloud speichern und auswerten lassen. Gleichzeitig lotet der Konzern die Möglichkeit aus, im großen Stil ins Arzneimittelgeschäft einzusteigen. Amazon Web Services, der Cloud-Ableger des Konzerns, ist das Rechen- und Datenzentrum für Biotech-Firmen und Forschungslabore, ein zentraler Pfeiler für die rasant zum Massenprodukt werdende DNA-Analyse.

Facebook-Gründer Mark Zuckerberg finanziert den Aufbau eines »menschlichen Zellatlas«: Ein mit 600 Millionen Dollar ausgestattetes Forschungszentrum soll unter anderem alle Zellen des menschlichen Körpers kartografieren und damit die Entwicklung neuer Medikamente ermöglichen. Insgesamt wollen Zuckerberg und seine Frau Priscilla Chan, eine Kinderärztin, mehr als drei Milliarden Doller in die Erforschung neuer Therapien investieren. »Wir glauben nicht an unmöglich«, so lautet das Motto des »Chan Zuckerberg Biohub«, prominent verkündet auf einem Motivationsposter auf den Fluren des neuen Forschungszentrums, gleich gegenüber von der Uniklinik von San Francisco. Die Ziele von Biohub sind ähnlich gigantisch und global wie die Welteroberungsvisionen von Facebook: »Alle Krankheiten noch zu Lebzeiten unserer Kinder

zu heilen, zu verhindern oder zu managen mag auf den ersten Blick
unmöglich erscheinen – bis man die Errungenschaften des vergangenen Jahrhunderts in Betracht zieht.« Größer kann der Anspruch
nicht sein: alle Krankheiten der Welt im Laufe dieses Jahrhunderts
in den Griff zu bekommen.

Der erste komplette Zellatlas soll dazu ein wichtiges Instrument
sein. Medizinstudenten lernen bislang, dass es rund 300 Arten von
Zellen gibt, Gehirnzellen etwa, Blutzellen oder die T-Zellen des
Immunsystems. Wahrscheinlich seien es aber viel mehr Zelltypen,
bis zu 10 000, sagt Stephen Quake, Co-Präsident von Biohub und
gleich zweifacher Professor an der Stanford University, sowohl für
Biotechnik als auch für angewandte Physik. Ein ernster Mann mit
Halbglatze und flinken Augen, der schnell und mit intensiver
Überzeugung spricht. Quake hat unter anderem neue Instrumente
zur »mikrofluiden Automation« erfunden, mit denen einzelne Zellen isoliert und dann genetisch analysiert werden können. Nun
wollen die Biohub-Forscher die molekularen Signaturen von Millionen von Zellen untersuchen. Wenn man künftig vorab weiß, wie
genau welche Zellen auf Therapien reagieren, so die Überlegung,
wird das die Suche nach neuen Medikamenten erheblich erleichtern.

Quake und seine Kollegen in Stanford haben zudem wegweisende neue Technologien für die DNA-Analyse erfunden und wollen diese nun nutzen, »um einen universellen Diagnosetest für jede
Art von Infektionskrankheit zu entwickeln«. Ein Prototyp diagnostizierte etwa eine seltene bakterielle Infektion eines Teenagers,
indem die neue DNA-Analysetechnik schnell zwischen menschlicher DNA und der des Krankheitserregers unterscheiden konnte.
Im nächsten Schritt, so planen die Biohub-Forscher, sollen darauf
aufbauend neue Medikamente entstehen: Durch die neuen Analy-
setechniken sollen auch die Proteine identifiziert werden, die von
Krankheitserregern innerhalb von Zellen gekapert werden. Durch

Gen-Editierung könnten dann diese Proteine blockiert und damit die Krankheit gestoppt werden. Hinzu kommen noch zahlreiche weitere Projekte »von Neurologie bis zu Implantaten, Genomik, Mikroskopie, ein breites Portfolio an Feldern und Ideen«, sagt Quake. »Wir setzen darauf, die Zukunft zu erfinden.« Wenn das gelingt, wäre es sicher höchst lukrativ: als Erster eine ganz neue Biotechnologie zu etablieren, eine neue Art von Therapie zu erschaffen.

Auch deswegen treibt es die Wagniskapitalgeber des Silicon Valley massiv in die Medizinforschung, lenken die Investoren immer weiter anschwellende Geldströme in Start-ups und Forschungsprojekte, die sich irgendwie mit Fragen der Gesundheit und der menschlichen Biologie befassen. Allen voran Peter Thiel, mehrfacher Milliardär und schon seit den 1990er Jahren eine der führenden Persönlichkeiten des Silicon Valley mit einem ausgeprägtem Sinn für die Technologie, die als Nächstes die Welt verändern wird. Unter anderem gründete er einst den Online-Bezahlanbieter PayPal und investierte als Erster in Facebook, gab Mark Zuckerberg sein erstes relevantes Startkapital. Nun betreibt Thiel mit Breakout Labs einen Investmentfonds eigens für »deep science companies«, Unternehmen also, die sich auf revolutionäre Forschung in der Biologie konzentrieren: Zig Millionen fließen in immer neue Firmen, die an Mikrobiomen, Genen, Krebs forschen.

Jedes Jahr präsentiert Breakout Labs bei einer Art Schaulaufen die Fortschritte der vom Investmentfonds finanzierten Startups. Das Event heißt »unbox«, englisch für auspacken, im Oktober 2017 fand es im Pearl statt, einem ehemaligen Industrieloft auf drei Stockwerken, mit zwölf Meter hohen Decken, Kupferbar und Dachterrasse mit Blick über die Bucht von San Francisco bis nach Oakland. 16 Unternehmen präsentierten vor 300 Investoren, Partnern, Wissenschaftlern, wie weit sie gekommen sind mit ihren Versuchen, zum Beispiel programmierbare Tattoos zu schaffen, die als Biosensoren Daten sammeln. Oder mit neuen Ansätzen,

Antibiotikaresistenzen zu besiegen. »Building a Future Powered by Cells« hieß einer der Schwerpunkte des Events, vorgestellt wurden vier von Thiel finanzierte Unternehmen, die an synthetischer Biologie arbeiten: EpiBone etwa züchtet im Labor Knochen aus den Zellen von Patienten. Modern Meadow fabriziert im Reagenzglas biologisches Leder ohne Tiere.

Thiel ist natürlich längst nicht die einzige prominente Figur der Tech-Welt, die sich die Schnittstelle zwischen Digitalisierung, Medizin und Biologie als neues Spielfeld ausgesucht hat. Der ehemalige Facebook-Präsident und Napster-Gründer Sean Parker etwa hat ein nach ihm benanntes Institut für Krebsimmuntherapie gegründet. Vorgestellt wurde es mit dem für kalifornische Tech-Milliardäre üblichen Pomp: Mit einer riesigen Party auf dem mehrere Hektar großen Anwesen von Parker in den Hollywood Hills, Lady Gaga sang vor fast 1000 geladenen Gästen in festlicher Abendgarderobe. Das Institut will die Arbeit von sechs der führenden amerikanischen Krebskliniken koordinieren, darunter Stanford, UCLA und Memorial Sloan Kettering, die zusammen fast eine halbe Million Patienten pro Jahr behandeln. Ihre Arbeit an neuen Krebstherapien soll in eine gemeinsame Plattform fließen, gemeinsam mit allen Daten, die es digital auszuwerten gilt.

Die erste und wichtigste Regel im Silicon Valley lautet »Follow the money«, folge den Geldströmen, um zu sehen, wohin die Reise geht. Diejenigen, die das Geld verteilen, die Wagniskapitalgeber, sind deswegen das eigentliche Machtzentrum des Silicon Valley. Dutzende Investmentfirmen, die jedes Jahr Milliarden von Dollar an junge Unternehmen vergeben. Ohne dieses Startkapital hätte es Google, Facebook, Apple nicht gegeben. Und nun konzentrieren sich die Geldgeber immer mehr auf die Biotechnologie, legen dazu neue Fonds auf, gründen eigene Abteilungen, stellen neue Partner mit medizinischem Hintergrund ein. Allen voran Andreessen Horowitz, die wohl einflussreichste Wagniskapitalfirma des Silicon Valley und damit wahrscheinlich der Welt.

Die Firma wird angeführt von Marc Andreessen, seit Jahrzehnten ein Vordenker der Technologie-Branche, der einst den ersten Internet-Browser Netscape mitentwickelt hat. Längst baut Andreessen keine eigenen Unternehmen mehr, sondern entscheidet, wer eine Chance verdient hat: Wo Andreessen Horowitz seine Milliarden verteilt, marschiert die Welt hin. 8000 Start-ups bewerben sich jedes Jahr um Finanzierung, 4000 Unternehmen aus allen Branchen lassen sich beraten, zahllose Topmanager pilgern ins Hauptquartier von Andreessen Horowitz an der Sand Hill Road in Palo Alto, einer eleganten Bungalow-Anlage mit Springbrunnen, künstlichen Bächen und moderner Kunst überall. Gleich am Eingang begrüßen Fotografien von Atombombentests den Besucher, die Symbolik ist kaum zufällig gewählt, weniges veranschaulicht deutlicher die Macht von Technologie.

2015 hat Andreessen Horowitz einen neuen Fonds für Biotechnologie aufgelegt, 200 Millionen Dollar schwer. Nur ein Anfang. Das Geld wird dabei nicht an traditionelle Biotech- und Pharmafirmen verteilt, sondern »an Software-Start-ups, die biotechnologische Probleme lösen wollen«, sagt Vijay Pande. Als Professor für »Structural Biology« und Informatik leitete er das Biophysik-Programm der Stanford University, entwickelte dort neue Informatikprozesse zur Anwendung in Biologie und Medizin, die zu über 200 wissenschaftlichen Publikationen und mehreren Patenten und neuen Medikamenten führten. Nun leitet Pande die Biotech-Investments von Andreessen. Bislang verteilte er Millionen unter anderem an Start-ups, die an Krebs-Bluttests und Nanotechnologie arbeiten.

Beim Gespräch auf der sonnigen Terrasse des Andreessen-Hauptquartiers redet Pande bedächtig und nüchtern, als analysiere er triviale, altbekannte Tatsachen, wenn er sagt, dass wir durch die

Vermischung von Informatik und Medizin zweifelsfrei am Anfang eines »Jahrhunderts der Biologie« stünden. Künstliche Intelligenz und maschinelles Lernen müssten dabei als »Mittel zum Zweck« verstanden werden, »der Startschuss für etwas viel Größeres«, als Instrumente, »um die Biologie zu konstruieren«. Bio-Konstruktion werde »buchstäblich wie Programmierung zu handhaben« sein. Ende 2017 investierte Andreessen auf Pandes Empfehlung deswegen in Asimov, ein Start-up, das biologische Computerchips bauen will. Biologische Schaltkreise zu bauen sei »in vielen Teilen ähnlich dem Design von Mikroprozessoren«, so Pande. In der Theorie sei die Idee deswegen nicht neu, aber Asimov arbeitet mit neuen Software-Konzepten daran, »lebende Zellen zu bauen«. Dabei folgt die biologische Konstruktion den gleichen Prozessen wie die Konstruktion von Mikrochips. Die biologischen Schaltkreise werden zu Beginn mit der gleichen Programmiersprache codiert wie elektronische Schaltkreise. »Dieser Ansatz erlaubt es, die gleichen Werkzeuge und Ideen in der biologischen Welt anzuwenden, mit denen wir Software designen«, so Pande.

Doch wer den Drang der Silicon-Valley-Protagonisten in die Medizin nur durch Geschäftsinteressen motiviert sieht, macht es sich zu einfach. Dass die Digitalisierung der Medizin für Tech-Riesen und Start-ups ein potenzielles Milliardengeschäft darstellt, ist klar. Aber die Silicon-Valley-Elite wurde schon immer vom Wunsch nach Weltveränderung getrieben. Und wo ließe sich das besser, eindeutiger, effizienter und durchschlagender erreichen als mit einer Revolution der Medizin? Mit einem runderneuerten, verbesserten, technologisch optimierten Menschen, der nicht nur gesünder, sondern auch länger lebt? Fortschritt und Technologie bringen die Zivilisation voran, das ist das Mantra der Tech-Visionäre. Und keine PR-Masche, kein Zynismus. Nach dieser Überzeugung wird gelebt und gehandelt.

All das hat viel mit einer unterschätzten Unterströmung zu tun, die das Silicon Valley tiefer prägt als alles andere: die Gegenkultur der 1960er Jahre und die tief reichenden Wurzeln der Hippie-Bewegung in San Francisco. Steve Jobs lebte einst in einer Kommune, und sein Apple-Mitgründer Steve Wozniak betont noch heute in Fernseh-Interviews: »Die Gegenkultur bedeutet so viel für mich. Ich wollte immer Teil einer Revolution sein. Computer waren nur etwas für Reiche, ich wollte ihnen das wegnehmen.«

In den vergangenen 20 Jahren entstand aus dieser seltsamen Mischung aus New-Age-Utopien, Ultra-Kapitalismus und uramerikanischen Idealen der Selbstbestimmung des Einzelnen eine eigene Ideologie, die »kalifornische Ideologie«. Geprägt haben den Begriff zwei britische Soziologen in einem Essay bereits Mitte der 1990er Jahre, die sich wunderten, was da entstand »aus dem Freigeist der Hippies und dem Unternehmerstreben der Yuppies«. Die Idee einer eigenen Ideologie, die eigentlich als Kulturkritik gedacht war, hat das Silicon Valley rasch für sich vereinnahmt, als Symbol der eigenen Sonderstellung und als Bewegung für den Fortschritt der Menschheit.

Kein Unternehmen hat diese Weltsicht, diese ideologische Zukunftsbetrachtung mit ihrem radikalen Fortschrittsoptimismus stärker verinnerlicht als Google. Der Konzern ist durchtränkt von der Philosophie des »10x«: Jede neue Entwicklung muss nicht nur fünf Prozent, sondern zehn Mal besser, schneller, fortschrittlicher sein als der Schritt davor. Tagein, tagaus impft Google-Gründer Larry Page seinen Managern immer wieder den gleichen Grundsatz ein: Den Weg zu großen Zielen kann man nicht mit kleinen Schritten zurücklegen. Google hat den Begriff des »Moonshot« geprägt: stets das ganz große, ferne Ziel erreichen zu wollen, auch wenn es unmöglich erscheint, angelehnt an die Ankündigung John F. Kennedys zu Beginn der 1960er Jahre, bis zum Ende des Jahrzehnts einen Amerikaner auf den Mond zu bringen. Page trägt, wie viele der Silicon-Valley-Protagonisten, sicherlich Züge klassischer Utopisten: idealistische Reformer, die daran glauben, dass die menschliche Gesellschaft perfektioniert werden kann. Der Google-Gründer arbeitet nicht nur auf wirtschaftliche Ziele hin, sondern explizit auf gesellschaftliche. Und deswegen wird vielleicht nirgends mehr auf technologische Quantensprünge, auf eine bisweilen utopisch erscheinende Zukunftsmedizin gedrängt als bei Google.

Die Mutterfirma Alphabet steckt Milliarden von Dollar in gleich ein halbes Dutzend medizinischer Unternehmungen, in die KI-Forschung mit Deepmind Health, mit Forschung an Daten und Bildanalyse bei Google, und natürlich bei Verily. Geld und Innovationsdrang und Zukunftsoptimismus, all das verschmilzt zu einer verlockenden Mischung für Wissenschaftler aus aller Welt. Längst hat ein Sog eingesetzt, der die klügsten Köpfe aus Unikliniken, Pharmafirmen, Laboren aus der ganzen Welt zu Google zieht. Bis hin zum ehemaligen Chef der US-Aufsichtsbehörde für Lebens- und Arzneimittel: Im Januar 2017 wechselte Robert Califf von der Food and Drug Administration (FDA) zu Verily und sprach dabei von »einem neuen Start mit einer Mission«. Er wolle dazu beitragen, »die Explosion an Fähigkeiten der Welt der Informatik und Information in bessere Gesundheit und ein besseres Gesundheitssystem zu übersetzen«. Califf, gelernter Kardiologe, soll sich bei Google um die integrierte Gesundheitsdatenwissenschaft kümmern. Seine Hoffnung sei, dass das Silicon Valley und andere Unternehmer gemeinsam ein System entwickeln, mit dem die Menschen gesündere, produktivere Leben führen können.

Solche Visionen zogen auch Andrew Conrad zu Verily, von Beginn an leitete er die Medizinsparte von Google. Der promovierte Molekularbiologe gründete 1991 das National Genetics Institute, entwickelte dort einen neuen Test für HIV sowie ein Verfahren, Blutspenden deutlich schneller und billiger auf Viren zu untersuchen. Das National Genetics Institute wurde zu einem der größten Genetik-Labore, bevor Conrad es an LabCorp, den weltweit führenden Bluttest-Konzern, verkaufte und dort Chef-Wissenschaftler wurde. Conrad wirkt nicht wie ein Naturwissenschaftler, mehr wie ein jovialer Freigeist, ein Querdenker, oft unterwegs in Birkenstock-Sandalen und Cordhose und damit perfekt in die Silicon-Valley-Welt passend. Die Google-Gründer Larry Page und Sergey Brin gaben ihm einen Freibrief, die Medizinsparte des Konzerns aufzubauen. Einzige Bedingung: Die Ambitionen müssten nur groß genug seien, den Ansprüchen der Gründer folgend: die Welt zu verändern, und zwar im Laufschritt. Ein Moonshot also.

Nach weniger als drei Jahren sieht Verily heute bereits immer mehr wie ein rasant expandierender Biotech-Konzern mit zahlreichen Produktlinien aus. Die ersten konkreten Projekte von Verily mögen zunächst höchst unterschiedlich wirken, aber dahinter steht stets die Vision einer grundsätzlich anderen Gesundheitsversorgung. Conrad sagt es so: »In den vergangenen 2000 Jahren war Medizin vor allem reaktiv, nicht proaktiv.« Medizin kommt fast immer erst zum Einsatz, wenn schon etwas passiert ist, wenn man schon krank ist. Bei den meisten anderen komplexen Systemen ist das anders. Autos oder Flugzeuge haben Hunderte Sensoren, die ununterbrochen alle wichtigen Daten von Luftdruck bis Motortemperatur messen und analysieren. Wenn ein Wert aus der Norm fällt, gibt es ein Warnsignal, und der Mechaniker kommt zum Einsatz, bevor die Maschine kaputt ist. »Der Mensch aber geht erst zum Arzt, wenn er schon krank ist«, sagt Conrad. Und bei schweren Krankheiten ist das oft viel zu spät.

Die Mehrheit der Krebsarten etwa werde erst in späten Stadien diagnostiziert, wenn die Überlebensrate weit geringer ist als bei einer frühzeitigen Diagnose. Dahinter steht das grundsätzliche Problem, dass die Auslöser von Krankheiten sich in der Regel früh zu formen beginnen, während der Mensch sich noch nicht krank fühlt und auch sonst kein Anzeichen zeigt, krank zu sein. Die Diagnose hinkt also zeitlich stark hinterher. Oft mehrere Monate.

Die Verily-Manager sind überzeugt: Das lässt sich ändern, wir müssen nur die Daten unserer eigenen Biologie nutzen. Und das heißt: den eigenen Körper konstant beobachten, kontinuierlich Daten erheben und diese dann genauso kontinuierlich analysieren – um dann umgehend zu intervenieren, wenn etwas schiefzulaufen beginnt.

Jessica Mega, die Chef-Medizinerin von Verily, hat ein Beispiel: Ein digitaler Sensor in der Smartwatch stellt fest, dass ihr Träger seit einigen Wochen immer 45 Sekunden braucht, um zu Hause die Treppe hinaufzulaufen, obwohl es früher stets 30 Sekunden waren. Ein anderer Sensor stellt fest, dass die Balance beim Gehen nicht stimmt. Die algorithmische Auswertung, kombiniert mit der in der elektronischen Gesundheitsakte hinterlegten Krankheitsgeschichte, deutet auf einen zunehmenden Verschleiß des Kniegelenks hin. »Wenn wir all diese Daten zusammenführen und gleich Alarm geschlagen wird, lässt sich vielleicht eine Knieoperation verhindern, weil der Patient prophylaktisch eine Physiotherapie macht«, sagt Mega. Immer mehr solcher Sensoren sollen systematisch Daten über den menschlichen Körper erfassen, ohne Pause, und dann zusammengeführt werden in ein großes digitales Abbild des individuellen Gesundheitszustandes, sowohl des aktuellen wie auch als Prognose des künftigen.

Doch um diese Welt der proaktiven digitalen Medizin zu schaffen, benötigt man eine grundsätzliche Infrastruktur. Man braucht die Instrumente, um die Daten zu sammeln, die Machine-Learning-Systeme, um sie auszuwerten, die Datencenter und die Software, um sie zugänglich zu machen. Um dann alles zusammenzuführen in einer Plattform, auf der verschiedenste Projekte durchgeführt werden können, egal ob es um neue Geräte zur Diabetes-Erkennung oder Therapien gegen Krebs geht. Eine gigantische Aufgabe, ein Projekt für ein Jahrzehnt, verbunden mit enormen Kosten. Aber Verily und der Mutterkonzern Alphabet sind überzeugt, dass sich die Milliardeninvestitionen rechnen werden.

»Darin liegt der größte Unterschied zu meiner vorherigen Arbeit als Ärztin: Hier erbauen wir tatsächlich etwas ganz Neues, wir sind Konstrukteure«, sagt Mega. So haben die Google-Gründer schon immer gedacht: Es geht nicht darum, ein neues Produkt zu schaffen, sondern eine Maschine zu bauen, die so effizient wie möglich immer neue Produkte ausspuckt, wenn sie erst einmal läuft. Eine perfekt geölte Profitmaschine.

Die Grundlage für diese medizinische Revolution soll geschaffen werden mit einem sogar nach Google-Maßstäben ambitionierten Projekt: Seit April 2017 sammelt Verily gemeinsam mit den Universitäten Stanford und Duke Daten für die erste Grundsatzstudie mit den Methoden des 21. Jahrhunderts. Projekt Baseline – zu Deutsch: Grundlinie – sammelt über vier Jahre alle denkbaren Biodaten von 10 000 Menschen: genetische, molekulare, psychologische. Dafür wurden die Teilnehmer mit neuen Sensoren und Messgeräten ausgestattet, die rund um die Uhr Daten liefern. Nahezu wöchentlich werden sie von Ärzten untersucht: Blutwerte werden genommen, das Mikrobiom ausgewertet, Röntgenaufnahmen, CT-Scans und Magnetresonanztomografien vorgenommen.

Das Ziel ist, die gesamte Gesundheit des Menschen zu kartografieren, die Grunddaten zu finden und zu wissen, was einen gesunden Menschen wirklich ausmacht. Und mit diesen Werten dann, in einem zweiten Schritt, die Messgeräte zu eichen. Denn es ist nicht allein damit getan, neue Sensorsysteme zu entwickeln, um möglichst viele medizinische Daten zu erfassen und auszuwerten. Die Sensoren müssen auch auf die Körperfunktionen kalibriert werden, es muss feststehen, was in einem menschlichen Organismus ungewöhnlich ist und was nur ein normaler Ausreißer, wann die Messgeräte also Alarm schlagen sollen und wann nicht. Bei Maschinen ist das erheblich einfacher: »Mechaniker wissen genau, was ein perfekt eingestellter Mercedes ist«, sagt Conrad. »Niemand aber hat bislang genau erforscht, was ein perfekt gesunder Mensch in verschiedenen Altersabschnitten ist.« Wenn es solche gültigen Richtwerte aber nicht gibt, lösen die Sensoren entweder zu spät oder zu früh Alarm aus – oder sorgen am Ende vielleicht für einen Ansturm auf Arztpraxen von besorgten Patienten, die sich fragen, was es wohl bedeutet, dass ihre Herzfrequenz seit zwei Tagen höher ist als in der Woche zuvor. Also gilt es, »klar definierte Referenzpunkte zu entwickeln, damit wir den Übergang von Gesundheit zu Krankheit besser verstehen«, sagt Mega.

Verily hat dazu erste medizinische Messinstrumente entwickelt, insbesondere die Study Watch. Sie sieht kaum anders aus als eine Apple Watch, aber mit ihr lassen sich keine E-Mails checken. Stattdessen misst die Armbanduhr eine Vielzahl von Signalen aus Bio- und Umweltsensoren, sie erstellt unter anderem EKGs, misst den elektrischen Hautwiderstand und verschiedene Körperbewegungen. Alle Daten werden verschlüsselt in die Cloud hochgeladen und dort dann von Algorithmen durchforstet und mit Machine-Learning-Instrumenten ausgewertet. Mega nennt diesen Vorgang »den Treibstoff erstellen für die nächste Generation an multidimensionalen, integrierten Daten«.

Verily setzt die Study Watch und mehrere andere neue Messgeräte nicht nur bei Baseline, sondern in verschiedenen Studien in unterschiedlichen Feldern ein. In Kooperation mit einer Fachklinik in Boston wurden zum Beispiel 2000 Multiple-Sklerose-Patienten mit den einfach am Handgelenk getragenen Biosensoren ausgestattet. Kontinuierlich wird gemessen, ob Patienten die rechte oder linke Köperseite bevorzugen und welche physiologischen Reaktionen verschiedene Umweltreize wie Licht und Lärm auslösen. Das soll helfen zu verstehen, warum manche Multiple-Sklerose-Patienten früher oder heftiger unter den Symptomen ihrer Krankheit leiden und welche Therapien helfen können. Die neue Datenflut, analysiert und sortiert von Maschinen, begeistert die Ärzte: »Damit wird innerhalb von zwei Jahren das ganze Feld um zehn Jahre nach vorne gebracht«, so die Multiple-Sklerose-Expertin Tanuja Chitnis.

»Traditionelle Studien speichern die Daten in verschiedenen Silos, Berichte kommen meistens nur monatlich«, sagt Mega. Die Verily-Software liefert hingegen minütlich Daten in eine App. Und die Daten gehen »tief unter die Oberfläche, sehr tief«, sagt Mega. Eine riesige Rechenaufgabe, schon jetzt, wenn nur Informationen von einigen Zehntausend Patienten einfließen. Doch geplant ist, dass die Study Watch zum Massenprodukt wird, dass Millionen von Menschen solche Sensoren tragen. Die Menge der damit erhobenen Daten wäre für Pharmafirmen oder Universitäten nicht mehr zu bewältigen. Aber sehr wohl für einen Google-Ableger, für einen Konzern, der seit dem ersten Tag darauf ausgerichtet ist, Daten maschinell zu verarbeiten. »Deswegen dreht sich zurzeit alles darum, die richtige Infrastruktur zu bauen«, sagt Mega. Denn die Datenflut hilft nur, wenn sie aufbereitet und analysiert werden kann, wenn sie modellierbar ist, damit Ärzte und Forscher nicht in Informationen ertrinken. Verily will die entstehende Medizindatenplattform nicht alleine nutzen, dafür sind die Anwendungsmöglichkeiten zu weitreichend: »Wir hoffen, die Grundlage zu schaffen, die von vielen anderen genutzt wird und die damit versuchen, die Welt zu verbessern.«

Das heißt nicht, dass Verily nur Zulieferer sein will, der Maschinenbauer, der alleine die Instrumente liefert. Wenn es darum geht, die Welt zu verändern, will Google natürlich ganz vorneweg laufen. Die Verily-Forscher haben sich eine Reihe von Projekten ausgesucht, um selbst zu beweisen, »welch großen Beitrag für die Gesellschaft« die neue digitale Datenmedizin liefern kann. Im ersten Vorzeigeprojekt, an dem bereits seit 2015 gearbeitet wird, geht es nicht um Krebs oder Alzheimer, sondern um psychische Störungen. »Ein faszinierendes Gebiet«, sagt Mega. »Weil es bislang keine klaren Messinstrumente gibt.« Diabetes etwa lässt sich am Blutzuckerwert ablesen, die Grippe an Entzündungswerten. Wenn es aber nichts zu messen gibt, ist es schwer festzustellen, ob ein Medikament, eine Therapie wirklich hilft. So war es etwa mit Hepatitis C, lange schien es keine wirksame Behandlung gegen die Krankheit zu geben. Erst nachdem Wissenschaftler einen Weg fanden, die Viruslast im Körper zu messen, explodierte die Medikamentenentwicklung geradezu, weil sich Therapien nun testen und anpassen ließen.

Einen ähnlichen Effekt erhofft sich Verily mit einem Test für die Behandlung psychischer Erkrankungen, auch wenn die Entwicklung schwierig ist. »Wir können nicht genau feststellen, ob zum Beispiel eine Verhaltenstherapie wirklich zu Verbesserungen bei Patienten führt«, sagt Mega. Wie also lassen sich Messpunkte für psychische Störungen wie Depression oder Angstattacken finden? Und wie lassen sie sich früher diagnostizieren? Kaum ein Krankheitsbild bleibt länger unerkannt und unbehandelt als psychische Erkrankungen, die Patienten leiden oft über Jahre: Bei manischen Depressionen etwa beträgt der Zeitraum zwischen ersten Symptomen und erster Behandlung im Schnitt sechs Jahre. Therapien sind oft nur teilweise wirksam. In den vergangenen 20 Jahren hat sich die Zahl der Selbstmorde, oft als Folge schwerer Depressionen und anderer psychischer Krankheiten, in den USA um beinahe 50 Prozent erhöht. Psychische Störungen zählen zu den großen Volkskrankheiten der Welt. Und sind extrem teuer für die Gesundheitssysteme.

Alles, was mehr Einblicke in diese Krankheitsbilder liefert, mehr Daten bringt, ist deswegen willkommen. Und so überraschend es scheint: Gerade das Smartphone sei sehr gut geeignet, eine Flut von Informationen über Verhalten und vor allem Veränderungen des Verhaltens zu liefern, quasi in Echtzeit. Glaubt Tom Insel, einer der führenden Neurologen und Psychiater der USA und vormals langjähriger Leiter des National Institute of Mental Health, der amerikanischen Forschungseinrichtung für alle psychischen Erkrankungen. 2015 wechselte er zu Verily, auch weil er frustriert war von den langsamen Fortschritten in seinem Feld: dass psychische Krankheiten noch immer »ausschließlich auf Grundlage von Symptomen und weitgehend subjektiv diagnostiziert« würden statt »mit objektiven Labormesswerten«, so Insel zu den Beweggründen seines Wechsels. Von der Tech-Industrie verspricht sich Insel dabei mehr als von den Pharmakonzernen: »Wenn wir in Zukunft über medizinische Forschung sprechen, dann reden wir sicher mehr über Apple und IBM als über Lilly und Pfizer.«

Das erste und wichtigste Instrument, um neue Biomarker für Depressionen oder Psychosen zu sammeln, sei sicher das Smartphone: Denn je nachdem, wie man spricht, schreibt, schläft oder sich bewegt, ob man plötzlich das Haus kaum noch verlässt oder SMS und Anrufe nicht mehr beantwortet, aus all diesen Informationen lassen sich Rückschlüsse ziehen auf die seelische Verfassung. Besonders vielversprechend scheint die Analyse der Stimme zu sein: Sprachduktus, Tonfall, Sprachmuster, Formulierungen sind Indikatoren für den psychischen Zustand und dessen Veränderungen. Verily hat dazu Algorithmen entwickelt, die Sprachmuster identifizieren und analysieren, um möglichst früh die Ansätze einer psychischen Erkrankung erkennen zu können. Der Google-Ableger ist mit solchen Entwicklungen inzwischen nicht mehr alleine, zahlreiche Start-ups entwickeln digitale Werkzeuge, die Hinweise zu Depressionen und anderen Störungen geben sollen. Die Stimm- und Sprachanalyse spielt dabei meistens die führende Rolle. Ein Start-up entwickelte etwa einen Algorithmus, indem eine Software

Millionen von Anrufe von Versicherten bei ihren Krankenkassen analysierte und sich daraus selbst Muster beibrachte.

Die Idee der digitalen Depressionserkennung folgt dabei letztlich auch der Vision von der proaktiven Medizin, die Probleme früher erkennt und damit behutsamere, weniger einschneidende Behandlungen ermöglicht. Wenn Psychosen spät erkannt werden und der Patient bereits stark erkrankt ist, bleiben oft nur Krankenhausaufenthalte, schwere Psychopharmaka und lange Jahre der Behandlung. Wenn aber die Zeichen der Krankheit früh erkannt werden, etwa durch psychosoziale Biomarker wie eine stark nachlassende Kommunikation oder bestimmte Sprachmuster, die auf psychotisches Denken schließen lassen, können Therapeuten Klinikaufenthalte oft noch vermeiden.

Viele der Ansätze in dieser neuen digitalen Datenmedizin sind hoch spezialisiert, verlangen Fachkenntnisse, die sich kaum unter einem Dach sammeln lassen, selbst bei einem mit scheinbar endlosen Ressourcen ausgestatteten Riesen wie der Google-Mutter Alphabet. Verily hat sich deswegen zum einen für die meisten seiner Projekte Partner in den jeweiligen Industrien gesucht, bei Pharma- oder Elektronikunternehmen. Zum anderen folgt Verily aber einer bekannten Strategie der Digitalkonzerne: so früh wie möglich vielversprechende Start-ups zu identifizieren, an sich zu binden und dann zu schauen, ob etwas aus ihnen wird – um sie dann im Zweifelsfall sofort aufzukaufen. Verily hat deswegen einen »Partner-Campus« für interessante Start-ups eingerichtet: Bis zu zehn Unternehmen können Büroflächen im Verily-Hauptquartier nutzen und auf die Ressourcen des Google-Ablegers wie Labore und Testeinrichtungen zugreifen.

Im Gegenzug kann Verily schnell zugreifen, wenn sich vielversprechende Produkte anbahnen. Bei mehreren Start-ups hat sich Verily auf diese Weise bereits eingekauft, allen voran bei Freenome: Die erst 2015 gegründete Biotech-Firma entwickelt Tests, die bereits in sehr frühem Stadium verschiedene Krebsarten erkennen sollen, vor allem Lungen- und Brustkrebs. Dabei analysieren KI-gestützte Algorithmen genetisches Material, das aus Bluttests gewonnen wird. Silicon-Valley-Investoren förderten schon in einer ersten Finanzierungsrunde mit 65 Millionen Dollar eine Idee, die Freenome-CEO Gabriel Otto so beschreibt: »Durch Machine Learning haben wir Krankheitszeichen für die frühe Krebserkennung entdeckt, die nichts mit traditionellen Mutationen zu tun haben, etwa immunologische Veränderungen in zellfreier DNA.« Kritiker in der Krebsforschung sind skeptisch, ob das wirklich gelingen kann, doch Verily schien der Ansatz vielversprechend genug für ein Millioneninvestment.

Es besteht kaum ein Zweifel daran, dass die großen Tech-Konzerne auf Dauer im Bereich der Medizin und Gesundheit mitmischen werden. Alles Digitale ist ihr natürliches Spielfeld, und kaum eine andere Sparte bietet vergleichbare Möglichkeiten. Die Google-Mutter Alphabet investierte 2016 rund 14 Milliarden Dollar nur in die Forschung. Amazon steckte mit 16 Milliarden Dollar mehr Geld in die Forschung als jedes andere Unternehmen. Die Forschungsbudgets von Apple und Facebook liegen nicht weit dahinter. Die Tech-Konzerne sind mit Abstand die wertvollsten Konzerne der Welt. Allein Apple, Microsoft und Alphabet haben 250, 120 und 80 Milliarden Dollar in Barreserven parat: genug, um alle führenden Biotech-Unternehmen der Welt und noch ein paar Pharmariesen dazu aufzukaufen. Hinzu kommen Dutzende Milliarden Dollar an Wagniskapital, die jährlich ins Silicon Valley schießen.

Daraus ergibt sich eine potenzielle Dominanz, die durchaus angsteinflößend ist. Das Silicon Valley hat bereits die Internet-Technologie monopolisiert. Das Gleiche passiert nun mit der künstlichen Intelligenz. Wollen wir dieselben Konzerne nun auch noch eine dominante Rolle in der Medizin spielen sehen? Haben die meist weit kleineren, weit schlechter ausgestatteten deutschen Biotech-Unternehmen in so einem Umfeld auf Dauer überhaupt eine Chance? Der digitale Taxiriese Uber erhielt in zwei Jahren rund 16 Milliarden Euro Wagniskapital. So viel wie alle deutschen Start-ups zusammen. In zehn Jahren.

Aber die amerikanischen Unternehmer stehen nicht nur wegen des vielen Geldes, über das sie verfügen können, an der Spitze dieser erneuten Revolution, sondern auch wegen ihres rücksichtslosen Innovationsdrangs, wegen des unbedingten Fortschrittswillens. Das ist die traditionelle Silicon-Valley-Mentalität: schneller, weiter, höher, im Zweifel ohne Rücksicht auf Verluste. »Move fast and break things« lautete das ursprüngliche Motto von Facebook. Aber lässt sich so eine Denkweise anwenden, wenn es um unsere Gesundheit, wenn es um die eigene Biologie geht?

Andererseits: Wenn sich so viele neue Wege eröffnen, müssen sie dann nicht mutig und zügig beschritten werden, auch wenn es dabei gilt, die alten Pfade zu verlassen? Dieser Frage lässt sich exemplarisch rund 1000 Kilometer nördlich des Silicon Valley nachgehen, bei einem Unternehmen, das schon einmal die Welt veränderte und es nun wieder tun will.

Tief im Inneren von Gebäude Nummer 99, in einem fensterlosen Raum voller Monitore, kartografiert Ivan Tarapov Prostatatumore in 3-D, wühlt sich durch immer neue Schnittbilder von Computertomografien, um die passende Strahlentherapie zu planen. Im Labor gleich nebenan kratzt Desney Tan, Experte für medizinische Informatik, Moskitos aus elektronischen Fallen und untersucht sie anschließend auf einen Befall mit dem Zika-Virus und anderen Erregern. Aber wo sind die weißen Kittel, die Krankenschwestern, die Ärzte? Statt Patientenbetten drängen sich Serverreihen dicht an dicht, in den Gängen hängen Porträts von Bill Gates. Gebäude Nummer 99, vier Stockwerke hoch, 100 Meter lang und ebenso breit, in einem Tannenwald nahe Seattle, ist keine Klinik, sondern das Forschungshauptquartier von Microsoft. Tausende Wissenschaftler steckt der Konzern in diesen Tagen in immer neue Forschungsprojekte und noch mal so viele Experten in die Entwicklung neuer Geschäftsmodelle, aber immer weniger geht es dabei um Windows, Word und Excel und immer öfter um Krebs und Stammzellen, um Therapien und Medikamente. »Es ist so aufregend, so spannend, was in der Medizin passiert, was für eine Entwicklung, meine Güte«, sagt Peter Lee, Forschungschef von Microsoft, Professor für Cybersicherheit und einst ein führender Forscher des US-Verteidigungsministeriums. Ein nüchterner Informatiker, eigentlich, aber in seiner Stimme schwingt spürbar die Aufregung mit, wenn er sagt: »Die Medizin ist reif für eine Revolution«, dank Digitalisierung, dank technischen Fortschritts.

Healthcare Next nennt Microsoft seinen Vorstoß in die Medizin, und es soll um nicht weniger gehen als darum, »das Gesundheitssystem zu transformieren«, sagt Lee. Indem die medizinische Forschung vorangetrieben und die Versorgung der Patienten mit neuen Therapien verbessert werden, Ärzte mit neuen Instrumenten ausgestattet werden und dabei alles billiger werden soll, für die Patienten und den Staat. Dazu verfolgt der Konzern einige Dutzend Projekte gleichzeitig. Manche davon eher pragmatisch, wie neue Spracherkennungssysteme, die es Ärzten erlauben, ihre Beobachtungen während laufender Untersuchungen dem Computer zu diktieren, statt sie später vom Band abtippen zu müssen. Andere Projekte sind dagegen weit ambitionierter, medizinische Moonshots, die auf eine Zukunft der personalisierten Medizin zielen, in der die Diagnose und die individuelle Behandlung von Patienten auf Genomanalysen basieren. Die Microsoft-Forscher sprechen von »computing cancer«, den Krebs mit dem Computer zu besiegen: Neue Algorithmen sollen Medizinern helfen, die Ursprünge der Krankheit besser zu verstehen, Maschinenintelligenz soll die

Genomanalyse perfektionieren und Medikamentencocktails entwickeln, neue Informatikmethoden sollen dazu führen, den Code
von Zellen zu knacken und sie zu programmieren wie eine Software.

»Wenn wir den Krebs kontrollieren und regulieren können, dann
wird er wie jede andere chronische Krankheit, und das Problem ist
gelöst«, sagt Jasmin Fisher, Professorin im englischen Cambridge,
die eng mit Microsoft zusammenarbeitet. Wann soll es so weit sein?
»Ich denke, für einige Krebsformen in fünf Jahren, aber sicher
innerhalb einer Dekade. Dann werden wir wahrscheinlich ein
Jahrhundert ohne Krebs haben.« Ist das Träumerei? Oder Spinnerei? Keineswegs, sagt Christopher Bishop, Leiter des Microsoft-
Forschungslabors in Cambridge, Großbritannien, Informatikpro-
fessor, Fellow der britischen Royal Society und einer der weltweit
führenden Experten für Maschinenintelligenz. »Ich glaube, dies ist
ein sehr naheliegendes Unterfangen für Microsoft, denn wir haben
enorme Expertise in der Informatik, und die Vorgänge bei Krebs
sind im Kern ein Informatikproblem.«

Die Microsoft-Projekte werden angetrieben von den Fortschritten in der künstlichen Intelligenz, »die größte Transformation der
Informatik seit Erfindung des Computers«, wie Bishop sagt. »Im
Herzen der Informatik ist etwas Fundamentales passiert: Software
wird nicht mehr von Hand entwickelt, sondern entwickelt sich
selbst, indem sie aus Daten lernt.« Das klingt banal, aber die Folgen werden in den kommenden Jahren überall zu spüren sein:
»Nahezu alle Aspekte unseres Lebens werden sich verändern«, sagt
Bishop. Und die erste Frage ist: Wie lassen sich diese neuen daten-
fressenden Software-Maschinen, die immer besser darin werden,
die Welt zu verstehen, konkret dafür einsetzen, die Gesundheitswelt zu revolutionieren? Das ist die Aufgabe von Hoifung Poon,
promovierter Informatiker und Grundlagenforscher bei Microsoft,
und er sagt oft Sätze wie diesen: »Medizin ist ungenau, mit intelligenten Maschinen kann sich das endlich ändern.«

Poon leitet das »Project Hanover«, dessen Ziel es ist, künstliche Intelligenz für die Präzisionsmedizin zu entwickeln. Als ersten Schritt will Microsoft Maschinen das Lesen beibringen, so, dass sie den Text auch verstehen, weil das meiste medizinische Wissen in Texten steckt: Auf Milliarden Seiten wissenschaftlicher Literatur sind endlose Informationen zu biologischen Prozessen, therapeutischen Mechanismen und klinischen Studien gespeichert. Aktuell enthält die größte Datenbank rund 27 Millionen medizinische Abhandlungen, die bereits digital zugänglich sind. Es laufen weltweit mehrere Tausend neue Krebsstudien, deren Ergebnisse öffentlich publiziert werden. Aber wer kommt da noch mit? »Nur Maschinen«, sagt Poon.

Microsoft hat nun ein öffentlich über das Internet zugängliches, intelligentes System gebaut: Ärzte können in verschiedenen Suchfeldern zum Beispiel ein Protein eingeben und einen Medikamentennamen, und die Software durchkämmt alle verfügbare Literatur nach bereits vorhandenen Erkenntnissen über die jeweilige Kombination. Die Software muss dazu nicht nur in Sekundenbruchteilen riesige Datenmengen durchforsten, sondern auch solche Sätze richtig interpretieren: »Involvement of p70(S6)-kinase activation in IL-10 up-regulation in human monocytes by gp41 envelope protein of human immunodeficiency virus type.«

Die maschinelle Unterstützung soll es Ärzten künftig erleichtern, präzisere, individuelle Therapien zu entwickeln. Insbesondere in der Krebstherapie werden durch die Genomanalyse zunehmend personalisierte Behandlungen möglich. Allerdings bislang nur für einen Bruchteil von Patienten, da der Aufwand enorm ist: Oft müssen gleich ein Dutzend Spezialisten einen Behandlungsplan entwerfen und dazu alle wissenschaftlichen Entwicklungen im Blick haben. Doch längst sind noch nicht alle Therapien ausgereift. Um das Problem zu illustrieren, zeigt Poon ein Foto von einem Hautkrebspatienten, dessen ganzer Körper mit Tumoren überzogen ist.

Im nächsten Bild sind die Tumore fast ganz verschwunden, das Ergebnis einer personalisierten Krebstherapie. Im dritten Bild aber sind die Tumore zurück, wenige Wochen nach der Therapie mutierte der Krebs.

Zunehmend setzen Ärzte deswegen darauf, den mutierenden Krebs mit immer neu angepassten Medikamentencocktails zu behandeln. Aber wie lassen sich die richtigen individuellen Kombinationen finden? Für Millionen von Patienten? Derzeit sind rund 200 Wirkstoffe gegen Krebs zugelassen, über 1200 Medikamente sind in der klinischen Entwicklung. Alleine eine Doppelkombination ergibt schon Hunderttausende Möglichkeiten, eine Dreifachkombination fast 300 Millionen. Der bisherige Ansatz der Pharmaindustrie, eine Kombination nach der anderen zu testen, erscheint da hoffnungslos ineffizient. Poon sieht darin einen »Flaschenhals«, den nun die Maschinen zumindest deutlich erweitern sollen. Intelligente Software, die mit den genomischen Daten des Patienten und seiner Krebsart gefüttert wird, soll die medizinische Literatur durchsuchen und schließlich Vorschläge machen, welche Medikamentenkombination die besten Erfolgschancen hat. »So lassen sich hoffentlich neue Therapien in Monaten, nicht Jahrhunderten finden«, sagt Poon.

Ob sich diese Hoffnung erfüllen lässt, erprobt Microsoft gerade in einem Pilotprojekt mit dem Knight Cancer Institute in Oregon. Die Ärzte dort suchen bereits seit Jahren nach einer neuen Kombinationstherapie für Leukämie. Die vorhandenen Medikamente machen 11 026 Kombinationen möglich, davon wurden 102 in den vergangenen zwei Jahren getestet. Die Microsoft-Maschine durchsuchte auf einen Schlag die verbleibenden über 10 000 Kombinationen und machte den Onkologen Vorschläge für vielversprechende Cocktails, die sie nun erproben. Für Microsoft soll das nur der Beginn einer neuen Welt von Kollaborationen zwischen Mensch und Maschine sein, um mittelfristig die gesamte Medizin zu verändern: »Unser Ziel ist es, Systeme zur Entscheidungshilfe zu bauen«, sagt Poon. »Maschinen, die alle möglichen Datenquellen auswerten, um Experten Empfehlungen zu geben, und die dann aus der Interaktion mit dem Menschen immer mehr dazulernen.«

Die Microsoft-Manager betonen immer wieder, dass es nicht darum gehe, den Arzt zu ersetzen. Die Maschine soll »das Triviale eliminieren und die Arbeitsbelastung verringern«, sagt Hadas Bitran, Expertin für künstliche Intelligenz in Microsofts israelischer Niederlassung. Sie bringt Maschinen bei, sich zu unterhalten. Ihre Abteilung hat einen »virtuellen Gesundheitsassistenten« entwickelt, den zahlreiche Krankenhäuser bereits erproben. Patienten können bei Beschwerden über die Webseite mit der Klinik chatten, doch es antwortet keine Krankenschwester, sondern ein Computer. Die Maschine ist gefüttert mit den Aufnahmeprotokollen und greift auf allerlei medizinische Datenbanken zu.

Im Test sieht das so aus:

»Mein Bein schmerzt«, schreibt der Patient, die Maschine antwortet mit dem Bild eines Beines und fragt: »Wo?«

»In der Wade.«

»Wie schlimm ist der Schmerz von 1 bis 10?«

»7.«

»Wann fing es an?«

»Sonntag.«

»Sind Sie Langstrecke geflogen?«

»Ja.«

»Sind Sie kurzatmig?«

»Ja.«

Es folgen Fragen aus dem Aufnahmeprotokoll: Sind Sie schwanger? Rauchen Sie? Haben Sie sich beim Sport verletzt?

Am Ende entscheidet die Software: »Sie könnten eine Thrombose haben. Kommen Sie sofort in die Aufnahme.« Dazu spuckt die Maschine eine Fallnummer aus, alle gesammelten Informationen werden automatisch an den zuständigen Arzt weitergeleitet, auf Wunsch auch mit der gesamten digitalen Patientenakte des Hausarztes, die per Mausklick freigeschaltet werden kann.

Die Anwendung funktioniert umso besser, je mehr sie auf persönliche Daten zugreifen kann. Das gilt grundsätzlich für die digitale Zukunftsmedizin: Sie wird angetrieben durch eine Datenflut aus DNA-Analysen, kompletten Krankenakten und immer größeren Informationsschätzen aus klinischen Studien und Forschungsprojekten.

Microsoft hat eine Online-App entwickelt, »Healthvault«, das Gesundheitsschließfach, um alle möglichen sensiblen medizinischen Daten zentral in der Cloud zu speichern, seien es offizielle Arztberichte oder nur die Schrittzählerdaten von der Smartwatch. Einzelne Datensätze können dann etwa für Ärzte oder Versicherungen freigegeben werden. Google und Amazon haben ähnliche Anwendungen im Angebot. Die Tech-Konzerne setzen darauf, dass Patienten, die ihre Fotos und E-Mails bei ihnen speichern, auch ihre Röntgenbilder am selben Ort ablegen. Das ist einfach und praktisch, was den Konsumenten in der digitalen Welt am Ende immer am wichtigsten war.

Google und Facebook werden zwar gerne als Datenkraken angeprangert, aber die Nutzerzahlen steigen immer weiter an. Die Konzerne beeilen sich, vorab zu versichern, dass sie aus vergangenen Fehlern im Umgang mit Datennutzung und Datensicherheit gelernt haben. Dass es, ganz im Gegenteil, heutzutage keinen besseren Ort gebe, um Daten zu verwahren, als bei ihnen, den Experten für Datensicherheit. »Wir haben zwei grundsätzliche Überzeugungen: Die Menschen sollen ihre medizinischen Daten selbst besitzen, und sie müssen in der Lage sein, den Zugang zu diesen Daten gewähren und wieder zurücknehmen zu können«, sagt Peter Lee, der Microsoft-Forschungschef.

Wer aber will wirklich sein ganzes Leben in die Hände eines einzelnen Konzerns legen? Was, wenn dessen Konten gehackt werden? Und was genau passiert hinter den Kulissen mit den Daten? Das Modell der datenbasierten proaktiven Medizin, das Verily, Microsoft und die anderen Tech-Konzerne verfolgen, hat das Potenzial, unsere persönlichsten und sensibelsten Daten zu gefährden. 2015 etwa wurden bei einer Cyberattacke auf den amerikanischen Krankenversicherer Anthem 79 Millionen Patienten-Datensätze gehackt. Theresa Payton, ehemals Chief Information Officer des Weißen Hauses und nun Chefin der Cybersecurity-Firma Fortalice, prognostiziert, dass Gesundheitsdaten und medizinische Informationen immer mehr zum Ziel von Hackern werden. Ist es also besser, alle medizinischen Daten zurückzuhalten?

Nur wenn Ärzte schnellen, vollen Zugriff auf alle Informationen haben, wenn die lernenden Maschinen ausreichend gefüttert werden, wenn immer Daten produziert und zugänglich gemacht werden, können auch die großen Versprechen der Techno-Medizin eingelöst werden: neue Medikamente, personalisierte Therapien, ein gesünderes Leben. Lohnt es sich, dafür seine Daten zu opfern? Solche Fragen werden sich umso dringlicher stellen, die Debatten umso heftiger werden, je weiter der Fortschritt Medizin und Biologie vorantreibt.

Längst verfolgen die Tech-Konzerne noch weit größere, futuristische Visionen, »superambitioniert«, sagt Lee. Was, wenn sich die menschliche Biologie wie Software programmieren ließe und man DNA umschreiben könnte wie ein Computerprogramm? Microsoft hat dafür eine eigene Abteilung. Die »Biological Computation Group« im britischen Cambridge verfolgt die Idee, dass biologische Prozesse am Ende auch nur Informationsverarbeitungsprozesse sind. Wenn man weiß, wie man Computer programmiert, kann man dann auch lernen, Zellen zu programmieren? Forschern der Stanford University gelang es bereits, reguläre

Zellen umzuprogrammieren, und Microsoft arbeitet nun daran, den Prozess zu verfeinern, denn der Gewinn könnte groß sein: Man könnte eine Stammzellentherapie entwickeln, die nicht auf Embryonen angewiesen ist und somit ohne ethische Konflikte auskäme. Oder nur mit neuen?

Die Microsoft-Forscher sind sich sicher: Wenn sich herausfinden lässt, wie Zellen Entscheidungen treffen, wie ihre Algorithmen funktionieren, dann lässt sich auch eine Programmiersprache finden, um Zellen zu steuern. Am Ende könnte ein molekularer DNA-Computer stehen, der Krebs in einer Zelle erkennt und ihr den Selbstmord befiehlt. Eine Art Doktor direkt in der Zelle, »spekulativ, aber sehr vielversprechend«, sagt Chris Bishop, der Laborleiter in Cambridge.

Die Vordenker der Tech-Konzerne wollen sich nicht festlegen, wie schnell sich ihre großen Visionen durchsetzen werden. Aber dass eine neue Welt kommen wird, daran zweifelt keiner von ihnen: »Die Gesundheitssysteme ächzen unter Druck, vieles ist ineffizient, wir brauchen neue Ansätze«, sagt Bishop. »Die Zeit ist reif für die digitale Transformation der Gesundheit hin zu einer datengetriebenen Welt.«

Das Zeitalter der Genetik

Wie wir unsere DNA manipulieren,
um einen besseren, gesünderen Menschen
zu schaffen

Im Frühjahr 2011 liegt Steve Jobs im Sterben. Er hat Bauchspeicheldrüsenkrebs, besonders aggressiv, seine Heilungschancen stehen schlecht. Aber Jobs, der Apple-Gründer, Visionär, Futurist, will nicht aufgeben, sucht nach unerprobten Lösungen. Technologischen, natürlich. In den letzten Jahren seines Lebens wurde er Experte für medizinischen Fortschritt, er arbeitet sich tief ein in die menschliche Biologie, umgeben von den besten Experten entscheidet er selbst über jeden nächsten Behandlungsschritt. Er sucht nach experimentellen Therapien, »cutting edge«, wie die Amerikaner sagen: die Speerspitze der Forschung. Und weil Krebs eine genetische Krankheit ist, konzentriert sich Jobs auf das Gen: die Grundeinheit aller biologischen Informationen, der Schlüssel des Erbguts. Diese Welt liegt ihm nahe, denn DNA ist im Kern ein digitales Molekül: ein Code, wie Software, erstaunlich simpel und elegant.

Nur vier Moleküle, mit den Kürzeln A, C, G und T, finden sich zu immer neuen Abfolgen zusammen und beschreiben so alle Instruktionen, die ein Organismus braucht, um zu leben, sich zu entwickeln und fortzupflanzen. Die Abfolge der Basen, die DNA-Sequenz, gibt Anweisungen, um Proteine zu bauen: die komplexen Moleküle, die wesentlich bestimmen, wie unser Körper funktioniert. Jede DNA-Sequenz mit einer Bauanleitung für ein Protein ist ein Gen. Je nach Funktion variiert die Größe menschlicher Gene stark: Manche bestehen nur aus 1000 Basen, andere aus bis zu einer Million. Insgesamt haben Menschen zwischen 21 000 und 23 000 Gene. Alle genetischen Informationen zusammen ergeben das Genom, die Blaupause, um den Menschen zu bauen – und zu reparieren. Verschlüsselt in drei Milliarden Basenpaaren.

Wenn man die genaue Sequenz entschlüsselt und damit die Abfolge der Basen kennt, lässt sich vieles lernen über die Besonderheiten eines Organismus. Und über Fehler im System: Mutationen.

Steve Jobs beschließt deswegen, sein eigenes Genom und das des Tumors sequenzieren zu lassen. Was für eine Rechenaufgabe, ein kaum zu bewältigender Datenwust: Maschinen groß wie Wandschränke lesen mithilfe eines komplizierten biochemischen Verfahrens die Basenfolgen, Supercomputer sammeln und ordnen die Ergebnisse. Über Wochen. Ein aufwendiger, langwieriger, teurer Prozess: 100 000 Dollar soll Jobs für die Genomanalyse gezahlt haben. Genetik-Experten aus Harvard, Stanford, dem MIT arbeiten daran, das Erbgut des Apple-Gründers zu entschlüsseln, seinen Krebs zu analysieren, um auf Basis der genetischen Erkenntnisse dann neue, zugeschnittene Medikamente für die molekularen Besonderheiten und die individuelle Mutation zu finden. In der Hoffnung, den Tumor so doch noch niederringen zu können.

Jobs, der Visionär, sieht das Potenzial der Technologie, er weiß genau, was es bedeutete, das Bit zu verstehen und die Sprache der Maschinen. Und er weiß, was es bedeuten wird, das Gen und die Sprache der Biologie zu verstehen. Er sagt: »Ich werde entweder einer der Ersten sein, der auf diese Weise dem Krebs entkommen kann, oder einer der Letzten, der an ihm sterben wird.« Entkommen konnte Jobs dem Krebs nicht mehr, zu weit war seine Erkrankung fortgeschritten. Ob er einer der Letzten sein wird, die an

Krebs sterben, aus historischer Perspektive, in der eine Dekade nicht viel zählt?

Als Steve Jobs 2011 sich und seinen Krebs analysieren lässt, ist die Technologie neu, nur wenige Jahre zuvor wurden erstmals ein Tumor sequenziert und damit die individuellen Mutationen bestimmt. Jobs ist zu diesem Zeitpunkt einer der ersten Menschen auf der Welt, die sämtliche Gene ihres Tumors und die normale DNA sequenzieren ließen. Eine Sensation, damals. Damals? Am Anfang des Jahrzehnts, vor nur wenigen Jahren. Und doch fühlt es sich an, als müsse es in einer anderen Zeit gewesen sein.

Heute lassen sich DNA-Abfolgen von bis zu einer Million Basenpaaren in Minuten sequenzieren. Ein ganzes Genom dauert einen halben Tag und kostet weniger als 500 Euro. Was für eine Entwicklung. Die Informatik wurde in wenigen Jahrzehnten zum Massenprodukt, der Computer allgegenwärtig, weil die Rechenkraft sich alle zwei Jahre verdoppelte, während sich die Preise für Chips halbierten. Aber die DNA-Analyse rast in Verfünffachungssprüngen voran. Heute ist sie nicht mehr viel aufwendiger oder teurer als ein großes Blutbild: Eben noch konnten sich solch eine Diagnose nur Millionäre leisten, nun kann man sie beim Facharzt bestellen.

Neue DNA-Sequenzierer sind kaum größer als ein Kartenspiel, sie kosten rund 500 Dollar, und man kann sie mit jedem Laptop verbinden. Die neue Nanotechnologie sequenziert DNA, indem sie durch extrem winzige Poren in einer Membran gepresst wird und dabei eine Base nach der anderen ausgelesen wird. Die weiter rasend schnell zunehmende Rechenkraft von Computern macht es möglich. Und hinzu kommt nun immer klügere Software, angetrieben von maschinellem Lernen, von künstlicher Intelligenz. Inzwischen setzt jedes Biotech-Unternehmen, jede Uniklinik DNA-Analysen als Alltagsinstrument ein. Groß angelegte Forschungsprojekte sammeln DNA-Proben in riesigen Datenbanken und suchen nach genetischen Hintergründen für alle möglichen Krankheiten

von Krebs bis Diabetes und Herzinfarkten. Forscher testen genetisches Screening von Neugeborenen, um möglichst früh Krank-
heitsrisiken zu identifizieren. Erste Lifestyle-Produkte sind in amerikanischen Drogeriemärkten zu finden: Mit einem schnellen Test
kann man herausfinden, wie gut die eigenen Gene sind oder wie
anfällig man für Fettsucht ist. In weniger als einem Jahrzehnt wurde
die Analyse unseres Erbguts zum Alltag. Wie sind wir so schnell
hierhergekommen? Und wo geht es hin mit diesem Tempo?

Die Grundlage für diese rasante Entwicklung legte jahrzehntelange Forschung, Mosaiksteine, die sich nun zu einem Bild zusammenfügen. Der erste zentrale Schritt der molekularen Genomanalyse war 1953 die Entdeckung der DNA-Struktur, das berühmte
Bild der Doppelhelix, durch Francis Crick und James Watson. In
den 1970er Jahren entwickelte der britische Biochemiker Frederick
Sanger die DNA-Sequenzierung, er erhielt seinen zweiten Nobelpreis innerhalb weniger Jahre. In den 1980ern nutzten Genetiker
die Technik erstmals, um Gene zu identifizieren, die mit Krankheiten in Verbindung stehen, zum Beispiel Mukoviszidose.

Erste Erfolge beflügelten die Wissenschaft 1990 dann zu einem
der größten Forschungsprojekte aller Zeiten, bis heute das leuch-
tende Symbol für den Geist internationaler Kooperation und beein-
druckendes Beispiel für das, was der Mensch leisten kann, wenn alle
an einem Strang ziehen. Das Humangenomprojekt (HGP) hatte
zum Ziel, erstmals ein komplettes menschliches Genom zu kartografieren, die Sequenz aller rund drei Milliarden Basen des Menschen zu bestimmen. In 20 Universitäten und Forschungszentren
in den USA, Deutschland, Japan, Frankreich, Kanada, Großbritannien und China arbeiteten Forscher 13 Jahre lang daran, alle Gene
des Menschen zu entschlüsseln. 2003 schließlich war die Arbeit
am ersten Referenz-Genom abgeschlossen: Es repräsentiert kein
Individuum, sondern wurde zusammengefügt aus den Sequenzen
mehrerer Menschen. Rund drei Milliarden Dollar verschlang das

Projekt, finanziert als öffentlicher Forschungsverbund von Regierungen und Forschungsorganisationen. Ab 1998 führte der kalifornische Genetiker Craig Venter parallel zum Humangenomprojekt eine private Initiative an, das Biotech-Unternehmen Celera Genomics wollte schneller und billiger sein als die staatliche Initiative. Das gelang auch, aber nur weil Venter auf die öffentlich zugänglichen Erkenntnisse des HGP zurückgreifen konnte.

Die erste Sequenzierung des Genoms eröffnete der Wissenschaft und den Biotech-Unternehmen eine bis dahin einmalige Ressource: detaillierte Informationen über die Struktur, Organisation und Funktion aller menschlichen Gene. Das Wissen, wo genau die Erbinformationen verortet sind. Und damit die Fähigkeit, sie gezielt anzusteuern.

Das weckte Hoffnungen, große Hoffnungen. Wenn wir unser Erbgut lesen können, bis ins Detail die Vorgänge der Biologie verstehen, dann sollten wir doch auch Fehler im Genom beheben können. Das Problem direkt an der Quelle bekämpfen, statt die Folgen zu behandeln: durch Gentherapie. Die Vision ist einfach: Wenn man die DNA-Sequenz kennt, also über präzise individuelle molekulare Informationen verfügt, sollten sich jene Mutationen identifizieren lassen, die für genetische Erkrankungen verantwortlich sind. Und man müsste sie mit Medikamenten korrigieren können.

Erste Experimente mit Gentherapien begannen bereits in den 1990er Jahren. Die amerikanische Arzneimittelbehörde FDA definiert Gentherapie so: jede Form von Behandlung, die ein Ersatz-Gen in den Körper eines Menschen einschleust oder ein krankheitsverursachendes Gen deaktiviert. Die neuen Instruktionen für die Zellen werden dabei meist mithilfe von Milliarden genetisch modifizierten Viren, die mit der korrekten DNA ausgestattet sind, in den Körper gebracht. Eine elegante Idee, wenn auch ein komplizierter Prozess. Forscher und Medikamentenentwickler waren

schnell euphorisch. Mit deutlichen Parallelen zum Begeisterungs-
rausch um das zur selben Zeit gerade aufkommende Internet: Eine
neue Technologie brachte große Visionen hervor, für deren Umset-
zung die Zeit aber noch nicht reif war. Die Forscher wollten gleich
einen 100-Meter-Sprint versuchen, obwohl sie gerade erst gelernt
hatten zu stehen.

Der Internetboom der späten 1990er Jahre endete in einem
Desaster, im Zusammenbruch der New Economy, die zu sehr auf
dem Potenzial der neuen Technologie fußte, die aber noch ein Jahrzehnt brauchte, bis die digitale Welt wirklich omnipräsent sein
würde. Und genauso abrupt endeten die hochfliegenden Pläne für
die ersten Gen-Medikamente: 1999 starb der 18-jährige Amerikaner Jesse Gelsinger während einer klinischen Studie für eine Gentherapie, die seine Leberkrankheit heilen sollte. Gelsinger war nicht
schwer krank, bevor er starb. Seine Symptome konnten mit Medikamenten unter Kontrolle gehalten werden, er hatte sich zur Verfügung gestellt, um die Sicherheit der Gentherapie für lebensbedrohlich Erkrankte zu testen.

Der Fehlschlag des Experiments und die darauffolgende heftige
Kritik an den Ambitionen der Wissenschaftler – die »New York
Times« etwa verurteilte das Experiment in einem Artikel mit dem
Titel »Der Biotech-Tod von Jesse Gelsinger« scharf – verwandelten
die Gentherapie in kürzester Zeit vom großen Hoffnungsträger zur
abgelegenen Forschungsdiaspora.

Aber, um bei der Analogie zum Internet und den digitalen Technologien zu bleiben: 1999 war es unmöglich, Smartphones zu entwickeln. Doch das heißt nicht, dass es ein Jahrzehnt später noch
immer technisch unmöglich wäre. Die rasante Entwicklung der
Genetik in den vergangenen Jahren ist das beste Beispiel für die im
Silicon Valley gepredigte »Convergence«: das Zusammenfließen
von Erkenntnissen aus unterschiedlichsten Bereichen von Technik
und Forschung, das wahre Entwicklungssprünge auslöst und Wis-

senschaftler eine neue Stufe erreichen lässt. Das Ganze ist mehr als die Summe seiner Teile. Genetik ist nicht zuletzt eine riesige Rechenaufgabe, ein Big-Data-Projekt, bei dem enorme Informationsmengen aufbereitet und verarbeitet werden müssen. Das war vor zehn Jahren noch unmöglich, weil die Technik und die Rechenkapazitäten noch nicht so weit waren. Aber wenn der Schritt erst einmal gemacht ist, wenn Genome innerhalb weniger Stunden für 100 Dollar sequenziert werden können, wenn damit Tausende Forschungseinrichtungen ständig neue Erkenntnisse sammeln, zusammenfügen und von immer klügeren Maschinen aufbereiten lassen, dann werden die Entwicklungssprünge zwangsläufig immer größer, in immer kleineren Abständen. »Früher war die Analyse eines Proteins Gegenstand einer jahrelangen Doktorarbeit, nun machen wir das per DNA-Sequenzierung in einer Stunde«, sagt Kemal Malik, Innovationsvorstand des deutschen Pharmariesen Bayer. »Früher«, das heißt vor zehn Jahren. »Die erstaunliche Rechenkraft von Computern, die Fähigkeit, riesige Datenmengen zu verstehen und international zu kooperieren, verändert alles«, sagt Malik.

Seit Anfang des Jahrzehnts ist es den Forschern auf diese Weise gelungen, entscheidende Puzzleteile in der Genetik zusammenzusetzen. Und nun scheinen Gentherapien ihren iPhone-Moment erreicht zu haben: Die Technologie ist noch nicht ausgereift und etwas krude, aber weit genug für den ersten Auftritt auf der Weltbühne. Seit Mitte des Jahrzehnts wurden mehrere gentherapeutische Medikamente in Europa und den USA zugelassen. Über 500 klinische Studien zu Gentherapien für mehrere Dutzend Krankheiten laufen alleine in den USA. Reihenweise Medikamente gehen nun jedes Jahr in die Zulassungsprozesse. Solche etwa: Italienische Ärzte berichteten 2016, dass sie 18 Kinder von einer tödlichen Immunkrankheit heilen konnten, der Adenosindesaminase-Defizienz. Den Kindern fehlt durch einen Gendefekt ein Enzym, dadurch wird die Bildung weißer Blutkörperchen behindert. Die Mailänder Ärzte entnahmen den Kindern Knochenmark, fügten das Gen ein, das für die Produktion des fehlenden Enzyms verantwortlich ist, und injizierten anschließend das Knochenmark wieder. Zusammen mit dem Pharmakonzern Glaxo entwickelten die Forscher daraus nun ein gentherapeutisches Medikament mit dem Namen Strimvelis. Es kostet 594 000 Euro pro Anwendung, aber dafür erhält man auch eine Wirksamkeitsgarantie: Wenn die Gentherapie den Patienten nicht heilt, gibt es das Geld zurück.

In den USA hat das gerade erst 2013 gegründete Biotech-Start-up Spark Therapeutics die Freigabe für gleich zwei Gentherapien bekommen. Luxturna behandelt eine erbliche Ursache der Blindheit, für die es bislang weder Heilung noch Behandlung gab. Die Betroffenen werden mit eingeschränktem Sehvermögen geboren und erblinden, manchmal schon als Kleinkinder, manchmal erst als Erwachsene. Die Gentherapie stellt nicht die volle Sehkraft wieder her, aber die meisten behandelten Patienten sind nicht mehr blind im juristischen Sinne: Behandelte Kinder sehen genug, um reguläre Schulen besuchen zu können. »Oh wow, Farben machen so einen Spaß«, sagte etwa die 13-jährige Caroline Carter zu Reportern der Nachrichtenagentur AP, als die Ärzte des Kinderkrankenhauses von Philadelphia die Therapie-Ergebnisse erstmals vorstellten. Caroline hatte bis dahin nie mehr als Schatten gesehen.

Die zweite Gentherapie von Sparks behandelt eine Variante der Bluterkrankheit Hämophilie, bei der ein genetischer Defekt die Blutgerinnung stört und dazu führt, dass Hämophilie-Erkrankte mitunter schon bei kleineren Verletzungen zu verbluten drohen. Viele Mitglieder des europäischen Hochadels litten unter der Krankheit, insbesondere die britischen Monarchen und die russischen Zaren, weshalb sie auch den Namen »Krankheit der Könige«

trug. Die Gentherapie bringt nun funktionierende Gene in die Leberzellen, sodass die Blutgerinnung wieder funktioniert.

Die neuen Gentherapien sind noch längst kein Alltag, aber es häufen sich solche Geschichten: Im Kinderkrankenhaus der Ruhr-Universität Bochum retteten die Ärzte einen Jungen, der fast keine gesunde Haut mehr hatte. Durch eine Erbkrankheit war seine Haut extrem entzündet und mit Blasen übersät, wie bei Verbrennungsopfern. Deswegen wurde er auch von den Verbrennungsspezialisten des Klinikums behandelt, aber weder schwere Antibiotika noch Hauttransplantationen konnten helfen. Dann hörten die Bochumer Ärzte von einer experimentellen Gentherapie, mit der Haut im Labor gezüchtet wird. Sie entnahmen dem Jungen eine Hautprobe und schickten sie ans Zentrum für Regenerative Medizin der Universität Modena in Italien. Dort wurde das defekte Gen in den Zellen der Hautprobe durch ein intaktes ersetzt. Anschließend wurde im Labor aus den nun reparierten Zellen neue Haut gezüchtet und nach Bochum versandt, wo sie dem Kind transplantiert wurde. Insgesamt wurden so 80 Prozent der Haut des Jungen ersetzt.

Momentan konzentrieren sich die Forscher und Ärzte auf genetische Erkrankungen, die auf möglichst nur ein Gen zurückzuführen sind und die weniger komplexe Organe betreffen. Aber schon jetzt werden die Ansätze gewagter. 2017 stoppte eine Gentherapie erstmals eine tödliche Gehirnerkrankung: Ein mutiertes Gen lässt bei Kindern wenige Jahre nach der Geburt die Gehirnzellen absterben, sodass sie verlernen zu laufen und zu sprechen und meist innerhalb von fünf Jahren nach der Diagnose sterben. Für die Gentherapie entnahmen die Ärzte den kleinen Patienten Stammzellen aus dem Rückenmark und reparierten das Gen – indem sie eine deaktivierte Form des HI-Virus als Werkzeug nutzten, das Gene in menschliche Zellen einschleusen kann. Rund ein Jahr dauerte es, bis die Stammzellen sich im Rückenmark der Kinder vermehrten und ins Gehirn wanderten – und dort den Schwund der Nerven-zellen tatsächlich stoppten.

Seltene Krankheiten, die sich auf einige wenige Gene zurück-führen lassen, seien jedoch nur der Anfang, sagt die italienische Kinderärztin Maria-Grazia Roncarolo, die an der Entwicklung von Strimvelis in Italien wesentlich beteiligt war und nun als Direkto-rin des Institute for Stem Cell Biology and Regenerative Medicine der Stanford University im Silicon Valley an den nächsten Thera-pien arbeitet. Im Fadenkreuz der Forscher stehen die weitverbrei-teten Volkskrankheiten wie Diabetes und Alzheimer, allen voran aber natürlich der Krebs.

Denn Krebs wird immer mehr als eine genetische Krankheit ver-standen. Genauer: als Sammelbezeichnung für zahllose genetische Krankheiten. Die vielleicht »ultimative Perversion der Genetik – ein Genom, das pathologisch besessen davon ist, sich zu replizie-ren«, so schreibt der New Yorker Medizinprofessor Siddhartha Mukherjee, der für seine Geschichte des Krebses »Der König aller Krankheiten: Krebs – eine Biografie« den Pulitzerpreis gewann. Das Genom als Replikationsmaschine führe zu einer »gestaltwand-lerischen Krankheit«. Die am Ende auch nur direkt über das Genom in den Griff zu bekommen sein wird. In den vergangenen Jahrzehnten wurde deswegen die Krebs-Genomik zum wichtigsten Feld in der Bekämpfung der Krankheit. Ihr Ziel ist, über die DNA-Sequenzierung eine personalisierte Medizin zu entwickeln, in der durch die Genomanalyse von Patient und Tumor individualisierte Behandlungen gefunden werden. So wie Steve Jobs es wollte.

Die ersten Generationen von Gentherapien basieren zu großen Teilen auf Erkenntnissen und Methoden, die noch aus dem Beginn des Jahrzehnts stammen. Doch die Forschung entwickelt sich so schnell, dass die nächste Generation von Therapien schon erprobt wird. Ärzte an der Harvard Medical School berichteten im Sommer 2017, dass sie eine Gentherapie gegen Taubheit perfektioniert haben. Zwar wurde bislang nur an Mäusen geforscht, aber die tauben Tiere können nach der Behandlung nun ab einer Lautstärke von 25 Dezibel hören, kaum mehr als ein Flüstern.

In Texas setzten Forscher erstmals Menschen ein komplettes Gen einer fremden Spezies ein: Blinden Patienten wurden die Gene einer lichtsensiblen Alge in die Augen gespritzt – eines von zahlreichen Experimenten in einem neuen Forschungsfeld namens Optogenetik, bei dem Nervenzellen durch Genmanipulation therapiert werden sollen. Das Biotech-Start-up, das die Technik ersonnen hat, wurde nahezu umgehend vom Pharmariesen Allergan aufgekauft.

Solche Übernahmen sind an der Tagesordnung, die Pharmariesen geben Milliarden aus, um sich das Wissen aus Start-ups und Universitäten einzukaufen. Die Entwicklung läuft zu schnell, als dass ihre eigenen Forschungsabteilungen mithalten könnten. Gleichzeitig schießen die Börsenkurse der Biotech-Unternehmen nach oben, wann immer es eine Erfolgsmeldung gibt. Alle hoffen, jetzt, zu Beginn des genetischen Zeitalters, auf die richtigen Pferde zu setzen, ähnlich wie diejenigen, die sich früh bei Facebook, Google oder Uber einkauften. Aber es ist eine unsichere Wette, viel unsicherer noch als Investments in die ersten Digitalriesen.

Immer wieder werden Biotech-Unternehmen schon als nächste Sensation gefeiert. Die Silicon-Valley-Gründung Avalanche Biotechnologies etwa schien eine Gentherapie zur Heilung von altersbedingter Blindheit gefunden zu haben. Der Börsenkurs schoss in die Höhe, bis die klinische Studie in Phase 2 unerwartet implodierte. Seither hört man nicht mehr viel von diesem einstigen Star. Gene sind eben doch komplizierter als Bits.

Allerdings scheitern auch in anderen Technologien jedes Jahr Dutzende Start-ups alleine im Silicon Valley. Entscheidend ist, dass immer neue an ihre Stelle treten. Aus dem generellen Lauf des

Fortschritts heraus den Erfolg einzelner Unternehmen zu prognostizieren gelingt nur selten. Genauso falsch wäre es, aus dem Scheitern einzelner Start-ups auf das Scheitern der gesamten Entwicklung zu schließen. MySpace etwa, das erste soziale Netzwerk, galt einst als Sensation. Als das Unternehmen scheiterte, hieß es, soziale Medien seien nur ein Hype gewesen – bis Facebook und Twitter kamen. Oder es hieß, Suchmaschinen spielten keine Rolle für das Internet – bis Google kam. Statt sich auf den Erfolg einzelner Start-ups zu konzentrierten, gilt es, die Welle zu erkennen, und sie baut sich weiter auf. Deswegen stecken Pharmariesen wie Pfizer Hunderte Millionen in die Produktionsanlagen für neue Gentherapien.

Natürlich werden viele Ansätze in den kommenden Jahren scheitern. Die Hoffnung, dass sich viele Volkskrankheiten, von Bluthochdruck bis Schizophrenie, auf eine eher kleine Zahl von Mutationen zurückführen lassen, hat sich nicht erfüllt. Ursache und Auslöser vieler Krankheiten sind äußerst komplex, auch viele Krebsmutationen sind extrem rar und speziell. Manche Patienten reagieren überhaupt nicht auf genetische Behandlungen.

Um trotz dieser Herausforderungen Antworten auf die zahlreichen noch offenen Fragen zu finden, entstehen an vielen Orten der Welt enorme Genom-Datenbanken, die mit Algorithmen durchsuchbar sind. Diese riesigen DNA-Horte werden häufig vom Staat oder der öffentlichen Hand gefördert, aber auch immer mehr private Gen- und Biodatenbanken entstehen. Sie vernetzen sich, tragen Daten aus unterschiedlichsten Bereichen zusammen und verschmelzen so zu einer Art globaler Informationsbörse der menschlichen Biologie. Viele Nationen haben sich die Erbgutforschung als staatliche Aufgabe vorgenommen und investieren viele Milliarden.

Das britische 100 000 Genomes Project etwa steht bereits kurz vor dem Abschluss: Ende 2012 investierte die britische Regierung fast 400 Millionen Euro, um die Genome von 70 000 Briten zu sequenzieren und für Wissenschaftler und Ärzte in einer Datenbank zugänglich zu machen. »Ich glaube, dass wir so grundsätzlich verändern werden, wie Krankheiten diagnostiziert und behandelt werden, und unsere besten Wissenschaftler und Unternehmen dabei unterstützen, den nächsten Technologiedurchbruch zu erreichen«, so der damalige Premierminister David Cameron. Das britische Gesundheitsministerium hat dafür ein Unternehmen gegründet, Genomics England. Bis 2021 sollen alle in Großbritannien vorhandenen genetischen Forschungsergebnisse bei Genomics England konzentriert werden. Die Genomsequenzierung soll dann als Routineinstrument für alle britischen Patienten zur Verfügung stehen. Seit Mitte 2017 arbeiten britische Wissenschaftler in über 400 Forschungsprojekten mit den Daten. Sie forschen etwa daran, wie Diabetes oder Schizophrenie mit unseren Genen zusammenhängen.

Auch in China ist die Erstellung einer Gen-Datenbank ein Projekt von nationaler Bedeutung. Die Regierung der chinesischen Provinz Jiangsu kündigte 2017 an, die Genome von einer Million Einwohnern zu sequenzieren. In der Stadt entsteht parallel dazu das chinesische Nationale Gesundheits- und Medizindatenzentrum. Die Datenbank soll insbesondere bei der Forschung an Krebs, an der Gehirnentwicklung von Kindern und an Einflüssen der Umwelt auf das Erbgut helfen.

In Deutschland gibt es, auch aufgrund der föderalen Struktur, in der die Forschung auch Ländersache ist, bislang kein so groß angelegtes Projekt. Hier wird mehr die Zusammenarbeit lokaler Initiativen gefördert, wie im Nationalen Genomforschungsnetz, das zwischen 2001 und 2013 immerhin 5200 wissenschaftliche Arbeiten und 130 Patente hervorbrachte. Das Bundesforschungsministerium hat diese Arbeit mit 600 Millionen Euro gefördert.

Zunehmend investieren Staaten auch in spezialisierte Gen-

Datenbanken, insbesondere in die Krebs-Genomik. Das amerikanische National Cancer Institute etwa sammelt Zehntausende Tumorproben, um einen »Krebs-Atlas« zu erstellen und so die Krankheit zu kartografieren. Schwedische Forscher sind schon einen Schritt weiter. Sie machten 2017 einen eigenen Krebs-Atlas öffentlich zugänglich, der zu verstehen helfen soll, welche genetischen Unterschiede zwischen den tödlichsten und gutartigen Krebsarten existieren. Dabei wurden Tausende Gene mit etlichen Krebsarten und der Überlebensrate von Patienten verknüpft. Die Wissenschaftler der Technischen Universität in Stockholm analysierten mit einem Supercomputer 8000 Tumorproben der 17 häufigsten Krebsarten, »auf der Suche nach gesamtheitlichen Veränderungen des Genoms durch Mutationen«, so der Projektleiter, Professor Mathias Uhlen. Dazu wurde untersucht, wie alle in den Krebszellen gefundenen Gene ihre jeweiligen Proteine produzieren. Ein komplexer Prozess, den erst ebenso komplexe Algorithmen möglich machten. Am Ende, so die Hoffnung, werden die Maschinen dabei helfen können zu erklären, welchen Einfluss welche Proteine auf das Überleben der Patienten haben.

Seit Beginn des Jahrtausends haben wir zweifellos gelernt, das menschliche Genom zu lesen. Wir können entziffern, wieviele Gene auf welche Weise operieren und was das für unsere Biologie bedeutet. Der nächste Schritt liegt auf der Hand: zu lernen, wie wir selber neue Gene schreiben können. Wenn das gelingt, stehen wir am Beginn einer medizinischen Revolution, die unsere Zukunft radikal verändern wird.

Was für ein Albtraum, die Schwangerschaft lief gut bis in den dritten Monat, und nun sagt der Arzt: Der Embryo hat eine genetische Erkrankung, so zeigt der Bluttest. Aber kein Grund zur Sorge, sagt der Arzt, das fehlerhafte Gen lässt sich einfach ausschalten, mit einem kurzen Eingriff. Das Kind sei dann gesund, allerdings werde die Erbgutveränderung weitervererbt an folgende Generationen. Soll der Gen-Schnitt gemacht werden?

Gewächshaustomaten sind wässrig und geschmacksfrei, aber nun gibt es eine neue Sorte, bei der die DNA der Tomate so manipuliert worden ist, dass sie aromatisch und lecker ist. Kein fremdes Erbgut wurde eingeschleust wie bei Gen-Tomaten, sondern nur das eigene Erbgut der Tomate verbessert. Soll man die Tomate bedenkenlos essen?

Der Klimawandel droht viele Regionen der Welt für die Viehzucht zu heiß werden zu lassen, aber es gibt ein Gen in Kühen, das die Hitzebeständigkeit reguliert und das sich so manipulieren lässt, dass es den Tieren bei großer Hitze besser geht. Aber sind ihr Fleisch und ihre Milch dann noch genießbar?

Moskitos verbreiten Malaria. Sie infizieren Menschen mit der oft tödlichen Krankheit, sterben aber selbst nicht daran, weil sie dank eines Gens namens TEP1R resistent sind gegen den Malaria-Parasiten. Soll TEP1R bei allen Moskitos entfernt werden, um die Malaria auszurotten?

Was für komplexe, weltbewegende Fragen. Noch vor zwei, drei Jahren bloße Theorie, um ein ganzes Ethikstudium zu füllen. Oder Stoff für eine Serie von Science-Fiction-Romanen. Heute stellen sich diese Fragen nicht mehr nur theoretisch. Die geschilderten Szenarien sind Realität, sie haben stattgefunden in den vergangenen sechs Monaten: Menschlichen Embryonen wurde eine Herzkrankheit aus der DNA herausgeschnitten. Tomatensträucher tragen die dreifache Menge an Früchten, weil ihre Gene auf Befehl nun kräftigere Pflanzen produzieren. Kühe wurden ohne Hörner geboren, weil ihnen zuvor das entsprechende Gen entfernt wurde.

Möglich geworden ist all das durch eine einzige, revolutionäre Technologie. Sie trägt den komplizierten Namen Crispr-Cas9, ein furchtbares Akronym, weswegen man das Verfahren auch als

»Gen-Schere« bezeichnet. Doch das ist ein schiefes Bild, denn Crispr schneidet nicht nur heraus, sondern setzt auch ein, schaltet Gene an und aus und programmiert um: wie der Steuerungsbefehl »Suchen und Ersetzen« in einem Textverarbeitungsprogramm am Computer. Crispr ist so präzise, dass sich einzelne Buchstaben des Erbguts umschreiben lassen, sich ein A zu einem G umwandeln lässt inmitten der endlosen Abfolge von Informationen in unseren Zellen.

Es ist ein mächtiges, fast unglaubliches Instrument: die Fähigkeit, alle lebenden Wesen in ihrem Innersten zu verändern. Ein Menschheitstraum: bessere Menschen, ein längeres Leben, der Sprung zur nächsten Evolutionsstufe. Oder ein Albtraum: Biowaffen, Eugenik, Mutanten. Die Erschaffung einer Welt, wie wir sie bislang nur aus düsteren Zukunftsromanen kennen.

Entdeckt wurde Crispr in den Laboren der amerikanischen Eliteuniversitäten Berkeley und Harvard. Aber Crispr ist ein geradezu egalitäres Instrument: so einfach und billig, dass sich die Technologie in Windeseile ausgebreitet hat in Tausende Labore und Unternehmen. Auf der ganzen Welt arbeiten Naturwissenschaftler damit, und selbst an amerikanischen Schulen wird an Erbgut herumgeschnitten. Experimentier-Sets für Einsteiger lassen sich online bestellen. Gott spielen für 179 Dollar.

Ein Wettrennen von zahllosen Unternehmen aus der Pharma-, Biotech- und Agrarbranche hat begonnen, denn es geht um ein äußerst lukratives Geschäftsmodell: Wer die Evolution kontrolliert, dem winken Milliarden und Abermilliarden. Das sorgt in vielen Konzernen für große Hoffnungen und glänzende Augen.

Bei all den unterschiedlichen Anwendungsmöglichkeiten, die Crispr bietet, wird der Einsatz in der Medizin wohl die einschneidendsten Veränderungen mit sich bringen. Mit Crispr können die Forscher einen Schritt weiter gehen als bei den bisher entwickelten Gentherapien. Mithilfe der Gen-Schere lassen sich Krankheiten nicht nur behandeln, sie lassen sich heilen. Mit einem einfachen

DNA-Schnitt ist die Ursache der Erkrankung verschwunden: einfach das Gen ausschalten, das die Sichelzellenanämie verursacht, oder das Gen, das den HI-Virus in die Zellen lässt.

Aber warum sollen wir uns nur gesünder machen, wenn wir auch alle ein bisschen intelligenter sein könnten? Oder einige wenige sehr viel? Die menschliche Evolution eigenhändig zu perfektionieren ist dank Crispr keine Träumerei mehr. In Laboren entstanden bereits Beagles mit doppelter Muskelmasse, blinde Mäuse konnten plötzlich sehen. Man muss nur wissen, auf welchen Gen-Knopf es zu drücken gilt. Einige dieser Knöpfe kennen wir bereits, sie wurden bei Menschen gefunden, die mit außergewöhnlichen Veränderungen geboren wurden: mit Knochen, die nicht brechen, mit Gehirnen, die kaum altern. Sollte nicht jeder Mensch die Chance haben, zu sein wie diese Menschen, mit der bestmöglichen Ausstattung?

Und warum damit nicht gleich im Mutterleib anfangen, im Embryo? Die Garantie für gesunde Babys. Oder für besonders hübsche – aber nur für reiche Eltern, denn Attraktivität kostet extra und wird nicht von der Kasse gezahlt? Wie weit ist der Weg von solchen Überlegungen zu einer neuen Eugenik? Denn natürlich wären Eingriffe am ungeborenen Leben nicht nur eine Entscheidung für werdende Eltern, sie hätten auch Folgen für die Geopolitik: Zur genetischen Supermacht wird, wer die gesündeste, intelligenteste, produktivste Bevölkerung hat. Warum nicht nachhelfen, wenn die Wissenschaft einem die Werkzeuge dafür an die Hand gibt?

Der gentechnisch veränderte Mensch wird kommen, das ist wohl nur eine Frage der Zeit. Weit näher ist die Crispr-Landwirtschaft, denn um Pflanzen und Tiere zu verändern braucht es keine langen klinischen Studien. Die ethischen Debatten sind weniger heikel, die Möglichkeiten jedoch genauso endlos: Ölpflanzen, die nur noch gesunde Fette produzieren, Kartoffeln, die kaum noch

Dünger brauchen. Erste Produkte sind marktreif, jetzt, heute. Doch wollen wir sie?

Crispr ist eine Revolution, und wie bei allen Revolutionen besteht die Gefahr, dass das neue Verfahren Tumulte auslöst und Opfer fordert. Crispr bietet große Potenziale und enorme Risiken, und was überwiegt, verändert sich schnell mit dem Blickwinkel. Niemand fasst diese Dichotomie besser zusammen als die Miterfinderin der Technologie, Jennifer Doudna: »Die Macht, unsere genetische Zukunft zu kontrollieren, ist fantastisch und gleichzeitig furchteinflößend. Zu entscheiden, wie wir damit umgehen, ist vielleicht die bislang größte Herausforderung, vor der wir je standen.«

Doudnas akademische Heimat ist Berkeley, die führende öffentliche Universität der USA, deren Motto ist: »Es werde Licht.« Ein stolzer, manchmal auch arroganter Ort. Geschmiegt an eine Hügelkette an der Pazifikküste, thront Berkeley über der Bucht von San Francisco. Doudnas Büro im siebten Stock ist nicht groß, aber geschützt von mehreren wachsamen Vorzimmerdamen und hat einen Blick bis zur Golden Gate Bridge. Die Regale sind voll mit Trophäen und Plaketten, die Doudna für die Entdeckung von Crispr bereits erhalten hat: der mit drei Millionen Dollar dotierte, als Oscar der Wissenschaften geltende »Breakthrough«-Preis, daneben der Japan-Preis für herausragende Erfolge in Wissenschaft und Technik, den sie mit einem Samurai-Schwert drapiert hat. Niemand zweifelt, dass der Nobelpreis bald folgen wird.

Was für ein Trip die vergangenen Jahre waren, »das Tempo ist unglaublich«, sagt Dounda. Und es werde nur noch schneller werden, immer schneller: »So viele Technologien fließen zusammen, sie ermöglichen der Wissenschaft, in Richtungen zu rennen, die bis vor Kurzem undenkbar waren.«

Doudna ist eine filigrane Frau, fast zart, mit dünnen Beinen in schwarzer Jeans und Sandalen, die blonden Haare streng, kinnlang. Freundlich und vorsichtig denkt sie nach über jeden Satz, aber dann spricht sie mit Autorität und voller Kraft. Sie ist nicht die alleinige Erfinderin der Crispr-Technologie, aber ihre Galionsfigur. Gemeinsam mit Emmanuelle Charpentier, die heute in Deutschland arbeitet und mit der sie 2012 die Methode publiziert hat, nimmt sie gemeinsam die Preise entgegen. Eine Handvoll Protagonisten waren beteilig an der Entstehung des Verfahrens, nun sind sie mitunter Antagonisten. Man fühlt sich an die frühen Tage des Computerzeitalters erinnert, als Bill Gates und Steve Jobs fast gleichzeitig die PC-Revolution auf den Weg brachten. Nun streiten die Wissenschaftler, wer welche Rolle spielte, es geht um viel Geld, aber auch um den Platz in den Geschichtsbüchern.

Es gibt noch Menschen, die Doudna nicht kennen, die auch nicht wissen, was Crispr ist, denen erklärt sie die Bedeutung des Verfahrens mit einem Satz: »Ein Instrument, um den Code des Lebens zu ändern.«

Eine steile Karriere für ein biologisches Phänomen, das im Prinzip schon seit den 1980er Jahren bekannt ist. Crispr ist eigentlich ein Abwehrsystem von Bakterien, um sich gegen eindringende Viren zu verteidigen. Bakterien kopieren kurze DNA-Sequenzen feindlicher Organismen und speichern sie im eigenen Erbgut. Wenn die Viren wieder angreifen, dient die Kopie als Blaupause, um die feindliche DNA zu finden und mit einer Molekülschere zu zerschneiden. Eine Art Suchen-und-Zerstören-Funktion.

Bakterien sind nicht das Spezialgebiet von Doudna, sie ist Professorin für Molekularbiologie und eine der weltweit führenden Expertinnen für RNA, die Schwester der DNA, die dafür sorgt, dass die genetischen Informationen in den Zellen umgesetzt werden. 2011 besuchte Doudna eine Fachkonferenz in Puerto Rico, in einer Veranstaltungspause bat eine andere Mikrobiologin um ihren Rat: Emmanuelle Charpentier, eine Französin, die in Schweden mit Bakterien experimentierte und dabei auf ein mysteriöses Protein gestoßen war, Cas9.

Gemeinsam entdeckten Doudna und Charpentier, dass Crispr-Cas9 wie ein genetisches Navigationssystem jeden Punkt im Erbgut ansteuern kann und am Ziel geradezu magische Kräfte entfaltet: Es verändert seine Form und schneidet DNA wie ein molekulares Skalpell. Aber vor allem stellte sich in Doudnas Labor heraus: Crispr-Cas9 lässt sich programmieren. Und damit zu einer Art genetischem Allzweckwerkzeug formen, das DNA-Bestandteile findet und herausschneidet, aber auch andere Erbgutinformationen einsetzen kann. Nicht nur in Viren, sondern in allen Lebewesen.

Auf der anderen Seite des Kontinents, an der Harvard University und am MIT in Cambridge, forschten die Molekularbiologen George Church und Yi Zhang ebenfalls an Crispr-Cas9. Fast zeitgleich veröffentlichten alle vier Wissenschaftler ihre Forschungen. Seither wird um Patente gestritten.

Aber der Streit der amerikanischen Eliteuniversitäten dient nur als Nebenschauplatz, längst hat sich die Technologie auf der ganzen Welt verbreitet. Weil Crispr so einfach zu benutzen ist, kann es quasi von jedem Biologen im Labor eingesetzt werden. Das revolutioniert die Forschung auf breiter Front. Doch während sich die Experimente rund um die Welt überschlagen, schafft es Doudna selbst nur noch selten ins Labor. Es ist kurios, Unterhaltungen mit Doudna drehen sich an diesem Punkt eher um ethische Fragen als um wissenschaftliche Details. Weil fast jede Anwendung von Crispr die Frage nach ethischen und gesellschaftlichen Konsequenzen aufwirft.

Doudna ist sich dessen bewusst, sie sucht die Debatte, will sie »katalysieren«. Kein leichter Weg für sie, die Naturwissenschaftlerin, die seit ihrer Kindheit in einem entlegenen Städtchen auf Hawaii »verliebt ist in Mathe und Chemie«, Doudna ist Forscherin durch und durch und ursprünglich wenig interessiert an gesellschaftlichen Debatten. 2014 wurden in einer Studie erste erfolgreiche Eingriffe in das Erbgut von Affen-Embryonen beschrieben, ein Wendepunkt, der die Tragweite der Technologie klarmachte. Und der auch für Doudna eine Entscheidung brachte: »Dass ich tief involviert sein will in die Diskussion, wie wir mit den ethischen Herausforderungen eines Instruments ringen, das die menschliche Evolution kontrolliert.«

Seitdem ist sie im Austausch mit Moralphilosophen und politischen Vordenkern, und wenn nun Nachrichten die Runde machen wie die von den ersten Crispr-Experimenten an menschlichen Embryonen, dann ruft sie Alta Charo an, die bekannteste amerikanische Bioethikerin, und fragt: »Wie gehen wir damit um?« Und auch: »Wie gehe ich damit um?«

Das Bild, die Büchse der Pandora zu öffnen, ist ein altbekanntes, aber selten war es so treffend wie in Doudnas Fall. Die möglichen Folgen ihrer Entdeckung beschäftigen sie bis in den Schlaf, mitunter hat sie Albträume, die zwar zuletzt seltener geworden sind, doch mit jedem neuen Experiment, das veröffentlicht wird, werden die Fragen größer und drängender. Zumindest kann Doudna inzwischen besser mit ihnen umgehen, weil sie sich eingestanden hat: »Ich habe keine klaren Antworten für alles, ich kämpfe mit meinen eigenen Gefühlen.«

Sie fühlt sich erinnert an die Physiker, die halfen, die Welt der Atome zu entdecken, und damit auch den Weg für die Entwicklung von Nuklearwaffen bereiteten. Denn wenn der Mensch beginnt, mit der Kraft der Natur zu spielen, zeigt sich früher oder später auch eine zerstörerische Seite. Das klingt zu dramatisch? Die CIA erwägt, Crispr-Cas9 in der Gefährdungsanalyse auf eine Stufe mit Chemiewaffen oder dem Nukleararsenal Nordkoreas zu stellen.

Aus Sicht von Doudna muss es bei der Diskussion um die Chancen und Risiken von Crispr nun mit allen Mitteln darum gehen, die Gesellschaft zu involvieren. Denn bislang dringen die Durchbrüche der Genforschung kaum ins Bewusstsein der Öffentlichkeit. Auch deswegen entwickelt die Universität Berkeley gemeinsam mit Lehrern einen Crispr-Baukasten, damit schon Schüler die Kraft der Evolution buchstäblich mit den eigenen Händen erleben können. »Und wissen, worüber es zu debattieren gilt, weil sie selbst Gene manipulieren, um Hefe grün zu färben«, sagt Doudna.

Solch ein Ansatz, Schüler über das Experimentieren mit Gentechnik zu einer Debatte über mögliche Folgen zu bringen, wäre in Deutschland nicht möglich. Denn während amerikanische Biologielehrer in Berkeley und bei anderen Baukästen-Anbietern Schlange stehen, würden sich deutsche Biologielehrer bei deren Einsatz im Unterricht strafbar machen: Auf Erbgut-Experimente »außerhalb gentechnischer Anlagen« steht in Deutschland eine Freiheitsstrafe von bis zu drei Jahren.

Man könnte nun sagen: Gut so, denn wer will schon talentierte Amateure, die im Kellerlabor an hübscheren Rosen für den Garten basteln und deren Experimente dann unkontrolliert in die Nachbarschaft durchsickern. Gentechnische Eingriffe in die Natur können schnell irreversibel sein. Andererseits: Was passiert, wenn die Amerikaner und andere Staaten den Umgang mit Crispr zur Massenausbildung machen und diese Zukunftstechnologie genauso monopolisieren wie bereits die Digitalindustrie? Wenn in den USA längst jeder Programmierer werden will oder Gentechniker und wir immer noch Ingenieure und Maschinenbauer? Wollen wir uns dann auch noch als moralische Gewinner fühlen?

Weit kritischer als planlose Amateure sind jedoch professionelle Forscher und deren immer ambitioniertere Pläne, das Genom zu verändern. Bereits in den 1950er Jahren entdeckten Forscher »egoistische Gene«, die sich durchsetzen und sich auf alle nachfolgenden Generationen übertragen. Evolutionsbiologen nutzten diese Erkenntnis, um einen »Gene Drive« zu bauen: Man verknüpft eine bestimmte Eigenschaft mit einem solchen egoistischen Gen und kann es so in einer ganzen Population verbreiten. Am bereits erwähnten Beispiel der Moskitos, die Malaria übertragen, könnte man sich dieses Verfahren zunutze machen. Vor Crispr blieb man jedoch schon beim ersten Schritt stecken: Wie sollte man Moskitos genetisch so modifizieren, dass sie gegen den Malaria übertragenden Parasiten resistent sind? Nun arbeiten Forscher in einem Labor in Harvard genau daran, finanziert mit erheblichen Mitteln der amerikanische Regierung. Es geht nicht darum, das Genom eines einzigen Moskitos zu überarbeiten, sondern das Genom aller Moskitos der Welt: Gelingt der Versuch, hat die »normale« Population keine Chance gegen den Gene Drive und wird ersetzt durch die gentechnisch veränderte Population. Was für eine Chance, eine Krankheit auszurotten. Was für ein Risiko, eine ganze genetisch aufgerüstete Population in die Natur zu entlassen und zu hoffen, dass es gut geht.

Darpa, der Forschungsableger des US-Verteidigungsministeriums, kündigte im Sommer 2017 an, 65 Millionen Dollar in das Programm »Safe Genes« investieren zu wollen, um »potenzielle Gefahren für Gesundheit und Sicherheit durch unbeabsichtigten oder vorsätzlichen Missbrauch« von Gen-Editing zu erforschen, also dem Umschreiben und Manipulieren von Erbgut. Zugleich soll mit dem Programm sichergestellt werden, dass sich Eingriffe in die Natur, egal ob in modifizierte Mücken oder Menschen, irgendwie auch stoppen und möglichst zurückholen lassen. Das sei, so das Verteidigungsministerium, eine »Frage der nationalen Sicherheit«.

Die Frage, wie weit Wissenschaftler mit ihrer Forschung gehen und wie stark sie in die Natur eingreifen dürfen, stellt sich immer dringender. Denn ganz sicher ist unter den Forschern, die mit Crispr arbeiten, längst eine Art Wettkampf entbrannt: um den Ruhm, als Erster grundsätzlich in die Natur einzugreifen, der Evolution den menschlichen Willen aufzuzwingen.

Im Schatten der Harvard University, gegenüber der Skyline von Boston, liegt das brandneue Hauptquartier von Intellia Therapeutics: lange weiße Gänge und glänzende Labore hinter Sicherheitsglas, in fast völliger Stille, durchbrochen nur von quietschenden Gummischuhen und klappernden Pipetten. Ohne Pause laufen die DNA-Sequenzierer, blasse Kästen so groß wie ein Fernseher, die Genom um Genom analysieren.

Viele neue Biotech-Unternehmen arbeiten an den ersten Crispr-Medikamenten, aber wohl keines ist weiter als Intellia. Erst 2014 gegründet, ging die Firma schon 2016 an die Börse und sammelte mit dem großen Versprechen, eine »neue Klasse von Medikamenten zu schaffen«, 100 Millionen Dollar ein. Medikamente, die nicht nur behandeln, sondern heilen sollen, am besten mit nur einer Dosis.

Intellia verfolgt mit seinen Produkten einen fundamental anderen Ansatz als Pharmazeutika. »Denn so wird das Instrument selbst zum Medikament«, erklärt John Leonard, Chefwissenschaftler von Intellia. Seit 30 Jahren arbeitet er in der Medikamentenentwicklung, »aber das hier ist eine andere Welt, ich muss mich jeden Tag zwicken«, wie er sagt.

Hunderte Krankheiten haben einen genetischen Hintergrund und sind damit Ziel für Crispr-Medikamente. Wo also anfangen? »Bei monogenetischen Erkrankungen«, sagt Leonard, also bei Krankheiten, die nur durch ein einzelnes mutiertes Gen verursacht werden, wie Sichelzellenanämie oder Beta Thalassemia, eine nur mit Knochenmarktransplantationen zu behandelnde Blutkrankheit, die meist tödlich endet. Wenn man bei monogenetischen Erkrankungen das entscheidende Gen »ausknockt«, geht auch die Krankheit k. o.

Intellia konzentriert sich derzeit auf die Leber, »ein reichhaltiges Zielobjekt«, wie Leonard sagt. Die Leber produziert zum Beispiel das Protein TTR, das zu Organversagen beitragen kann. Nun versuchen die Intellia-Forscher das für die Produktion verantwortliche Gen auszuschalten. Bei Mäusen hat das bereits geklappt, Tests am Menschen begannen nun.

Noch ist die Crispr-Technologie nicht ausgereift, um ihre großen Versprechen zu beweisen, aber die Experimente rasen voran in zahllosen Labors: Kaum eine medizinische Fakultät, kaum ein Pharmaunternehmen, das nicht an Crispr-Therapien arbeitet, um die unterschiedlichsten Krankheiten zu heilen und neue Therapien zu ermöglichen. So forschen Wissenschaftler etwa daran, ein Gen namens CCR5 auszuschalten, das ein Protein herstellt, mit dem HIV in die Helferzellen eindringt. Ohne das Gen kein Aids, so die Hoffnung der Forscher.

Und an der Harvard University wurden erstmals Schweine geschaffen, die frei sind von gefährlichen Retroviren. Ein enormer Schritt, denn Schweine gelten schon lange als mögliche Organspender für den Menschen, doch bislang haben Retroviren eine Transplantation zu gefährlich gemacht. Die Harvard-Forscher editierten nun gleich 62 Schweine-Gene auf einmal, um die Viren zu eliminieren. Schon in zwei Jahren, so die Wissenschaftler, werde wohl der erste Mensch eine Schweineleber oder ein Schweineherz bekommen.

»Gen-Editing ist die dritte Revolution der modernen Medizin«, sagt Kemal Malik, Innovationsvorstand des Pharmariesen Bayer. Im 19. Jahrhundert begann mit Aspirin die Zeit der Pharmazeutika, in den 1970er Jahren kam die Biotechnologie, nun folgt die Gentherapie. 300 Millionen Dollar steckte Bayer deswegen in ein Joint Venture mit dem amerikanischen Biotech-Unternehmen Crispr Therapeutics, das sich vorgenommen hat, genetisch bedingte Autoimmunerkrankungen wie erblich bedingte Blindheit zu heilen. Aber bevor die Ära der Gentherapie wirklich beginnt, »müssen wir über die Grenzen diskutieren, und zwar alle gesellschaftlichen Gruppen, nicht nur Wissenschaftler und Unternehmen«, sagt Malik. Denn ohne einen breiten gesellschaftlichen Konsens sei ein so mächtiges Instrument nicht einsetzbar.

Zu beweisen bleibt etwa noch, dass solche Eingriffe in das Erbgut keine unerwünschten Nebenwirkungen haben, denn was bringt es, die Sichelzellenanämie zu heilen, wenn der Patient aufgrund der Gentherapie Krebs entwickelt? Die Forscher loben Crispr als ungemein präzise, so genau, dass selbst einzelne DNA-Basen angesteuert werden können. Aber ganz ausschließen können sie unerwünschte Mutationen bislang nicht, dazu fehlt es an Studien über längere Zeiträume und vor allem am Menschen selbst.

Intellia und der Bayer-Ableger Crispr Therapeutics testen ihre Therapien bislang an Mäusen und Ratten. Erste Versuche am Menschen laufen bislang nur in China: Ärzte der Sichuan-Universität editierten Zellen für eine Gentherapie gegen Lungenkrebs. Detaillierte Ergebnisse stehen noch aus. Aber auch in Europa und den USA wird schon im kommenden Jahr eine Welle von klinischen Studien am Menschen beginnen, Dutzende sind in Vorbereitung. Die Hoffnungen sind groß, damit den Weg zu einer neuen, personalisierten Medizin zu ebnen, bei der es nicht mehr ein Medikament für alle gibt, sondern jede Behandlung individuell zugeschnitten ist. Für jeden Patienten wird das Erbgut analysiert, und wenn genetische Gründe für eine Krankheit vorliegen, wird in den voll automatisierten Biotech-Laboren ein Crispr-Medikament für die jeweilige Genmutation zusammengestellt.

Wenn sich Gen-Editing als so sicher herausstellt, wie die Forscher es sich erhoffen, ist der nächste Schritt nur eine Frage der Zeit. Das Ziel sei, »die Menschen vorsorglich zu behandeln, bevor sie krank sind«, sagt Intellia-Mediziner Leonard. Wer genetisch bedingt für Alzheimer anfällig ist, wird schon mit Mitte 30 gentherapiert.

Hört sich gut an? Warum dann nicht gleich Krankheiten bereits am Embryo abstellen, statt sie später am Erwachsenen aufwendig zu behandeln? Warum nicht Kinder produzieren, die von vornherein befreit sind von bestimmten Genen, die Erbkrankheiten auslösen, indem vorab das Erbgut in den Eiern und Spermien der Eltern oder spätestens im Mutterleib untersucht und, falls nötig, korrigiert wird?

So etwas wäre bereits technisch möglich, das haben im Sommer 2017 erstmals amerikanische Forscher aus Portland bewiesen. Sie reparierten einen genetischen Defekt, der zu tödlichen Herzkrankheiten führt, an eigens dafür im Labor hergestellten Embryonen. Offenbar ohne Nebenwirkungen. Eine Sensation, denn das Experiment der Forscher aus Portland ist ein Eingriff in die Keimbahn, das heißt, die Veränderungen werden an folgende Generationen weitergegeben. Und auch wenn die Wissenschaftler nun über die Details des Eingriffs streiten, ist damit klar: Der Mensch hat den Punkt erreicht, an dem er seine eigene Natur verändern kann.

Die Frage, wann unumkehrbare Veränderungen des Erbguts zu rechtfertigen sind, ist kompliziert genug im Einzelfall, aber wenn es um Eingriffe in die Keimbahnen geht, wird sie buchstäblich zur Menschheitsfrage: Wollen, dürfen wir die nächste Stufe der Evolution selbst einläuten?

Wir sollten es zumindest versuchen, sagen die Amerikaner, die schon immer das Selbstverständnis einer »Frontier Nation« hatten und auf der Suche nach der nächsten zu erobernden Welt waren: der Wilde Westen, der Mond und nun der bessere Mensch. »Vererbbare Keimbahn-Eingriffe müssen mit Vorsicht angegangen werden, aber das heißt nicht, dass sie verboten sein sollten«, empfahl im Frühjahr 2017 eine Expertenkommission der National Academy of Sciences, die mit prominenten Wissenschaftlern und Ethikern besetzt ist. Und zumindest bei schweren Erkrankungen seien Crispr-Eingriffe bei Babys zu befürworten. Nicht nur eine bemerkenswerte inhaltliche Stellungnahme, sondern zugleich auch die

Anerkennung, dass eine Welt genetisch modifizierter Kinder tatsächlich in Reichweite ist.

Auch Großbritannien gab schon vor zwei Jahren grünes Licht für gentechnisch veränderte Embryonen, experimentell natürlich nur. Aber seitdem sind die britischen Wissenschaftler eifrig am Forschen, etwa wie frühkindliche Fehlentwicklungen im Mutterleib verhindert werden können. Die deutschen Wissenschaftler dagegen schauen zu, teils neidisch, teils entnervt, denn das deutsche Embryonenschutzgesetz verbietet solche Eingriffe: »Menschliche Embryonen müssen selbstverständlich vor willkürlicher Verwendung geschützt werden.« Das Gesetz stammt aus dem Jahr 1990. Ist Ethik zeitlos? Bleibt Moral unberührt vom wissenschaftlichen Fortschritt?

Aber das Problem liegt weniger in der »willkürlichen Verwendung« von Embryonen, wie es das deutsche Schutzgesetz formuliert, als in der Zielgerichtetheit einiger Forscher: Denn am Ende dieser Entwicklung stehen Designerbabys. Und die Gefahr einer neuen Konsumenten-Eugenik, in der Eltern die Eigenschaften und körperlichen Merkmale ihrer Kinder einkaufen, teure Verbesserungen, die nur den reichsten Gesellschaften und den Eliten vorbehalten wären. Eine dystopische Welt, in der Behinderungen geächtet sind und Krankheit ein Symbol für Armut ist. In der Regierungen vorschreiben würden, was biologisch sauber und zulässig ist.

Also gar keine Frage: Embryonen und Keimbahnen bleiben für gentechnische Veränderungen tabu. Oder?

Ganz im Gegenteil, wir haben einen »moralischen Imperativ«, unsere Gene zu modifizieren, so gut wir können, sagt der Oxford-Professor Julian Savulescu. Es sei unethisch, über die Technologie zu verfügen, mit der man die nächste Generation verbessern könne, sie aber nicht einzusetzen, sagt Savulescu, kein rechter Provokateur, sondern einer der führenden Bioethiker der Welt. Wie sei es zu rechtfertigen, folgenden Generation ein gesünderes, längeres Leben vorzuenthalten?

George Church, Genetik-Pionier mit Professuren sowohl an der Harvard University als auch am MIT, hält den genetisch modifizierten Menschen für »die Klimax« einer neuen synthetischen Biologie: dank Labor-Genen frei von Krankheiten, immun gegen Viren von HIV bis Herpes. Daran sei nichts Unnatürliches, sagt Church, denn »augmentierte« Super-Menschen gibt es immer wieder, entstanden durch Erbgut-Mutationen, durch zufällige genetische Variation, die sich nun aber mithilfe des Gen-Editing nachvollziehen und gezielt einsetzen lassen.

Bei Vorträgen präsentiert Church gerne eine Liste von zehn Genvarianten, die zu außergewöhnlichen Menschen führen: Die Genvariante SCN9A etwa macht schmerzunempfindlich, APP senkt die Alzheimer-Anfälligkeit, MSTN garantiert starke Muskeln. Und wer mit der Genvariante ABCC11 geboren wird, riecht nicht nach Schweiß. Mit Crispr könnten sich Menschen in Zukunft solche Varianten einpflanzen lassen, ein rundherum besserer, gesünderer, attraktiverer Mensch.

Aber was genau ist Verbessern, was Pervertieren? Und wo verläuft die Grenze zwischen evolutionärer Verbesserung und medizinischer Therapie? Es gibt Menschen, die quasi immun sind gegen Herzattacken, weil bei ihnen ein Gen ausgefallen ist, das mit der Cholesterinproduktion zusammenhängt. Der Pharmafirma AstraZeneca gelang es im Frühjahr 2017, dieses Gen bei Mäusen mit einer einzigen Crispr-Injektion auszuschalten. Was also, wenn alle kommenden Generationen ohne dieses Gen leben könnten? Nicht zuletzt auch für die Gesundheitssysteme wären die Folgen einer solchen präventiven Gen-Medizin enorm: Wie viele Milliarden ließen sich sparen, wenn es deutlich weniger Herzinfarkte gäbe?

Aber vielleicht müssen nicht alle ein bisschen verbessert werden, sondern nur einige wenige sehr viel, wie der Oxford-Philosoph

Nick Bostrom argumentiert. Schon eine kleine Zahl von »super-verbesserten« Menschen würde die Welt entscheidend voranbringen: Mit ihrer gesteigerten Kreativität und Intelligenz könnten sie neue Lösungen für globale Probleme finden, vom Klimawandel bis zur Energieversorgung. Und alle würden davon profitieren, denn die Wirtschaft würde produktiver, der Wohlstand stiege.

Es könnte so einfach sein: Jede Nation bekommt 20 Einsteins und 20 Steve Jobs und noch eine Handvoll da Vincis, und schon kann nicht mehr viel schiefgehen auf dem Weg in eine bessere Zukunft. Oder?

Der Kampf gegen Krebs

Welche neuen Therapien Ärzte und Patienten hoffen lassen

Das Büro von Deutschlands oberstem Krebsforscher bietet einen herrlichen Blick über die Ausläufer des Odenwaldes, steile Hügel, dicht bewaldet, die sich am Stadtrand von Heidelberg in die Höhe türmen. Es ist allerdings das einzige Stückchen Natur, das noch zu sehen ist aus der Chefetage des Deutschen Krebsforschungszentrums (DKFZ): All die Parks und Fußballplätze, die früher im Blickfeld lagen, sind mittlerweile zugebaut mit immer neuen Laboren und Forschungseinrichtungen. Das DKFZ, vor mehr als 50 Jahren gegründet als Stiftung des öffentlichen Rechts, ist schon immer das bedeutendste Krebsinstitut des Landes und eines der drei, vier besten der Welt. In den vergangenen Jahren hat die Onkologie eine rasante Entwicklung genommen, sie verzweigte sich in viele Richtungen, und deswegen mussten neue Gebäude her für die Genetiker, für die Tumorvirologen und allerlei andere Spezialisten.

In der Mitte der Anlage thront ein lichtdurchfluteter Riegel aus Glas und Stahl, sieben Etagen voller Labore: Molekulare Immunologie, Systembiologie, Neuroonkologie, Vaskuläre Onkologie und Metastasierung, Tumorgenetik und ein Dutzend andere Spezialbereiche. Mehr als 1300 Wissenschaftler forschen in Heidelberg in zahlreichen Feldern, experimentieren mit Stammzellen, bauen künstliche Mini-Organe und testen die Macht von Crispr an Tumorgewebe. »Es ist tatsächlich der Beginn einer neuen Ära«, sagt Professor Michael Baumann, seit 2016 Vorstandsvorsitzender und

Wissenschaftlicher Stiftungsvorstand des Deutschen Krebsforschungszentrums.

Krebs gilt als größte Plage der Menschheit, als »König aller Krankheiten«, wie der amerikanische Krebsarzt Siddharta Mukherjee in seiner gleichnamigen, mehrfach preisgekrönten Geschichte des Krebses schreibt. Fast zehn Millionen Menschen sterben jedes Jahr weltweit daran. Ein Viertel aller jährlichen Todesfälle in den USA geht auf Krebs zurück. Und je älter unsere Gesellschaften werden, desto mehr bedrängt uns die Krankheit, denn Mutationen nehmen mit dem Alter zu.

Seit Tausenden von Jahren wird über den Krebs geschrieben, geforscht, geklagt. 400 Jahre vor Christus taucht erstmals der Name Krebs in der Literatur auf, Karkinos, das griechische Wort für Krabbe. Die geschwollene Masse des Tumors mit seinen sich wegspreizenden Tentakeln erinnerte Hippokrates, den Urvater der Medizin, an Krabben im Sand. Die Krankheit ist zutiefst menschlich, sie ist Teil unserer Geschichte vom ersten Tag an, denn sie wird nicht verursacht durch fremde Eindringlinge, durch Viren, Bakterien, Pathogene, sondern sie ist uns ins Genom geschrieben: Krebs entsteht durch unkontrolliertes Wachstum von Zellen.

Er kommt zustande, wenn die grundlegendste aller biologischen Funktionen beschädigt wurde, die Zellteilung, die Grundlage des Lebens. In gesunden Zellen regeln strikte genetische Anweisungen das Wachstum und den Zelltod, in Krebszellen sind diese Anweisungen unwirksam geworden, mutiert. Aber dennoch liegen das normale und das ungebremste, tumorige Wachstum so eng beieinander, sind biologisch so verwandt, dass es unfassbar schwer ist, beide Prozesse voneinander zu trennen: das unkontrollierte Wachstum zu stoppen, ohne das normale zu schädigen. Nur die Krebszellen zu töten, nicht die gesunden.

Das macht den Krebs so komplex, so gefährlich, so mystisch, dass es unwahrscheinlich scheint, ihn jemals auszurotten. Oder ihn wenigstens kontrollieren zu können, die Oberhand zu gewinnen in einem Kampf, in den seit Jahrhunderten schon enorme Ressourcen gesteckt werden. Wenn die digitale Datenmedizin ihre großen Ansprüche beweisen will, muss sie es als Erstes hier tun: im Kampf gegen den Krebs. Wenn das Zeitalter der Genetik wirklich einen Evolutionssprung bedeuten soll, muss dieses Monster kontrolliert werden, das seinen Ursprung in unseren Genen hat.

Das erste und wichtigste Problem besteht darin, dass Krebs nicht eine Krankheit ist, sondern viele. Sie ähneln sich, sind gleichermaßen genetisch bedingt, aber manifestieren sich in unzähligen Formen, so verschieden wie die einzelnen Gene und ihre Mutationen. Die verschiedenen Krebsarten haben die unterschiedlichsten Charakteristika und entsprechend auch andere Behandlungsmethoden und Heilungschancen. Blutkrebs ist nicht gleich Brustkrebs, das ist schon längst klar, aber Brustkrebs ist nicht gleich Brustkrebs, das wissen wir noch nicht lange. Mehr noch: Brustkrebs bei Frau Meier ist auch nicht Brustkrebs bei Frau Schmidt. So individuell wie das Erbgut, so individuell der Mensch, so individuell die Krankheit. »In den vergangenen 30 Jahren haben wir verstanden«, dass der Krebs unglaublich heterogen ist«, sagt DKFZ-Chef Baumann. »Wir haben gelernt, dass ein Tumor nicht nur an derselben Stelle bei zwei Patienten ganz anders sein kann. Sondern dass auch der Tumor selbst in sich unterschiedlich ist, dass er links oben ganz anders sein kann als rechts unten und die Metastasen ganz andere Merkmale haben als der Zentraltumor.«

Das erklärt, was Ärzte seit Jahrzehnten klinisch beobachten: Eine einzige übergreifende Behandlung allein funktioniert bei vielen Krebserkrankungen nicht. Der Chemo-Hammer für alle, die breite Strahlentherapie. Der einzelne Mensch, sein individueller Tumor, die spezifische Mutation müssen das Ziel sein: eine personalisierte Therapie. Darüber sprechen die Forscher schon seit 20 Jahren, aber die technischen Möglichkeiten waren begrenzt, die Vision ließ sich nicht in Wirklichkeit verwandeln. Deswegen hält sich bis heute noch Skepsis, ob es nicht nur eine Träumerei der Onkologen sei, dass jeder Tumor individuell bekämpft werden könne. Die Furcht ist groß, dass Krebs für immer die Nemesis der Menschheit bleiben wird.

Baumann widerspricht: »Diese Welt der personalisierten, präzisen Medizin ist nicht mehr wegzudiskutieren.« Zu vieles hat sich geändert, schnell. »In der Vergangenheit war es nicht möglich, basierend auf biologischen Daten eines Tumors oder einzelner Tumorbestandteile Einschätzungen für den Patienten abzugeben.« Das klappt auch heute noch nicht perfekt und in ganz großem Stil, doch der Weg ist vorgezeichnet. Denn die Daten, die für solch eine individualisierte Therapie notwendig sind, können nun erhoben und digital analysiert werden, jeden Tag besser, schneller, genauer.

Das DKFZ hat ein eigenes Gebäude für die Genomforscher, 16 Abteilungen die nichts anderes machen, als Genome zu kartografieren und die anfallenden Datenmengen durch immer neue Algorithmen zu jagen. Endlos scheinende Reihen von DNA-Sequenzierern surren nebeneinander in einer der modernsten und größten Anlagen der Welt. Die Forscher mischen Mathematik, Statistik, Physik und Informatik zu computergestützten Simulationsverfahren zusammen und schlagen mit ihnen die Brücke zu den Ärzten in den Laboren gegenüber, die Tumorgewebe schneiden, Wirkstoffe erfinden und Zellen gentechnisch editieren. Dazu kommen all die neuen Bildgebungsverfahren, »die nicht nur präziser sind, sondern die ganze Biologie darstellen können«, wie Baumann sagt. Neue Erkenntnisse in Proteomik, Epigenetik und über das Mikrobiom machen es möglich, Tumore immer genauer zu analysieren.

Dabei stellen die Forscher immer wieder fest, wie unterschiedlich, wie individuell Krebserkrankungen sind. Der DKFZ-Leiter betont: »Diese Heterogenität des Krebses ist bemerkenswert, sie ruft geradezu danach, dass wir die individuelle Biologie mit einbeziehen, aber vor zehn Jahren hatten wir noch keine einzige Methode dafür.« Baumann spricht mit Bedacht, analytisch, nüchtern. Er ist Mitte 50, wirkt aber jünger, er trägt einen dunklen Anzug ohne Krawatte und eine Apple Watch am Arm. Seine Karriere begann Baumann als Radioonkologe und Strahlenexperte Anfang der 1990er Jahre, er verbrachte auch zwei Jahre an der Harvard Medical School. Baumann ist überzeugt, dass es nun schnell weiter vorangehen wird auf dem Weg zu neuen Waffen gegen den Krebs, zu einer personalisierten Kriegführung: »In zehn Jahren werden wir weit mehr Methoden haben.« Die nicht nur in der Forschung zum Tragen kommen, »sondern im Patientenalltag«.

Eine Erkenntnis, mit der Baumann nicht alleine steht, sie ist Konsens unter den führenden Onkologen der Welt, die gar nicht schnell genug an neuen Instrumenten für die digitale Datenmedizin arbeiten können. Krebs ist deswegen zum weltweiten Innovationszentrum der Medizin geworden. Universitäten, Unternehmen, Regierungen forschen mit neuen Ressourcen und neuem Elan, über 8000 laufende klinische Studien für neue Krebstherapien verzeichnete die Datenbank des nationalen Krebsinstituts der USA Mitte 2017, und jeden Monat kommen neue hinzu. In seiner letzten Rede zur Lage der Nation rief der scheidende US-Präsident Barack Obama 2016 das Land dazu auf, sich an einem »Cancer Moonshot« zu versuchen: die Krebsforschung derart zu beschleunigen, dass in wenigen Jahren der Fortschritt von Jahrzehnten erreicht wird. Obama spornte die Krebsforscher an, sich ein Vorbild an Google und den Tech-Konzernen zu nehmen, einfach die Latte so hoch wie möglich zu legen und dann mit aller Macht und vereinten Kräften zu versuchen, drüberzuspringen. Fast zwei Milliarden Dollar an zusätzlichen Mitteln steckte die US-Regierung in den Cancer Moonshot. Koordiniert wird die Initiative auch nach dem Ende von Obamas Amtszeit von seinem ehemaligen Vizepräsidenten Joe

Biden, dessen Sohn Beau im Alter von 46 Jahren an einem Hirntumor starb. Das Ziel, so Biden, sei nicht, einen neuen Krieg gegen den Krebs zu beginnen, sondern den seit so vielen Jahrhunderten laufenden endlich siegreich zu beenden.

Kann das wirklich gelingen? Gibt es eine realistische Chance, bis zum Ende des nächsten Jahrzehnts das Monster Krebs zu besiegen oder zumindest an die Kette zu legen?

Es gibt weltweit viele solcher neuen groß anlegten Krebs-Initiativen wie den amerikanischen Cancer Moonshot und viele neue Wege, die dabei begangen werden. Aber im Zentrum aller Hoffnungen steht vor allem ein Gebiet: die Immun-Onkologie. Dahinter steckt die scheinbar simple Idee, im Kampf gegen den Krebs das körpereigene Abwehrsystem zu nutzen. Das klingt logisch, denn schließlich hängt der Verlauf der allermeisten Erkrankungen irgendwie auch mit dem Immunsystem zusammen, also damit, wie der Köper mit Eindringlingen, Fremdköpern und allen möglichen Gefahren für die Gesundheit umgeht. Das Immunsystem gilt auch als Massenvernichtungswaffe der Natur: Es hat ein Gedächtnis, die Basis aller Impfstoffe, es kann zwischen Freund und Feind unterscheiden, und es verfügt über ein Arsenal von einem Dutzend Zelltypen, die jeweils ganz spezifische Aufgaben erfüllen. T-Zellen etwa sind höchst wirksame Soldaten, die den Feind fast immer vernichten, bevor er Schaden anrichten kann. Dazu gehört auch der Krebs: In rund 90 Prozent aller Fälle, schätzen Onkologen, erkennt unser eigenes Immunsystem entstehenden Krebs und eliminiert mutierte Zellen. Oft, aber eben nicht immer.

Dass es eine enge Verbindung zwischen dem Krebs und unserem Immunsystem geben muss, ist deswegen auch keine neue Idee, sondern ein Feld, an dem seit mehr als einem Jahrhundert geforscht wird. Im New York der 1890er Jahre hatte der Chirurg William Coley festgestellt, dass der Krebs unter bestimmen Bedingungen nicht zurückkam, nachdem er Tumore herausgeschnitten hatte, nämlich wenn die Operationswunde sich infizierte. Coley schloss daraus, es müsse irgendetwas im Körper geben, das nicht nur die Infektionen bekämpft, sondern gleichzeitig auch Tumore angreift. Coley injizierte deswegen Krebspatienten mit Bakterienkulturen – und beobachtete daraufhin in einigen Fällen schrumpfende Tumore. Coley publizierte seine Forschungen 1891 mit der Aussage: Offensichtlich könnten Bakterien Krebs bekämpfen. Aber wie? Darauf fand weder Coley eine Antwort noch Generationen von Experten nach ihm. Krebs-Immuntherapie galt in den folgenden Jahrzehnten als elegante, aber gescheiterte Idee.

Doch nach der Jahrtausendwende begann sich das Blatt abrupt zu wenden: Dank Genomanalysen, Rechenpower und neuen digitalen Instrumenten konnten die Forscher nach und nach das Netz der Moleküle identifizieren, das verantwortet, wie unser Immunsystem auf Tumore reagiert. Und in der Folge konnten Mediziner und Biotech-Ingenieure beginnen, mit dem Immunsystem zu experimentieren. »Aus mehr als 40 Jahren Wissenschaft verstehen wir generell die Natur der Unterhaltung zwischen Tumorzellen und Immunsystem«, sagt Philip Sharp, Biologe am Institut für Integrative Krebsforschung des MIT und Gewinner des Medizin-Nobelpreises. Um Therapien zu finden, müsse man in dieser Unterhaltung mitreden können. »Wir sind dabei noch auf dem Niveau von Fünfjährigen: Wir wissen, es gibt Nomen und Verben, aber die Bandbreite des Vokabulars muss noch gelernt werden«, so Sharp. Aber immerhin: Fünfjährige können schon vieles verstehen. Und sie lernen schnell dazu.

Wissenschaftler können heute auf Jahrzehnte immunologischer Forschung zurückgreifen, die bereits viele wichtige Details aufgeklärt hat, darunter auch, wie T-Zellen, die Abfangjäger des Immunsystems, Eindringlinge erkennen und eliminieren. Durch ein Mikroskop betrachtet, wirken T-Zellen fast wie kleine Roboter oder Käfer: Sie nehmen ihre Umgebung wahr, kriechen vorwärts, erproben und greifen sich andere Zellen – um sie dann mit toxischen Molekülen vollzuschießen und damit zu zerstören.

Nahezu jeder Krebsforscher, jede Pharmafirma arbeitet deswegen heute mit Hochdruck an neuen Technologien und Instrumenten, um das Immunsystem als bislang mächtigste Waffe gegen den Krebs zu instrumentalisieren. Dabei geht es nicht nur um die eine oder andere Therapie, um eine Handvoll Medikamente basierend auf der gleichen Idee. Die Immun-Onkologie hat sich zu einem ganzen Feld mit unterschiedlichsten Technologien und Medikamentenklassen entwickelt. Und mit eigenen Problemen.

Niemand hofft dabei auf eine Wunderwaffe, die alle Krebsarten auf einen Schlag heilen wird. Aber die neuen Immuntherapien sind doch »ein Quantensprung«, sagt Baumann. »Patienten, die keine Chance hatten, überleben nun.« Und deswegen haben sich die Immuntherapien bereits nach kürzester Zeit etabliert als »vierte Säule der Krebstherapie«, neben Operation, Chemotherapie und Bestrahlung.

Die ganze Biotech- und Pharmawelt arbeitet an Immunpräparaten, Hunderte Therapiekandidaten werden gleichzeitig erprobt. So viele klinische Studien sind am Laufen, dass den Forschern bereits die Krebspatienten ausgehen, um all die verschiedenen Medikamente und Ansätze zu erforschen, wie Fachmedien im Sommer 2017 berichteten. Zu diesem Zeitpunkt waren bereits über 1000 Studien im Gange.

»Ohne Zweifel, es ist eine Revolution«, sagt auch Professor Laurie Glimcher. Sie leitet das Dana-Farber-Institut, das wohl wichtigste Krebsforschungszentrum der USA und nach Meinung vieler Experten auch das führende der Welt. Glimcher forscht seit über 40 Jahren an Krebs, eine taffe Frau mit stechendem Blick und stählerner Frisur im strengen schwarzen Kostüm. Wenn man sie zum Interview trifft in ihrem eleganten, cremefarbenen Büro, verzieht sie kein einziges Mal die Mundwinkel zu einem Lächeln, sie ist »all business« und hat, ganz unamerikanisch, keine Zeit für Small Talk: Vor ihrem Büro stauen sich die wartenden Forscher und Ärzte. Glimcher ist keine Frau, die zu Euphemismen und Euphorie neigt, und doch benutzt sie während eines langen Gespräches über die Geschichte und die Zukunft der Krebsforschung immer wieder solche Vokabeln: »transformativ«, »neue Zeit«, »große Durchbrüche«, »enorme Hoffnungen«.

Das Dana-Farber-Institut ähnelt äußerlich zunächst dem DKFZ: ein moderner Campus, eine Ansammlung großer Glaskästen mitten in Boston, gleich neben der Harvard Medical School, mit der das Institut eng verbandelt ist. Tausende Ärzte und Wissenschaftler forschen hier an Krebs, aber anders als beim DKFZ werden auch Patienten behandelt: Auf den Fluren unter Glimchers Büro im obersten Stock stehen Hunderte Betten bereit für Patienten, die an allen möglichen Arten von Krebs erkrankt sind. Das Institut ist benannt nach seinem Gründer, Sidney Farber (1903–1973), dem Vater der modernen Chemotherapie. Farbers Eltern waren deutsche Juden, die in die USA auswanderten. Er sprach fließend Deutsch und begann sein Medizinstudium in Heidelberg und Freiburg, wechselte aber 1927 an die Harvard Medical School, wo er zum Kinderarzt und Pathologen ausgebildet wurde. Fast 20 Jahre leitete er am Kinderkrankenhaus von Boston die Leukämie-Forschung: Die Sterblichkeitsrate lag damals bei 100 Prozent, denn wegoperieren konnte man den Blutkrebs ja nicht. Deswegen konzentrierte sich Farber auf chemische Ansätze. Ende der 1940er Jahre forschte er am Vitamin Folsäure, das bei Mangelernährung zur Blutbildung beiträgt. Farber versuchte die Folsäure in Patienten mit einem chemischen Gegenmittel zu blockieren. Zum Erstaunen aller medizinischen Experten war Farber damit erfolgreich. Es war ein enormer Erfolg gegen den Krebs, der wesentlich zur modernen Pharma-Medizin beigetragen hat.

Farber glaubte sich daraufhin schon auf dem Weg, mit der Chemotherapie eine Allzweckwaffe gefunden zu haben, die, wenn weiterentwickelt, den Krebs irgendwann komplett besiegen könnte. Und Farber war es dann auch, der wesentlich den ersten »War on Cancer« initiierte, den Krieg gegen den Krebs als gesellschaftliches und politisches Ziel, in das seither erhebliche Ressourcen von staatlicher Seite investiert wurden. Aber Farbers Träume von der universalen Heiltherapie blieben unerfüllt, im Gegenteil, lange ging es nur schleppend voran. »Für so lange Zeit konnten wir nur auf Chemotherapie, Bestrahlung und Operation zurückgreifen«, sagt Glimcher, die Dana-Farber-Chefin. Aber nun seien mehrere »transformierende« Prozesse gleichzeitig im Gange.

Die grundlegende erste Revolution brachte die Genomsequenzierung, nicht nur technologisch, sondern auch diagnostisch, betont Glimcher: »Traditionell charakterisierten wir Krebs immer von dem Organ ausgehend, in dem er sich bildete.« Man hat Lungen-, Haut- oder Leberkrebs. »Und je nach Ausgangspunkt wurden dann Medikamente eingesetzt.« Nun aber, wenn jeder Tumor sequenziert und mit gesundem Gewebe verglichen werden kann, »klassifizieren wir Tumore nach genetischer Mutation«, betont Glimcher. Genauer: nach der Schlüssel-Mutation, dem »Driver«, also dem ausschlaggebenden Fehler, denn meist kommen zahlreiche Mutationen zusammen. Entsprechend ändert sich auch die Behandlung, denn wann immer möglich, werden nun Therapien eingesetzt, die direkt die Kern-Mutationen behandeln. Bereits Ende der 1990er Jahre entstanden die ersten direkt auf die Genetik zielenden Medikamente. Herceptin etwa, wesentlich mitentwickelt von dem deutschen Krebsforscher Axel Ullrich, zielt darauf, das Gen HER2 ruhigzustellen, das in bis zu einem Viertel aller Brustkrebs-Fälle überaktiv ist.

Darauf aufbauend entstand die erste revolutionäre Klasse von Immuntherapien: die sogenannten Checkpoint-Inhibitoren. Sie sorgen dafür, dass die Grenzkontrollen des Immunsystems richtig funktionieren. Denn manchmal erkennen die Wachmannschaften den Feind nicht. Die T-Zellen patrouillieren pausenlos durch den Körper auf der Suche nach Infektionen oder Fehlern. Treffen sie auf eine andere Zelle, testen sie, ob es sich um Freund oder Feind handelt: Auf der Oberfläche von Zellen sitzen spezielle Proteine, die wie ein Personalausweis Auskunft über die Identität der Zelle geben. Wenn die Proteine zeigen, dass die Zelle normal und gesund ist, ziehen die Wachmannschaften weiter. Wenn die Zelle Krebs hat oder infiziert ist, läuten die T-Zellen eine Attacke ein. Gleichzeitig sorgt das Immunsystem dafür, dass bei solch einer Attacke nicht gesundes Gewebe angegriffen wird, und richtet mit speziellen Molekülen Immun-Checkpoints ein. Manchmal aber gelingt den Krebszellen quasi ein Identitätsklau: Sie umgeben sich mit diesen Checkpoint-Proteinen und tun so, als wäre alles in Ordnung. Dadurch werden die Tumorzellen von den T-Zellen in Ruhe gelassen, und der Krebs kann sich ungestört ausbreiten.

Seitdem diese Tarnung der Tumorzellen bekannt wurde, haben Immunologen nach Wegen gesucht, wie dem Immunsystem quasi die Augen geöffnet werden können. In den vergangenen Jahren entdeckten Wissenschaftler – insbesondere am Dana-Farber-Institut – eine Reihe von Schaltern, die es im Immunsystem mit Medikamenten umzulegen gilt, um die T-Zellen zu aktivieren und die Checkpoints richtig funktionieren zu lassen. Eine Reihe von solchen Checkpoint-Hemmern wurden seit Anfang des Jahrzehnts als Therapien zugelassen. Oft im Eilverfahren, weil besonders jene Krebspatienten von ihnen profitieren, bei denen alle anderen Therapien gescheitert waren, vor allem bei Lungen- und Hautkrebspatienten.

»Die Checkpoint-Inhibitoren waren ein großer Sprung«, bestätigt DKFZ-Leiter Baumann. »Von keiner Überlebenschance zu einer signifikanten Chance« bei bestimmten Krebsarten und

Patientengruppen. Die Medikamente sind jedoch, wie alle Therapien, nicht ohne Risiko. Wenn das Immunsystem stimuliert wird, können schnell auch unerwünschte Nebeneffekte auftreten, bis hin zu tödlichen Lungenembolien und anderen toxischen Wirkungen. Aber sie wirken und lassen Menschen überleben. Die erste klinische Studie für das erste dieser neuen Medikamente, Ipilimumab, wurde Anfang des Jahrhunderts am Dana-Farber-Institut durchgeführt, und die Ergebnisse verblüfften die skeptischen Ärzte: Getestet wurde an Hautkrebspatienten im Endstadium. Bei einem Fünftel der Patienten schlug der Checkpoint-Blockierer an, zehn Jahre später sind sie noch immer am Leben.

Inzwischen ist eine Reihe solcher Immun-Checkpunkte bekannt, der vielleicht wichtigste trägt den schönen Namen »Programmed Cell Death 1«, kurz PD-1. Entdeckt wurde er wesentlich am Dana-Farber-Institut. PD-1 sitzt auf der Oberfläche der T-Zellen, die in den Lymphknoten gebildet werden. Viele Krebse können PD-1 nutzen, um sich zu maskieren und damit das Immunsystem auszutricksen. Den Forschern war deswegen schnell klar, dass die therapeutische Wirkung enorm sein sollte, falls sich ein so zentraler Immun-Checkpunkt in den Lymphknoten mit der richtigen Technik steuern ließe. Gemeinsam mit der Pharmafirma Merck entwickelten sie einen Antikörper, der an PD-1 andockt und den Checkpoint blockiert – und damit den Weg freiräumt für die T-Zellen.

Im Mai 2017 wurde der Checkpoint-Inhibitor unter dem Namen Keytruda als erstes Krebsmedikament gegen alle festen Tumorarten zugelassen – ohne dass der Ausgangspunkt des Tumors oder das Gewebe dabei eine Rolle spielt. Die Therapie kann damit für Krebs mit bestimmten genetischen Charakteristika eingesetzt werden, egal ob er in Brust oder Leber verortet ist. Die Immuntherapie zielt stattdessen spezifisch auf alle Patienten, deren Krebs durch Fehler im DNA-Reparatursystem entstanden ist. Wenn ein Gen im sogenannten »DNA mismatch repair«-System nicht mehr richtig funktioniert, können Zellen Fehler im Erbgut nicht richtig reparieren, was dann wiederum Krebs auslösen kann. Keytruda sorgt dafür, dass sozusagen die Grenzkontrolle unbewacht ist, wenn das Immunsystem versucht, solche Tumore rauszuschmeißen. »Das funktioniert fantastisch, mit dramatischen Resultaten«, sagt Dana-Farber-Chefin Glimcher. »Bei rund 20 Prozent der Patienten.« Ein Prozentsatz, der hoch genug ist, dass mehr als zwei Dutzend Pharma- und Biotech-Unternehmen an Immuntherapien arbeiten, die allein auf den Checkpoint PD-1 zielen.

Für die Forscher und die Spezialisten in den Kliniken geht es nun darum herauszufinden, warum die anderen 80 Prozent der Patienten nicht auf dieses Medikament ansprechen. Und wie sich der Prozentsatz der positiven Resultate deutlich erhöhen lässt. Ein erster Schritt waren Kombinationstherapien, verschiedene Checkpoint-Medikamente zusammen, »damit lässt sich die Erfolgsrate schon auf 40 bis 60 Prozent heraufschrauben«, sagt Glimcher. Und die Ärzte sind zuversichtlich, aus dem rasant wachsenden Datenmaterial auch noch herauslesen zu können, wie das verbleibende Drittel der Patienten erreicht werden kann. Erste Studien erreichten Erfolgsraten von bis zu 88 Prozent. Trotzdem kann diese erste Klasse der Immuntherapien nicht jeden Krebs bekämpfen: Ihre Aufgabe ist, den angreifenden Immunzellen den Weg freizuräumen. Aber was, wenn die Immunzellen gar nicht erst im Angriffsmodus sind? Wenn sie den Krebs gar nicht erkennen, das Immunsystem also quasi die Attacke verschläft?

Während die Medikamentenentwickler nun gerade große, milliardenschwere Entwicklungsprogramme für zahlreiche Checkpoint-Inhibitoren verfolgen, konzentrierten sich die Forscher am DKFZ schon längst auf die nächsten Ideen. »Unsere Schwerpunkte sind die nächste Stufe der Immun-Onkologie«, sagt Baumann. Verfolgt wird ein halbes Dutzend verschiedener neuer Technologien der

dritten und vierten Generation der Immun-Onkologie, von
Stammzellen bis zu neuen genetischen Anwendungen.

Die zweite Generation von Immuntherapien findet ihren Weg
dagegen bereits seit Mitte des Jahrzehnts in die Krankenhäuser: Sie
besteht aus lebenden Zellen. Das Therapiefeld trägt die Abkürzung
CAR-T, kurz für »Chimeric Antigen Receptor-T-Zellen«. CAR-T
ist vielleicht der radikalste der zahlreichen neuen Ansätze der
Krebsforscher. Zumindest zieht er die konsequentesten Schlüsse
aus den Fortschritten der digitalen Medizin, denn er vereint die
Erkenntnisse aus Sequenzierung, Gentherapie, Big Data und Bioinformatik. Stark vereinfacht funktioniert der neue Ansatz so:
Dem Krebspatienten werden die eigenen T-Zellen entnommen, im
Labor genetisch zielgerichtet aufgerüstet und dann neu bewaffnet
wieder injiziert und auf den Tumor losgelassen. Das so hochgerüs-
tete Immunsystem macht dann selbst kurzen Prozess mit den
Geschwüren.

Das klingt nach einem futuristischen Ansatz: genmodifizierte
Killerzellen, von Menschenhand im Labor geschaffen. Und genau
das ist es auch, eine enorme technologische Leistung: T-Zellen so
zu modifizieren, dass sie Tumorzellen quasi aus der Deckung locken.
Sie zwingen den Krebs, sich zu demaskieren, indem sie ihm ein
Molekül präsentieren, an dem die Tumorzellen andocken – um
dann vom Immunsystem vernichtet zu werden. Und es klingt nach
einem riskanten Ansatz, denn ein Immunsystem im Overdrive
kann schnell gefährlich werden. In mehreren klinischen Studien
sind Patienten an den Nebenwirkungen von CAR-T-Therapien
gestorben. Aber die Gentherapie kann auch enorme Erfolge
vorweisen, vor allem bei Blutkrebs. Bei bestimmten Leukämie-
Formen wurden bis zu 90 Prozent der behandelten Patienten – alle
im Endstadium – vom Krebs befreit. Die Arzneimittelbehörden
müssen stets zwischen Risiko und Nutzen abwägen, und auch wenn

bei den CAR-T-Therapien das Risiko zurzeit noch hoch ist, so schlägt der Nutzen doch die Gefahren, weil die neue Technologie denen helfen kann, bei denen keine andere Therapie wirksam war.

Erste Medikamente sind deswegen im Eilverfahren zugelassen worden, Dutzende befinden sich im Zulassungsprozess. Vor allem wegen solcher Ergebnisse aus klinischen Studien, wie sie das Biotech-Unternehmen Juno vorlegte: Rund die Hälfte der Patienten wurde durch die genetisch veränderten Immun-Superhelden permanent vom Blutkrebs erlöst. Das Start-up mit Sitz nahe dem Hauptquartier von Microsoft wurde erst 2013 gegründet, ging ein Jahr später schon an die Börse und wurde im Januar 2018 für neun Milliarden Dollar von Genentech aufgekauft.

Akademische Forscher und Pharmariesen sind sich einig, dass aus der T-Zellen-Technologie eine radikal neue Klasse von Medikamenten entstehen wird. Und dass es nun erhebliche Ressourcen zu investieren gilt, um sie voranzutreiben. Der Pharmakonzern Gilead legte deswegen im Spätsommer 2017 gleich rund zwölf Milliarden Dollar auf den Tisch, um das kalifornische Krebs-Start-up Kite zu übernehmen. Im Oktober 2017 genehmigte die FDA eine von Kite entwickelte Gentherapie gegen Lymphdrüsenkrebs. »Dieser Tag markiert einen weiteren Meilenstein in der Entwicklung eines ganz neuen wissenschaftlichen Paradigmas für die Behandlung von schweren Krankheiten«, so Behördenchef Scott Gottlieb anlässlich der Zulassung der CAR-T-Therapie unter dem Namen Yescarta. »Gentherapie hat sich von einem vielversprechenden Konzept zu einer praktikablen Anwendung für tödliche und meist nicht zu behandelnde Formen von Krebs entwickelt.«

Auch wegen dieses Erfolgs gilt Kite als Paradebeispiel, wie staatliche Forschung gemeinsam mit schnellen, kleinen Biotech-Startups neue Technologien zügig vorantreiben kann. Die wissenschaftlichen Grundlagen für Yescarta waren Anfang des Jahrzehnts zunächst vom National Cancer Institute der USA entwickelt worden. Die Wissenschaftler um die amerikanische Onkologen-Legende Steve Rosenberg hatten sich dann mit dem Start-up zusammengetan, um aus den Forschungsergebnissen schnellstmöglich ein Medikament zu entwickeln und auf den Markt zu bringen.

Allerdings wird auch weiterhin ein hohes Tempo vonnöten sein, um die großen Versprechungen der neuen Technologie auch einlösen zu können. Dazu müssen die teils massiven Nebenwirkungen, der »Sturm im Immunsystem«, in den Griff bekommen werden, den die aufgemotzten T-Zellen manchmal auslösen, wie Dana-Farber-Chefin Glimcher sagt. Noch »wandeln die Therapien auf Messers Schneide zwischen profunder Wirksamkeit und brutaler Giftigkeit«, so der Medikamentenforscher Michael Gilman. Auch in der Studie, die zur Zulassung der von Kite entwickelten Gentherapie führte, starben zwei Patienten. Zu den lebensgefährlichen Nebenwirkungen der Eingriffe in das Immunsystem gehören unter anderem eine hohe Infektanfälligkeit und Störungen im blutbildenden System. In den meisten Fällen können die Mediziner damit umgehen, aber sie brauchen dazu Erfahrung und die richtige Fortbildung. Deswegen sollen die revolutionären Immuntherapien zunächst nur in Kliniken eingesetzt werden, wo Ärzte und Krankenschwestern auf deren Einsatz trainiert wurden. Bis zum Ende des Jahrzehnts sollen die CAR-T-Therapien dann aber Standard in allen Krebskliniken weltweit werden.

Der rasante Wandel in der Onkologie wird entsprechend auch eine Herausforderung für die Universitäten und Ausbildungssysteme. Die ersten zugelassenen Gentherapien sind zwar noch hoch speziell: In den USA sind pro Jahr nach Schätzungen rund 3500 Lymphknotenkrebs-Patienten geeignete Kandidaten für die Kite-Therapie Yescarta. Die Behandlung muss dabei für jeden Patienten individuell geplant, die T-Zellen müssen natürlich auch individuell angefertigt werden. Bei kleinen Patientengruppen lässt sich das managen. Gentherapie zum Massenprodukt zu machen wird jedoch auch eine Herausforderung für die Hersteller werden. Die Produktion solcher Immun-Krebstherapeutika lässt sich nicht einfach hochfahren, indem eine Fabrik ganze Paletten von Medikamenten ausspuckt.

Entsprechend teuer sind die Behandlungen nun zunächst: Kymriah, die erste, im Herbst 2017 zugelassene zellbasierte Krebsbehandlung, kostet rund eine halbe Million Dollar pro Patient. Allerdings, so die Herstellerfirma Novartis, muss nichts bezahlt werden, wenn die Patienten nicht innerhalb eines Monats positiv auf die Therapie reagieren. Der Pharmakonzern stattet die behandelnden Ärzte dazu mit einem eigens entwickelten Algorithmus aus, der aus den individuellen Patientendaten die Nebenwirkungen vorhersagen soll.

Ohne Software-Unterstützung wird es für die Kliniken wohl auch schwer, die zahlreichen in der Entwicklung stehenden neuen Gentherapeutika managen zu können – und die Fortschritte und Behandlungsansätze zu überblicken. Im Sommer 2017 präsentierten Onkologen auf der Jahrestagung der amerikanischen Krebsforscher in Chicago erstmals eine CAR-T-Therapie, die in einer klinischen Studie zu 100 Prozent wirksam war: Alle gentherapeutisch behandelten Patienten sprachen innerhalb von zwei Monaten auf die Behandlung an. Die Studie war klein und umfasste nur zwei Dutzend Patienten, die unter einem multiplen Myelom – einem Krebs der Plasmazellen – litten. Aber die Ergebnisse seien »beeindruckend«, so Ken Lichtenfeld, stellvertretender Chief Medical Officer der American Cancer Society. Chemotherapie helfe zehn bis 30 Prozent der Patienten, Immuntherapie bis zu 40 Prozent, Kombinationen mit auf Gene zielenden Medikamenten bis zu 80 Prozent. »Aber man kommt nicht auf 100 Prozent«, so Lichtenfeld.

Vielversprechende Entwicklungen wie die CAR-T-Studien sind allerdings auch ein deutlicher Fingerzeig für die anstehenden

Herausforderungen, diese Therapien wirklich der Allgemeinheit zugänglich zu machen. Denn ein multiples Myelom ist keine extrem seltene Krebsform, sondern die bei Männern am zweitschnellsten zunehmende. Jedes Jahr werden über 100 000 neue Fälle verzeichnet. Schon jetzt stellen sich allerlei technische Probleme, die Immuntherapien, die sich schneller als erwartet entwickeln, in ausreichenden Mengen zu produzieren. Die Onkologen und Techniker tun sich schwer, der wachsenden Nachfrage hinterherzukommen und in ausreichendem Tempo CAR-T-Zellen im Labor zu produzieren. »Die großen Versprechen dieses Ansatzes haben die typischen Entwicklungsprozesse total überrannt«, sagt etwa Stephan Grupp, Onkologe am Kinderkrankenhaus von Philadelphia. Dort wurden bereits Hunderte an Leukämie erkrankter Kinder mit den modifizierten T-Zellen behandelt. Aber auch mit rund 50 Medizinern und Technikern, die im Labor ständig an der Gentherapie arbeiten, kommt die Klinik kaum hinterher. Grupp und andere Ärzte sorgen sich, dass nun, da die Gentherapien schnell mehr und mehr Patienten erreichen, die Kapazitäten nicht ausreichen. Schon jetzt stelle sich die Frage, wie sich die Ressourcen »am fairsten verteilen lassen, sodass die meisten Patienten erreicht und die meisten Leben gerettet werden«.

Auch aus diesem Grund arbeiten Forscher bereits an einem neuen Ansatz für die Gentherapie gegen Krebs: Statt die persönlichen T-Zellen jedes Patienten individuell zu bearbeiten, soll die nächste Generation von CAR-T-Therapien auch mit Zellen anderer Menschen möglich sein. Die T-Zellen könnten einfach von Spendern eingesammelt und im großen Stil modifiziert und bereitgestellt werden. Damit wäre eine billigere, schnellere Produktion en masse möglich. Dass diese Behandlung mit sogenannten universellen CAR-T-Zellen funktioniert, hatten Mitte des Jahrzehnts Ärzte am Great Ormond Street Hospital in London gezeigt. Dort wurden zwei an Leukämie erkrankte Mädchen, nicht einmal zwei

Jahre alt, mit Spenderzellen injiziert: Ihr Krebs verschwand. Entwickelt wurde die Therapie von Cellectis, einem französischen Biotech-Unternehmen mit New Yorker Dependance. Die fremden T-Zellen wurden dabei mit einer Crispr-ähnlichen Technologie so Gen-editiert, dass sie nicht mehr darauf getrimmt waren, den Körper anderer Menschen anzugreifen.

Inzwischen arbeiten nahezu alle CAR-T-Experten auch an solchen universellen Therapien. Die Vision, wie sie Cellectis-Chef André Choulika malt, klingt vielversprechend: Die universellen T-Zellen könnten genetisch programmiert werden, jeden Krebs zu attackieren. Und aus jeder Blutspende ließen sich genügend Zellen ernten, um daraus Hunderte Dosierungen zu machen, die einfach eingefroren gelagert werden, bis sie gebraucht werden. »Die Patienten könnten im Bedarfsfall dann direkt behandelt werden, statt darauf zu warten, dass ihre eigenen Zellen Gen-editiert werden können«, sagt Choulika. Der Zeitfaktor kann durchaus kritisch sein: In einer klinischen Studie, die zur Zulassung eines der ersten CAR-T-Medikamente führte, starben zehn Patienten, bevor ihre Zellen einsatzbereit waren und sie behandelt werden konnten. Mit universellen Zellen könnten zudem auch jene Patienten behandelt werden, die nicht selbst über ausreichend oder geeignete T-Zellen verfügen. Babys etwa haben oft nicht ausreichend Immunzellen, auch eine Chemotherapie schrumpft den T-Zellen-Vorrat.

Die Versprechungen also sind groß. Zuvor muss jedoch in klinischen Studien bewiesen werden, dass es nicht zu gefährlich ist, fremde Zellen in die Blutbahn von Patienten einzuschleusen. Denn das ist längst nicht garantiert. Die Technologie so zuzuschneiden, dass sie tödliche Nebenwirkungen vermeidet, wird die große Herausforderung der kommenden Jahre. Im Herbst 2017 musste Cellectis eine klinische Studie mit universellen Zellen vorübergehend stoppen, weil ein Patient gestorben war. Die Forscher vermuten, dass fremde Zellen noch weit potentere Immunreaktionen auslösen als die eigenen. Die richtige Dosierung zu finden wird deswegen schwer werden.

Das unterstreicht noch einmal deutlich, dass die prinzipielle Frage der CAR-T-Technologie noch nicht klar beantwortet wurde: Wird man die Risiken der Therapie in den Griff bekommen? »Das lässt sich tatsächlich noch nicht abschließend einschätzten«, sagt DKFZ-Chef Baumann. Aber die Technologie sei »so vielversprechend«, entwickele sich so zügig, dass er hoffnungsvoll sei. Gearbeitet werde zum Beispiel an einer Methode, die CAR-T-Zellen auch wieder gentechnisch abschaltbar zu machen, wodurch man potenziell die Nebenwirkungen reduzieren könne. Aber auch damit wären längst noch nicht alle Probleme der Technologie gelöst, vor allem bleibt die Frage, wie man die gentechnisch veränderten T-Zellen effizient an den Krebsherd bringt. CAR-T-Zellen seien zwar »erstaunlich erfolgreich« bei der Bekämpfung von Blutkrebs, »aber in festen Tumoren funktionieren sie bislang nicht«, sagt Dana-Farber-Chefin Glimcher.

Die Onkologen suchen deswegen auch nach anderen, vielleicht schneller und breiter wirksamen immunologischen Schlachtplänen. Weniger risikoreich verspricht vor allem ein Ansatz zu sein, der auf den ersten Blick überraschend, geradezu seltsam erscheint: gegen Krebs zu impfen. Kann das funktionieren? Ein Verfahren, das für Grippe und andere Infektionserkrankungen entwickelt wurde, soll gegen Tumore helfen?

Der Vergleich mit der Grippeimpfung sei gar nicht so falsch, sagt DKFZ-Chef Baumann, denn prinzipiell stecke hinter der über 200 Jahre alten Schutzimpfung und hochmodernen, Bioinformatik-basierten Krebs-Vakzinen die gleiche Idee: sich vorbeugend gegen eine von Erregern verursachte Krankheit zu schützen. »Denn tatsächlich werden viele Krebsarten durch Viren ausgelöst«, betont Baumann. Bewiesen hat das wesentlich ein Vorgänger von Baumann als Leiter des DKFZ, Harald zur Hausen. Er erkannte, dass Gebärmutterhalskrebs durch Infektionen mit humanen Papillomaviren ausgelöst wird. 2008 erhielt zur Hausen dafür den Nobelpreis für Medizin. Zur Hausen ist mittlerweile Anfang 80, aber er hat noch immer ein Büro im DKFZ, an dem die Nachwuchsforscher mit ehrfürchtigen Blicken vorbeischleichen. Seine Forschung legte den Grundstein für die ersten Krebs-Impfstoffe, sie wirken nicht nur gegen Gebärmutterhalskrebs bei Frauen, sondern auch gegen Anal- und Peniskrebs. »Und gegen bestimmte Formen des Darmkrebses, da arbeiten wir verstärkt dran«, sagt Baumann.

Präventive Krebs-Impfungen sind aber nur die eine Seite der Medaille, noch mehr Ressourcen verwenden Forscher und Unternehmen inzwischen auf therapeutische Vakzine: Impf-Medikamente, die helfen, wenn man bereits an Krebs erkrankt ist. Leberkrebs etwa werde zum großen Teil durch Viren verursacht, sagt Baumann. Prinzipiell kommen solche Impfstoffe »für jeden Tumor in Betracht, bei dem eine Stimulierung des Immunsystems dazu führt, dass er angegangen und vernichtet wird«.

Im nächsten Schritt geht es nun darum, unabhängig von Viren, die grundsätzliche Funktion von Impfungen auszulösen: das Immunsystem so zu stimulieren, dass es schädliche Fremdköper eliminiert. Also die Abwehrkräfte zielgenau auf Krebszellen anzusetzen. »Vakzinierung ist in jedem Fall fundamental wichtig für die Krebsforschung«, betont Baumann.

Ein besonderer Schwerpunkt bei der Entwicklung von Krebs-Impfungen liegt dabei auf einer bestimmten Molekülgruppe, den sogenannten Neoantigenen. Dabei handelt es sich um spezielle Antikörper, die als Folge von Krebsmutationen im Körper entstehen. Neoantigene erlauben es dem Körper, zwischen gesunden Zellen und Krebszellen zu unterscheiden. Sie befinden sich auf der Oberfläche von Krebszellen und liefern ein genaues Bild, wie ein Tumor lebt, wächst, mutiert. Vorausgesetzt, man hat die Fähigkeit und Instrumente, sie zu beobachten und zu analysieren. Doch die fehlten bis vor Kurzem, und so blieben die Natur und die genaue Funktion dieser Stoffe lange unbekannt. Erst mit den neuen digitalen Instrumenten, insbesondere mithilfe des maschinellen Lernens, konnten Neoantigene seit Mitte des Jahrzehnts genauer erforscht werden. Schnell wurde dabei klar: Neoantigene sind enorm wichtig dafür, wie das Immunsystem mit Krebs umgeht. Und damit auch für die Frage, wann und wie Immuntherapien erfolgreich sind.

Auf diesen individuellen Tumor-Antikörpern basierende Impfstoffe funktionieren dabei prinzipiell so: Zunächst wird die DNA der Tumorzellen sequenziert und nach Mutationen gesucht, die nicht im Erbgut von gesunden Zellen auftauchen. Bioinformatiker suchen dann mit Algorithmen nach den Mutationen, die ebensolche Neoantigene auf der Oberfläche der Tumorzellen produzieren, an die sich Immunzellen am besten andocken können. Ausgerüstet mit den Ergebnissen dieser digitalen Datenanalyse wird dann ein Impfstoff hergestellt, der Teile dieser Antigene enthält – ähnlich wie Grippeimpfstoffe auf inaktiven Viren-Bestandteilen basieren. Damit wird das Immunsystem zielgenau auf den individuellen Tumor angesetzt: der Krebs also sichtbar gemacht für die körpereigenen Abwehrkräfte, auch wenn der Krebs ständig mutiert. Die Technologie identifiziert sozusagen den genauen Fingerabdruck des Krebses.

Neoantigene sind deswegen bei den Krebsforschern »in aller Munde«, wie Baumann betont. Dutzende Biotech-Start-ups arbeiten daran, Krebs-Impfstoffe zu entwickeln, die auf Neoantigenen basieren. Die beiden beeindruckendsten Studien lieferten im Sommer 2017 vor allem zwei junge Forschungsfirmen: ein Spin-off des Dana-Farber-Instituts und eine junge Biotech-Firma aus Mainz. Sie veröffentlichten ihre Studien gemeinsam in »Nature«, dem vielleicht wichtigsten Wissenschaftsjournal der Welt, mit aufsehenerregenden Ergebnissen. Denn die Studien scheinen zu beweisen, was Mediziner schon länger hofften: Wenn man Krebs-Impfungen mit den Checkpoint-Inhibitoren kombiniert, gelingt ein Doppelschlag, vor dem sich der Krebs nur schwer wegducken kann. Die eine Therapie löst die Bremsen des Immunsystems, die andere lotst die Immun-Angreifer exakt zur richtigen Stelle.

BioNTech, das Mainzer Start-up, demonstrierte das an 13 an Hautkrebs erkrankten Patienten. Unter der Leitung von Ugur Sahin, Gründer von BioNTech und Geschäftsführer eines Forschungsinstituts für Onkologie an der Universität Mainz, entwickelten die Wissenschaftler RNA-basierte Impfstoffe, die auf bis zu zehn mutierte Proteine in jedem Patienten zielten, zugeschnitten auf die individuellen Tumore. Alle Patienten zeigten Immunreaktionen. Acht bleiben auch zwei Jahre nach der Impfung krebsfrei. Fünf hatten Rückfälle, aber eine zusätzliche Behandlung mit einem Checkpoint-Inhibitor sprach bei zweien von ihnen an, bei einem weiteren verschwand der Krebs. Ein sensationelles Ergebnis für eine hoch komplexe Technologie, das die Mainzer zu einem weltweiten Biotech-Star machte. BioNTech wird gleich von zwei großen Konzernpartnern heiß umworben, Sanofi und Roche/ Genentech, die das deutsche Unternehmen mit Hunderten Millionen Dollar füttern.

Finanziell genauso reichhaltig ausgestattet ist das zweite Unternehmen, das im Sommer 2017 die Erfolgsstudien herausbrachte, Neon Therapeutics. Gegründet 2015 von Krebsforschern des Dana-Farber-Instituts, der Harvard Medical School und des MIT, hat das Biotech-Start-up bereits mehrere neue Krebstherapien in Entwicklung. Allen voran aber den Impfstoff unter der Kennung NEO-PV-01, basierend auf 20 Antigenen, die aus den Tumorzellen von Patienten gewonnen werden. Catherine Wu, Mitgründerin von Neon Therpeutics und Onkologin am Dana-Farber-Institut, erklärt, wie ihre Verfahren funktionieren: »Wir sequenzieren die Tumor-

DNA, anschließend füttern wir die Computer mit den Daten. Sie spucken dann die Analyse aus, welche Peptide wir brauchen, um den Impfstoff zu bauen, der den Patienten unter die Haut gespritzt wird.« Das erste Erfolgsprojekt von Neon Therapeutics war, wie auch die Studie von BioNTech, auf Hautkrebs ausgerichtet. Und wie bei BioNTech reagierte ein Großteil der Patienten alleine auf den Impfstoff: Er wurde verabreicht, nachdem den Patienten der Tumor operativ entfernt wurde, um eine Rückkehr des Krebses zu verhindern. Bei einer Minderheit kam er zurück, aber auch hier half die Kombination mit einem der Checkpoint-Inhibitoren.

Der Schlüssel, um diese neue Technologie zu einem Massenprodukt für alle möglichen Krebsformen und Patienten zu machen, sei Machine Learning, sagt Ed Fritsch, der Chief Technology Officer von Neon Therapeutics. Nur mithilfe lernender Software ließen sich die großen Molekül-Bibliotheken anlegen, die es braucht, um solche personalisierten Medikamente zu entwickeln. »Die Informatik ist das zentrale Instrument«, so Fritsch. Dabei gehe es nicht nur um die pure Rechenkraft, sondern um die richtigen Methoden, die Maschinen zu trainieren. Deep Learning ist dabei das wichtigste Werkzeug von Fritsch, aber nur, »wenn es mit den richtigen Daten gefüttert wird«. Wu und Fritsch hoffen zudem, dass sich die verschiedenen neuen Medizintechnologien kombinieren lassen, zu extrem präzisen, individuellen Krebstherapien. Neon Therapeutics hat deswegen unter anderem eine Forschungspartnerschaft mit Crispr Therapeutics abgeschlossen, um mit dem Gen-Werkzeug noch zielgenauer in die Immunfunktionen des Köpers eingreifen zu können.

Der Optimismus der Onkologen ist fast mit Händen zu greifen, ihre Begeisterung für die Fortschritte und die neuen Instrumente, die ihnen zur Verfügung stehen. Aber wie viel davon ist ferne Zukunftsmusik? Wie viel nur auf Sonderfälle beschränkt? Und wie viel wirklich grundlegender Durchbruch im Kampf gegen den Krebs, diese Nemesis, an der rund ein Drittel der Menschheit wenigstens einmal im Leben erkrankt?

Schon in der Folge des Humangenomprojektes hofften die Mediziner, eine genetische Achillesferse für jeden Krebs finden zu können. Aber bislang hat die Komplexität der Biologie noch immer das medizinische Wissen übertrumpft. Viele Krebsmutationen sind selten, manche sind zu behandeln, andere nicht. Manche Tumore entkommen dem Immunsystem, manchmal lässt sich das Immunsystem nicht durch die neuen Immuntherapien stimulieren, manche Krebsgeschwüre reagieren auf gar nichts. Eine Studie des National Cancer Institute identifizierte über 100 Gene, die beim Kampf des Immunsystems gegen den Krebs eine Rolle spielen. Mindestens.

Solche komplexen Herausforderungen gilt es zu überwinden, wenn die Immun-Onkologie den Krebs grundlegend niederringen soll. »Warum reagiert der Lungenkrebs von Mrs Jones auf eine Immuntherapie und der von Mrs Smith nicht, obwohl beide die gleiche Tumormutation haben?«, bringt Dana-Farber-Chefin Glimcher eine Kernfrage der aktuellen Krebsforschung auf den Punkt. Die Antwort müsse wohl sein, mit dem Immunsystem das gleiche zu machen wie mit dem Tumor: eine individuelle DNA-Sequenzierung, um herauszufinden, welche Gene aktiv, welche Immunzellen und welche Rezeptoren präsent sind. Eine Art Immun-Profiling, »um dann die T-Zelle von Mrs Jones mit der von Mrs Smith zu vergleichen«, so Glimcher.

Der Optimismus der Onkologen speist sich daraus, dass sie genau solche Wege nun gehen können, dass sie auf neue Erkenntnisse mit neuen Instrumenten reagieren können. Und dass sie sich nicht gezwungen sehen, auf eine neue, vermeintliche Allzweck-Waffe zu setzen, wie einst Sidney Farber, der Vater der Chemotherapie. Vielmehr haben die neuen digitalen Instrumente, die den

Forschern zur Verfügung stehen, eine Vielzahl neuer Türen aufgestoßen, auch jenseits der Immun-Onkologie, solche etwa: In einem Labor des DKFZ-Hauptgebäudes arbeiten Wissenschaftler an frischen Proben von Stammzellen, ein Luftvorhang bläst von oben herab, um die Umgebung steril zu halten. Nebenan surrt leise ein Kasten, kaum größer als ein Fernseher, der Tausende Zellen pro Sekunde analysiert. Untersucht werden Blut, Knochenmark und Biopsien von Tumoren und Metastasen.

»Heidelberg Institute for Stem Cell Technology and Experimental Medicine« (HI-STEM gGmbH), steht draußen an der Eingangstür des Labors, und wie der Name vermuten lässt, geht es in diesen Räumen darum, Krebs-Stammzellen zu entdecken und gezielt zu bekämpfen. Denn nicht nur normale Zellen mutieren, sondern auch Stammzellen, und diese Krebs-Stammzellen treiben wesentlich die Tumorentstehung und die Metastasierung voran. Sie sind damit ursächlich dafür verantwortlich, dass Krebs entsteht.

HI-STEM ist eines der Vorzeigeprojekte des DKFZ, eine Kooperation mit dem Milliardär und SAP-Gründer Dietmar Hopp, der seit Jahren als Mäzen die deutsche Biotech-Szene mit Geld versorgt. Zurzeit konzentrieren sich die Forscher vor allem auf spezielle Stammzellen, die sich oft in einem ruhenden, schlafähnlichen Zustand befinden. Gehen bei einer Entzündung oder einer Chemotherapie Blutzellen verloren, werden sie aktiviert. Zudem sind ruhende Stammzellen hoch resistent gegenüber allen Krebstherapien. Daraus lässt sich vieles über die molekularen Grundlagen der Selbsterneuerung des Köpers lernen – und wie man sie mit welchen Medikamenten unterstützen kann.

Wie die Immun-Onkologie sind auch Stammzellen eine technologisch getriebene neue Therapie-Hoffnung. Mindestens ebenso große Chancen aber bieten die digitalen Instrumente auch in der Diagnostik. Denn die meisten Krebsformen sind heute schon behandelbar, viele sogar heilbar, solange sie nur früh genug erkannt werden. Erst wenn die Tumore den Ärzten zu lange entgehen und die Patienten bereits im dritten oder vierten Stadium der Krankheit in die Klinik kommen, steigt die Sterblichkeitsrate rasant. Was also, wenn sich Krebs schon in seiner frühesten Anfangsphase mit einem einfachen Bluttest erkennen ließe? Auf diesen Weg setzen gleich mehrere Silicon-Valley-Unternehmen. Allen voran Grail, benannt nach dem heiligen Gral, dem legendären mystischen Gefäß, das ewiges Leben verspricht. Unsterblichkeit erhoffen sich die Forscher des Start-ups nicht, aber zumindest die Chance auf ein längeres Leben, indem sich alle Menschen routinemäßig durch sogenannte »liquid biopsies«, flüssige Gewebeproben, testen lassen, ob sie Warnzeichen für Krebs in sich tragen. Diese Idee ist eine große Wette auf die Macht der digitalen Technologie: Die Forscher hoffen, dass sich mit rasend schnellen DNA-Sequenzierungsmaschinen, KI-gestützter Software und neuen Analyseverfahren das genetische Material erkennen lässt, das selbst von kleinsten, noch unerkannten Tumoren abgesondert wird.

Grail ist mindestens genauso Software-Unternehmen wie Biotech-Firma. Aus den Blutproben jedes Patienten sammeln die Techniker rund 1000 Gigabyte Daten und jagen diese dann durch einen Klassifizierer, der mit KI-Algorithmen nach Mustern sucht. Wenn solche Früherkennungs-Bluttests Standard werden sollten, würde Grail wohl schnell zur größten Big-Data-Firma der Welt, so Jeff Huber, der Gründungschef von Grail. Nicht zufällig war er zuvor Topmanager bei Google.

Die Grundlage der ambitionierten Pläne für *liquid biopsies* bildet eine in der Medizin schon länger bekannte Tatsache: Im Blut lässt sich Krebs früher feststellen als durch andere körperliche Anzeichen. Mitunter lassen sich im Blut schon Spuren einer Erkrankung finden, wenn der Patient sich noch kerngesund fühlt. In der Klinik werden heute schon flüssige Gewebeproben eingesetzt, um Tumoranalysen an bereits vorangeschrittenen Krebserkrankungen vorzunehmen. Und mehrere Start-ups, wie etwa Guardant Health, bieten DNA-Tests für Menschen an, die bereits an Krebs erkrankt waren oder sind und die das Stadium der Erkrankung beobachten wollen. Schon 1948 hatten Wissenschaftler im Blut frei herumschwirrende DNA entdeckt. 1977 fand man heraus, dass sie im Blut von Krebspatienten in höheren Konzentrationen vorkommt. Daraus einen sicheren Indikator für eine Krebserkrankung zu entwickeln, wurde aber erst mit der DNA-Sequenzierungstechnologie möglich. Seit Anfang des Jahrzehnts etwa werden *liquid biopsies* regelmäßig genutzt, um per Blutuntersuchung bereits im Mutterleib ungeborene Kinder auf Erbkrankheiten wie das Downsyndrom zu testen: Aus dem Blut der Mutter lassen sich DNA-Teile des Fötus fischen und untersuchen.

Aber die unterschiedlichsten Krebsformen in Menschen zu erkennen, wie Grail es plant, ist ein weit futuristischeres Unterfangen. Trotzdem sind reihenweise Geldgeber bereit, erhebliche Summen in die Idee zu investieren: Grail sammelte mehr als eine Milliarde Dollar Kapital ein und gehört damit zu den bestfinanzierten privaten Biotech-Start-ups der Welt. Grail ist dabei indirekt eine Schwesterfirma von Denali, den Neurowissenschaftlern um den deutschen Arzt Alexander Schuth. Die beiden Biotech-Stars haben teils die gleichen Investoren. Zu Grails Geldgebern gehören unter anderem Amazon-Gründer Jeff Bezos, Google, Bill Gates, der Konzern-Multi Johnson & Johnson und Illumina, der führende Hersteller von DNA-Sequenzierern. Große Teile des Hauptquartiers von Grail in Menlo Park, gleich um die Ecke von Facebook, sind deswegen auch mit neuartigen DNA-Sequenzierungsmaschinen vollgestellt.

Testen wollen die Grail-Forscher ihre Technologie an einem ersten Großprojekt: Aus den Blutproben von 120 000 Frauen sollen die frühen DNA-Signaturen von Brustkrebs herausgefiltert werden. Statistisch gesehen werden 650 Frauen aus dieser Testgruppe innerhalb eines Jahres Brustkrebs entwickeln. Grail will dann die gesammelten Proben analysieren, um festzustellen, ob der DNA-Test den Krebs korrekt vorhergesagt hätte.

Ob sich die großen Pläne des Unternehmens, schon bis Ende des Jahrzehnts einen allgemeingültigen Krebs-Bluttest bereitzustellen, bewahrheiten, wird jedoch von vielen Krebsexperten bezweifelt. Denn noch ist unklar, welche Daten aus den *liquid biopsies* worauf hinweisen. Zudem müsste der Test nahezu perfekt sein, Fehler, falsche Positivmeldungen, ausgeschlossen: Wenn tatsächlich Millionen Menschen jedes Jahr getestet würden, wären schon wenige fehlerhafte Krebsdiagnosen genug, um zu einer Panikwelle zu führen und die Krankenhäuser zu überlasten. Und was sind die Folgen für das Gesundheitssystem, wenn jedes Jahr Hunderttausende zusätzliche Patienten mit frühen Krebsdiagnosen in die Kliniken strömen und dabei unklar ist, ob sie eigentlich behandelt werden müssen?

Dass *liquid biopsies* sich prinzipiell zum zentralen Instrument der Krebs-Früherkennung entwickeln können, hat unterdessen der Biologe Dennis Lo von der Universität Hongkong vorgemacht. Lo spielte eine wesentliche Rolle bei der Entwicklung von DNA-Bluttests, unter anderem des Standardtests für schwangere Frauen. 2017 veröffentlichte Lo, der seit fast zwei Jahrzehnten an *liquid biopsies* forscht, die erste große Feldstudie für frühe Krebserkennung im Blut: 20 000 Männern ohne Krebssymptome wurden Blutproben entnommen und auf verräterisches DNA-Material für einen speziellen Halskrebs untersucht, der in China weit verbreitet ist. Im Blut von 309 Männern wurden verdächtige DNA-Spuren gefunden. 34 von ihnen hatten tatsächlich auch Krebs, wie nach genauerer Untersuchung festgestellt wurde. Gleichzeitig entwickelte in den Jahren nach dem Test nur ein einziger der 19 691 verbleibenden Männer Krebs – der also nicht durch den Test vorab entdeckt worden war. Die Wissenschaftler aus Hongkong und die Unternehmer aus dem Silicon Valley haben ihre Forschungen inzwischen kombiniert: Im Sommer schlossen sich Grail und Cirina, das Start-up von Dennis Lo, zusammen.

Mit den zunehmenden Möglichkeiten der digitalen Technologie nehmen die futuristisch klingenden Experimente in der Krebsforschung rasant zu. Gleich in mehreren Laboren und Firmen – unter anderem bei Google und der Polytechnischen Hochschule Montreal – wird etwa an Nano-Robotern geforscht: winzigen Maschinen, die durch den menschlichen Körper manövrieren, Daten aufzeichnen – und Medikamente zielgenau bei Tumoren abladen sollen. Schon heute können medizinische Sensoren in den Körper geschleust werden. Aber in ersten Experimenten sollen sie nun auch mit digitaler Intelligenz gesteuert werden und sogar Gewebeproben entnehmen können. Manche Forscher wollen Bakterien und Technologie fusionieren, eine Art mikrobakteriellen Cyborg bauen, der durch die Arterien geschickt wird, um Krebszellen zu eliminieren.

Können solche immer ambitionierteren Technologien tatsächlich in der kommenden Dekade Realität werden? Wird das Tempo des Fortschritts weiter zunehmen? Oder war die rasante Entwicklung der letzten Jahre nur ein Zwischensprint, folgt auf die vielen Durchbrüche nun ein langes Plateau? »Es wird weitergehen, das war nur die Spitze des Eisbergs«, sagt Glimcher, die Dana-Farber-Chefin. Alle individualisierten Krebsmedikamente der Welt zielten nur auf rund 600 Gene und Proteine, aber jedes Jahr würden Forscher nun Hunderte neue entdecken, die für verschiedene Krebsformen eine Rolle spielen.

Bis zur Mitte des kommenden Jahrzehnts wird sich der exponentielle Faktor des Fortschritts weiter verstärken, das Tempo weiter zunehmen. »Wir werden noch viel lernen«, sagt auch DKFZ-Chef Baumann. Immer wichtiger werden dabei Spezialfelder wie die Erforschung des Mikrobioms: der Billionen in unseren Körpern lebenden Mikroorganismen wie Bakterien und Pilze. Daran forschen beim DKFZ inzwischen mehrere Abteilungen, denn auch Tumore sind von Mikroorganismen besiedelt. Und das kann den Ausschlag geben, so zeigen neueste Forschungen, ob der Krebs gegen spezifische Therapien resistent ist.

Doch all das zusammenzuführen bedeutet, einer scheinbar unaufhaltsam wachsenden Informationsflut Herr zu werden. »Dazu braucht es eine riesige Bioinformatik, um aus diesen Daten etwas machen zu können«, sagt Baumann.

Glimcher und Baumann sind sich einig, dass der Kampf gegen den Krebs damit nicht einfacher, sondern immer komplizierter und komplexer wird. Dass es dazu immer mehr Hilfe von Maschinen und neuen digitalen Instrumenten braucht. Dass bessere »translationale Strukturen« benötigt werden: also Mittel und Wege, wie die Grundlagenforschung möglichst schnell in konkrete Therapien für den Menschen übertragen wird. Doch das schreckt die Forscher nicht ab. »All das ist nicht einschüchternd, sondern begeisternd«, sagt Glimcher. Denn erstmals scheint nun der Weg offen zu sein zum großen Ziel der Krebsmediziner: einer wirklich personalisierten Medizin.

Synthetische Biologie

Wie eine Leber aus dem Drucker, künstliche Spermien und ein Modem fürs Gehirn unseren Körper reparieren – und erweitern – sollen

Die erste Diagnose war harmlos, eine Unterschenkelfraktur, nicht gerade ungewöhnlich bei aktiven Kindern. Doch wenige Wochen später kam der zehnjährige Paul *(Identität geändert)* wieder zu seinem Hausarzt in einem kleinen süddeutschen Dorf, dieses Mal mit einer seltsamen Verformung am selben Unterschenkel. Vielleicht eine besondere Zyste, meinte der Hausarzt und schickte ihn vorsichtshalber in die Klinik. Wo er nach erster Untersuchung schnell in die Onkologie überwiesen wurde. Nun war die Diagnose alles andere als harmlos: Paul hatte Knochenkrebs.

Der erste Schritt war eine Chemotherapie, zum Glück mit guten Ergebnissen, aber der Krebs saß tief, auch im Knochenmark. Der gängigste Weg wäre in diesem Fall, den Unterschenkel zu amputieren, Paul würde für immer eine Prothese tragen müssen. Wäre es nicht besser, den Knochen zu regenerieren, ihn nachwachsen zu lassen, Paul die Chance zu geben, seinen Unterschenkel zu behalten? Eine futuristische Idee und für die Ärzte in der Landklinik sicher nicht ganz oben auf der Liste der Therapieoptionen. Aber Pauls Eltern haben Verbindungen nach Kalifornien, und so hörte Maik Klasen von ihrem Fall.

Klasen ist Molekulargenetiker und forschte an der Uniklinik in San Francisco an Krebs. Er gründete vier Biotech-Start-ups, verkaufte zwei, bei den verbleibenden sitzt er noch im Aufsichtsrat.

Aber sein eigentlicher Job in diesen Tagen ist, den bestmöglichen Überblick über die neuesten Medizintechnologien und Therapien zu haben. Klasen leitet seine eigene Biotech-Beratungsfirma, spezialisiert auf Onkologie, Neurologie und Bluterkrankungen. Von seinem Hauptquartier im 27. Stock eines Wolkenkratzers in der Innenstadt von San Francisco, mit Blick über die Bucht bis tief hinein ins Silicon Valley, hilft er Pharmariesen genauso wie 3-Mann-Start-ups, nicht den Anschluss an den rasanten biotechnologischen Fortschritt zu verlieren. Denn selbst für Branchenexperten wird es angesichts des Tempos immer schwieriger, auch noch nach rechts und links zu schauen und zu verstehen, was andere machen, wo gerade die neuesten Technologien entstehen, wo das Geld hinfließt.

Und es fließt immer schneller, nie wurde mehr Geld in Medizin und Biotechnologie investiert als in der zweiten Hälfte des Jahres 2017. »Alleine in der Krebsforschung laufen Tausende Studien gleichzeitig, da nicht den Faden zu verlieren ist schwer«, sagt Klasen. Es verlangt von ihm 100-Stunden-Wochen, doch die Arbeit lohnt sich: Sein Beratungsgeschäft expandiert rasant, mit fast einem Dutzend Niederlassungen von Tokio bis Paris.

Eines der großen Themen, zu denen Klasen seine Kunden berät, ist das sogenannte Bioprinting, ein Verfahren, mit dem sich der Mensch im Labor nachbauen lässt: zunächst mit künstlichem Gewebe, künstlicher Haut und schließlich mit synthetischen Organen. Die Technologie verspricht, Patienten mit Ersatzteilen aus dem 3-D-Drucker zu versorgen. Klasen berät dazu seit Jahren den Pionier auf diesem Gebiet: Organovo, ein Start-up aus San Diego. Die Wissenschaftler des Biotech-Stars begannen schon im vergangenen Jahrzehnt, lebendes menschliches Gewebe im Labor zu produzieren. Nun ist die Technologie fast ausgereift: Organovo synthetisierte Teile von Lunge, Herz, Niere und produzierte lebendes Lebergewebe, ein fast exaktes Abbild der menschlichen Biologie.

Könnte es vielleicht mit einer ähnlichen Technologie auch einen Unterschenkelknochen für Paul geben? Klasen entwickelte gemeinsam mit Pauls Eltern einen Plan: Wenn er glückte, wäre Pauls Unterschenkel gerettet und gleichzeitig eine medizinische Sensation gelungen, ein erster grundlegender Schritt in die seit Langem angestrebte Welt der synthetischen Biologie. In den folgenden Monaten aktivierte Klasen seine Kontakte zu Biotechnologen, Start-ups und Ärzten rund um die Welt, formte ein Team, das umgehend begann, den Plan auszuführen. Die Details dürfen aus datenschutzrechtlichen Gründen hier nicht ausgeführt werden, aber zumindest ein Überblick: Paul wurde operiert, ein Teil des Unterschenkels amputiert, aber keine Prothese und kein Knochenersatz aus Titan eingesetzt, sondern nur ein Platzhalter. Zugleich wurden Paul Knochen-Stammzellen entnommen und in die Labore eines Bioprinting-Start-ups verschickt. Nun haben die Bioingenieure acht Jahre Zeit, die Technologie zu verfeinern, um aus Pauls eigenen Zellen einen Knochen zu drucken. Denn Paul muss erst ausgewachsen sein, damit man ihm einen neuen Knochen einsetzen kann. Solch ein Knochen aus dem 3-D-Drucker wäre ein großer Unterschied gegenüber einer Prothese oder einem Implantat, denn der Knochen wäre lebendes Gewebe, er würde sich natürlich in den Körper einfügen, wachsen und regenerieren.

Die Prinzipien des Bioprintings sind vergleichbar mit dem herkömmlichen 3-D-Druck: Am Computer wird eine digitale Blaupause des Objekts erstellt, das gedruckt werden soll. Dann werden die Daten an den 3-D-Drucker geschickt, eine Maschine, die so groß wie ein Kühlschrank oder kompakt wie eine Mikrowelle sein kann und die aus mehreren Düsen flüssiges Material auf eine Oberfläche oder in ein Gerüst spritzt. So stapelt sich das Objekt exakt nach der Vorlage am Computer Lage um Lage nach oben. Am Bioprinting ist nun das Besondere, dass aus den Düsen nicht Silikon oder Plastik fließt, sondern ein spezielles Gel, das aus lebenden Zellen besteht. Je nach Computer-Anweisung wird das Zellmaterial nach oben gestapelt, mit Kanälen und Hohlräumen wie in menschlichem Gewebe.

Ein faszinierender, wenn auch etwas verstörender Prozess, den man in den weiß glänzenden Laboren von Organovo am Stadtrand von San Diego beobachten kann: wie die milchige Flüssigkeit aus vier mehrfarbigen Düsen herausspritzt, die Zellen sich verbinden, formen zu einer künstlichen Masse, die menschlichem Lebergewebe gleicht. Fast wie in der TV-Serie »Westworld«, in der Maschinen genau mit solchem Bioprinting jede Form von Lebewesen zusammenstricken.

So weit wie die Fantasie der Fernsehmacher ist die Technologie noch lange nicht, aber ihre Grundlagen sind doch so weit erforscht, dass immer komplexere Bestandteile der Biologie künstlich erschaffen werden können. Die technische Entwicklung läuft »so viel schneller als früher«, sagt Klasen. »Vor 20 Jahren hätten wir in der gleichen Zeit höchstens ein Drittel, vielleicht nur ein Fünftel des Wissens angesammelt im Vergleich zu heute.« Nur 18 Monate habe es gedauert, »von einem Flecken gedruckten Gewebes« zu großen Gewebestrukturen zu kommen mit verschiedenen Lagen und Strukturen, mit verschiedenen Zelltypen für Gehirn, Lunge, Knochen und immer neuen Gewebearten. Weil die Computer mit immer mehr Daten gefüttert werden »von Genom bis Proteom und Protein-Sekretion«, so Klasen.

Das alles war zu Beginn seiner Karriere Ende der 1990er Jahre noch undenkbar. Es ist nicht der erste Biotech-Boom, den Klasen erlebt, aber dieser sei ganz sicher anders: »Viele Technologien gleichzeitig prasseln auf den Sektor ein, greifen ineinander, von Gen-Editing bis Immun-Onkologie, und dadurch werden immer komplexere Ansätze und Modelle möglich.« Zu komplex für den Menschen allein. »Wir haben so viele Daten, dass wir uns nicht durch die ganzen Ergebnisse und Möglichkeiten durchdenken können«, sagt Klasen. Um die vielen Verbindungen und Wege zu verstehen, die sich in den Daten verstecken, und um neue Ansätze für Diagnosen und Therapien zu finden, brauche es zwangsläufig Maschinenintelligenz.

Das gilt insbesondere für die Konstruktion von synthetischem Gewebe. Die vom Bioprinter fabrizierten Materialien sind hoch dynamisch: Neue Zellen entstehen durch Zellteilung, sie wachsen, integrieren sich in das Gewebe, interagieren mit anderen Zellen – und sterben schließlich ab, um dann wieder ersetzt zu werden. Diese Prozesse lassen sich nur mithilfe künstlicher Intelligenz verstehen und vorhersagen.

Organovo druckt bereits voll funktionsfähiges Lebergewebe, das einen Monat überlebt. »Die 3-D-Struktur von Gewebe gibt uns wesentlich mehr Einblicke, wie die Biologie funktioniert, als nur Zellen im Reagenzglas zu beobachten«, sagt Klasen. In den nächsten Jahren soll daraus nun unter anderem eine Therapie gegen Leberversagen entstehen. Bereits jetzt lassen sich aber an dem von Organovo entwickelten synthetischen Gewebe Medikamente testen. Das Start-up hat dazu Hunderte Millionen Dollar schwere Kooperationen mit Pharmariesen abgeschlossen, für die solch ein Verfahren gleich mehrere Vorteile bieten würde. Wenn man alle möglichen Kombinationen von Wirkstoffen einfach an naturgetreuem menschlichen Gewebe so lange testen könnte, bis sie die besten Ergebnisse zeigen, würde das die Medikamentenentwicklung präziser machen und beschleunigen – und wäre mit der Hoffnung verbunden, »langfristig Tierversuche weitgehend umgehen zu können«, so Klasen.

Für Medikamententests ist Bioprinting auch deshalb interessant, weil sich natürlich nicht nur gesundes Gewebe synthetisieren lässt, sondern auch krankes. Wenn die Computermodelle mit den richtigen Daten gefüttert werden, spuckt der Drucker Lebergewebe aus, das dem eines Alkoholikers entspricht. Doch an solch krankem Gewebe lässt sich nicht nur die Wirkung von Medikamenten genau testen, sondern auch erforschen, wie Krankheiten funktionieren und wie etwa Zellen bei bestimmten Krankheitsbildern miteinander kommunizieren. »Im Prinzip lässt sich so eine ganze Krankheit rekonstruieren, nicht nur auf Zellebene, sondern auf Organebene«, betont Klasen.

Ein Potenzial, das nun Dutzende Labore und Firmen an menschlichen Ersatzteilen aus dem 3-D-Drucker arbeiten lässt: In Harvard etwa gelang es Forschern, künstliches Nierengewebe zu erzeugen, das ähnlich gute Filterfunktionen erbringt wie eine echte menschliche Niere. In der Schweiz haben Forscher um André Studart von der ETH Zürich einen neuen Bioprinter mit »lebender Tinte« entwickelt, die auf Bakterien basiert. Je nach Bakterium unterscheiden sich die Anwendungsmöglichkeiten. Das Bakterium Acetobacter xylinum zum Beispiel fabriziert eine Form von Zellulose, ein Material, das zum Behandeln von Verbrennungen geeignet ist.

Solche Versuche, die Natur künstlich nachzubauen, sind Teil eines rasant an Bedeutung gewinnenden Forschungsfelds, der synthetischen Biologie. Hier werden aus Medizinern und Biologen zunehmend Ingenieure: Sie designen und konstruieren neue, künstliche biologische Systeme, Organismen und Geräte. Sie entwickeln künstliche Proteine, bauen Biosensoren aus Bakterien oder Nanopartikeln, die einfach geschluckt werden und so etwa vor Giften oder Schwermetallen im Körper warnen sollen. Die Forscher versuchen sich an synthetischen Spermien, Eiern und sogar am künstlichen Genom: Leben, im Labor geschaffen.

Synthetische Biologie ist vor allem ein Produkt der »Convergence«, des zusammenfließenden Fortschritts in Chemie, Physik, Biologie, Informatik, Maschinenbau und Elektrotechnik. Ein breites Feld, und so gehen die Meinungen auseinander, wie genau es zu definieren sei. Aber der Verständlichkeit halber soll es hier weit

gefasst werden: als der Versuch, die Medizin und Biologie zunehmend als technologisches Handwerk zu betrachten, ein Spielfeld
für geschickte Ingenieure mit neuen Ideen fern der traditionellen
Medizin.

Dazu gehören dann auch solche Ansätze: photosynthetische Bakterien ins Herz zu schießen, um Herzinfarkte zu stoppen. Bei einem
Infarkt ist die Arterie blockiert und das Herzgewebe stirbt, ein Vorgang, der durch eine Operation gestoppt werden kann, aber oft
meist erst ein bis zwei Stunden nach dem Beginn des Infarkts. Bis
dahin ist das Herz in aller Regel bereits geschädigt. Deswegen
suchen Mediziner schon lange nach Wegen, die Sauerstoffversor-
gung des Herzmuskels anderweitig zu verbessern. Das in Frisch-
wasser vorkommende Bakterium Cyanobacterium synechococcus
elongatus produziert Sauerstoff durch Photosynthese, Forscher
injizierten es in Ratten mit blockierter Arterie, sorgten für viel
Licht – und prompt hatten die Ratten deutlich bessere Herzfunk-
tionen als solche, die nach dem Infarkt unbehandelt blieben.

Die Ideen, wie sich Produkte und Verfahren der synthetischen
Biologie anwenden lassen, reichen von praktisch bis utopisch, von
heute bereits in Patienten angewandt bis zu futuristischen Visionen, die auf rasant immer klüger werdende Computer setzen. Die
vielversprechendsten Ansätze sind jedoch bereits greifbar. Zahlreiche Start-ups, Labore und immer mehr Großkonzerne versuchen
sich inzwischen zum Beispiel neben Organovo am Bio-Druck
menschlicher Körperteile. Nahezu bereit für den Einsatz am
Patienten ist die künstliche Haut.

Die biologischen Strukturen der Haut sind vergleichsweise simpel und deswegen auch einfacher außerhalb des Körpers nachzubauen. Im Frühjahr 2017 präsentierten spanische Wissenschaftler
einen neuen Bioprinter, mit dem sich 100 Quadratzentimeter Haut
in knapp 35 Minuten drucken lassen. Das Gerät legt die unterschiedlichen Schichten der Haut von Dermis bis Epidermis direkt

übereinander, indem mit Zellen gefülltes Plasma in Formen gepresst wird, in denen die Schichten dann zusammenwachsen. Die synthetische Haut wurde bereits erfolgreich in Mäuse transplantiert. »Diese Resultate demonstrieren, dass 3-D-Bioprinting eine passende Technologie ist, um bio-konstruierte Haut für therapeutische und industrielle Anwendungen automatisiert herzustellen«, so die Wissenschaftler der Universität von Madrid anlässlich der Präsentation ihres Haut-Druckers. Für Verbrennungsopfer und unter schweren Hautkrankheiten leidende Patienten wäre das ein großer Schritt. Aber auch Chemie- und Kosmetikkonzerne investieren stark in Bioprinting, denn an der künstlichen Haut lassen sich auch ihre Produkte testen.

L'Oreal etwa produziert in seinen Laboren bereits synthetische Haut, die allerdings nicht ganz originalgetreu ist. 2015 ging der Konzern deswegen eine Partnerschaft mit Organovo ein. Gemeinsam mit dem französischen Start-up Poitis versucht der Konzern zudem, künstliche Haarwurzeln zu entwickeln – ein weit komplizierteres Projekt als das Drucken synthetischer Haut, denn Haarfollikel bestehen aus mindestens 15 verschiedene Zelltypen. Auch Procter & Gamble, Hersteller von Dutzenden Reinigungsprodukten wie Ariel und Meister Proper, sowie BASF investieren in die Haut aus dem 3-D-Drucker, um die Nebenwirkungen von Produkten zu testen.

Im nächsten Schritt arbeiten Biotech-Firmen bereits daran, die synthetische Haut direkt auf die benötigten Körperstellen zu drucken, statt sie aufwendig mit einer Operation transplantieren zu müssen. Das amerikanische Start-up Renovacare experimentiert mit einer Art Wund-Pistole, die Haut-Stammzellen direkt auf Brandwunden sprüht.

Insgesamt sind bereits weit über 100 medizinische 3-D-Drucker auf dem Markt, ständig kommen neue Anwendungen für das Bioprinting hinzu. Fast alle großen Pharmafirmen und Medizintechnik-Hersteller arbeiten an eigenen Projekten für synthetische Biologie. Der Schweizer Pharmariese Roche etwa setzt gemeinsam mit zwei Biotech-Firmen darauf, eine künstliche Bauchspeicheldrüse zu entwickeln. Siemens forscht an »Bediensystemen zur Herstellung von Organen im Bioreaktor«, bietet verschiedene neuartige Labortechnologien an und arbeitet zum Beispiel mit dem Lehrstuhl für Tissue Engineering und Regenerative Medizin der Universität Würzburg zusammen. Dort gelang es Forschern unter anderem, ein Stück einer menschlichen Luftröhre zu synthetisieren und erfolgreich einem schwer kranken Patienten zu implantierten. Die Würzburger Wissenschaftler arbeiten zudem auch an einer automatisierten Produktionslinie für künstliche menschliche Haut.

Aufgrund des Booms, den das Bioprinting gerade erlebt, stellten die amerikanischen Behörden Ende 2017 erstmals einen Leitfaden vor, um die neue Technologie zu regeln – und ihren Fortschritt zu beschleunigen. »Gerade noch galt das 3-D-Drucken von medizinischen Geräten, Medikamenten und menschlichem Gewebe als futuristische Technologie, die nur entfernt am Horizont zu erkennen war, jetzt aber wird daraus schnell eine vielversprechende Realität«, so Scott Gottlieb, Chef der amerikanischen Lebens- und Arzneimittelzulassungsbehörde FDA. Die Entwicklung und Zulassung von Bioprinting-Produkten soll deswegen beschleunigt werden. Ähnliche Pläne gibt es bei den europäischen Behörden.

Gewebe und Haut sind aber nur der erste Schritt. Am Ende geht es um die Labor-Reproduktion der wichtigsten menschlichen Körperteile: unserer Organe. Jedes Jahr werden weltweit rund 130 000 Organe transplantiert. Eine relativ kleine Zahl, nicht weil es so wenige Patienten gäbe, die vom Versagen von Herz, Niere, Leber oder anderen Organen bedroht wären, sondern weil es an passenden Spenderorganen mangelt. Die Wartelisten für Transplantationen sind lang. Viele Menschen sterben, bevor ein passendes Organ für sie gefunden ist. In Deutschland bekam 2016 nicht einmal die Hälfte der auf der Warteliste stehenden Menschen ein Herz transplantiert. In Großbritannien beträgt die Wartezeit für eine neue Niere dreieinhalb Jahre. In den USA könnten nach Schätzungen von Experten jährlich Abertausende Todesfälle verhindert werden, gäbe es ausreichend Organ- und Gewebetransplantate. Der Vorteil künstlicher Organe liegt auf der Hand: Niemand müsste mehr auf einen altruistischen Spender hoffen oder auf den Tod eines Organspenders mit passendem Organ warten.

Manche Experten sind überzeugt: Erste menschliche Körperteile aus dem Bio-Drucker könnten bereits in wenigen Jahren, spätestens Mitte des kommenden Jahrzehnts, transplantiert werden. Denn die Technologie unterscheidet sich nicht wesentlich von der, die für gedrucktes Gewebe angewandt wird: Die jeweils benötigten organspezifischen Zellen werden im Labor präpariert, in ein Gel oder Polymer übertragen und dann in einer dreidimensionalen Struktur gedruckt, die vom Computer bis ins kleinste Detail ausgearbeitet wurde. Dort wachsen die Zellen zu einem lebenden Organ zusammen.

Als Erstes wird wohl die synthetische Leber in Reichweite sein, wie das funktionierende Lebergewebe etwa in den Organovo-Laboren zeigt. Aber auch bei der Schaffung künstlicher Nieren machten die Forscher zuletzt Fortschritte. Schon seit 20 Jahren suchen Ärzte nach einem Weg, die Nierenfunktion künstlich nachzubauen, auch um Millionen Menschen von der Dialyse zu erlösen, ein für Patienten extrem aufwendiges, anstrengendes Verfahren, das zudem lange nicht so effizient ist wie menschliche Nieren. Harvard-Forschern gelang es nun mit einem verbesserten Bioprinting-Verfahren, ein zentrales Element der komplexen Nierenstruktur nachzudrucken: das sogenannte Nephron, das in den Nieren das

Blut filtert. Und wenn man diese Funktion nachbauen kann, dann kann das theoretisch auch mit dem ganzen Organ gelingen.

Weit schwieriger wird es hingegen, ein künstliches Herz im Labor zu schaffen, auch weil die interne Geometrie dieses Organs sehr komplex ist. Hoffnung macht jedoch der Fortschritt in den Materialwissenschaften: Forscher der Eidgenössischen Technischen Hochschule in Zürich entwickelten ein Herz aus Silikon, das zumindest äußerlich dem echten menschlichen Organ sehr nahekommt und auch schlägt wie ein echtes Herz – zumindest für eine Weile. Die Zentralkammer wird dabei von einer externen Pumpe betrieben, als Ersatz für den Muskel. Nach bereits 3000 Schlägen aber beginnt das Silikon zu ermüden: Mehr als 45 Minuten schafft das Herz nicht, so berichten die Forscher im Wissenschaftsjournal »Artificial Organs«. Ja, es gibt bereits Fachpublikationen für Organ-Ingenieure.

Wenn es auch bis zu voll funktionsfähigen Organen vielleicht noch bis ins übernächste Jahrzehnt dauern wird, ist doch schon ein Zwischenschritt erreicht. Denn eine Art Mini-Organe können die Medizinforscher bereits im Labor bauen: Sogenannte Organoide – »Organchen« sozusagen – sind der vielleicht erste revolutionäre Durchbruch der synthetischen Biologie. Organoide sind im Labor gezüchtete, winzige Zellklumpen, die wie Organe im Frühstadium aussehen und, wichtiger noch, auch so reagieren. Vor wenigen Jahren erstmals entwickelt, finden sie bereits weite Anwendung in vielen medizinischen Gebieten. Die Grundlage des Durchbruchs: Forscher entdeckten, dass sie im Labor Stammzellen so stimulieren können, dass sie sich selbst so weiterentwickeln, wie sie es auch im menschlichen Körper tun würden. Dabei simulieren die Wissenschaftler mit Nährlösungen und technischen Tricks, was im Körper passiert, wenn sich Organe bilden. Und tatsächlich formen sich die Stammzellen dann zu Strukturen, die einem sich entwickelnden Gehirn, einer Leber oder einem Auge ähneln. Und auch wenn diese Organoide über das Frühstadium nicht hinauskommen und nur gerade perlengroße Zellklumpen bleiben, sind es doch bereits erstaunlich gute Reproduktionen menschlicher Organe: Darm-Organoide etwa ziehen sich rhythmisch zusammen wie bei der Verdauung, und Organoide von Geschmacksnerven reagieren auf Aromen.

Den Grundstein für die Organoid-Entwicklung legten Anfang des Jahrzehnts zwei Wissenschaftler am Wiener Institut für Molekularbiologie, Madeline Lancaster und Jürgen Knoblich. Sie züchteten aus Stammzellen ein Mini-Gehirn in der Petrischale. Auf den ersten Blick schienen die in gelblich schimmernder Flüssigkeit schwimmenden Klumpen nicht gerade ein großer Sprung für die Biotechnologie zu sein. Aber die millimetergroßen Zellhaufen bildeten bereits die dreidimensionale Gehirnstruktur nach, ungefähr vergleichbar mit dem Stand der Gehirnentwicklung eines Embryos ganz zu Beginn einer Schwangerschaft. Die unscheinbaren Gebilde verfügten über sechs Kortex-Schichten und produzierten aktive Neuronen. »Die große Überraschung war, dass es funktioniert«, so Jürgen Knoblich.

Mithilfe der Mini-Gehirne in der Petrischale lässt sich viel über die grundsätzliche Gehirnstruktur lernen, nicht zuletzt wie sich Neuronen entwickeln oder absterben und wie sich Gehirnzellen vernetzen. Und sie können potenziell als höchst akkurate Modelle dienen, wie verschiedenste neurologische Krankheiten entstehen – und wie sie zu bekämpfen sein könnten. Da die Organoide gezielt aus den Stammzellen von Patienten gezüchtet werden können, lässt sich erforschen, wie sich die Neuronen von an Alzheimer oder Parkinson leidenden Menschen von denen gesunder Menschen unterscheiden.

Je nach Forschungsinteresse der Wissenschaftler können die Stammzellen zu allen möglichen Spezial-Organoiden hochgezüchtet werden. Einerseits lässt sich an ihnen sehr viel über die Funktion und die Entwicklung der menschlichen Biologie lernen. Und andererseits können an ihnen Therapien für alle möglichen Krankheiten erprobt und entwickelt werden. Deswegen gibt es heute auch kaum ein medizinisches Fachgebiet, das nicht bereits mit den Mini-Organen arbeitet. Am Deutschen Krebsforschungszentrum zum Beispiel arbeiten bereits ganze Abteilungen mit Organoiden.

Zunehmend experimentieren Ärzte auch damit, Medikamente und Therapien zunächst an den künstlichen Zellklumpen jeweils individuell für einzelne Patienten zu testen – um zu sehen, was speziell für deren Organismus funktioniert und welche Nebenwirkungen eventuell zu beachten sind. Dazu werden die Organoide aus den Stammzellen des jeweiligen Patienten und für seine jeweilige Krankheit gezüchtet. In den Niederlanden etwa schufen Ärzte individuelle Mini-Verdauungssysteme für Hunderte unter der Stoffwechselerkrankung Mukoviszidose leidende Menschen. »Die Mini-Därme sind klein, aber vollständig«, sagt Dr. Hans Clevers, ein Pionier der Technologie. Mit Ausnahme von Blutgefäßen und Muskeln haben die Organoide »alles, was man in einem richtigen Darm erwartet, nur sehr viel kleiner«, so Clevers. So lassen sich mit Erfolg individuelle Medikamentenkombinationen in der Petrischale erproben, bis die richtigen gefunden werden.

Doch Wissenschaftler arbeiten bereits am nächsten Schritt: Sie wollen Organoide so weiterentwickeln, dass sie als größere Einheiten auch in den Menschen transplantiert werden können, etwa als künstliche Eierstöcke. In einer amerikanischen Forschungsklinik schufen Ärzte aus Organoiden künstliches Gewebe, das einige der Funktionen von Eierstöcken abbildete. Das Experiment wurde an Ratten durchgeführt, nicht am Menschen, aber bei den Versuchstieren funktionierte es: Innerhalb einer Woche produzierten die synthetischen Eierstöcke mehrere Hormone.

Fruchtbarkeit und menschliche Reproduktion sind eines der viel-versprechendsten Felder für die synthetische Biologie. Zum einen, weil es naheliegt: Millionen Menschen können auf natürlichem Wege keine Kinder bekommen, weil biologische Mechanismen bei ihnen nicht funktionieren oder wichtige Organe defekt sind. Zum anderen, weil es ein enormes Geschäft ist. Um sich ihren Kinder-wunsch zu erfüllen, sind viele Menschen bereit, erhebliche finan-zielle Opfer zu bringen. In den vergangenen Jahrzehnten hat die Reproduktionsmedizin bereits deutliche Fortschritte gemacht, künstliche Befruchtungen, Hormontherapien und andere Ansätze haben vielen Menschen geholfen. Doch vielen bleibt der Kinder-wunsch noch immer verwehrt. Ein zunehmendes Problem auch, weil immer mehr Paare erst mit Ende 30 versuchen, ein Kind zu bekommen, wenn die Biologie bereits nicht mehr so reibungslos funktioniert.

Wenn es möglich ist, Stammzellen so zu programmieren, dass sie zu Mini-Organen heranwachsen, kann man sie dann nicht auch zu Spermien oder Eizellen programmieren? Theoretisch ja, sofern man weiß, wie sich Zellen entscheiden, welche Form sie anneh-men. Wenn sich jeder Schritt der Zellentwicklung nachvollziehen lässt, so die Hoffnung der Wissenschaftler, kann er auch im Labor nachgebaut werden. Das ist der Kerngedanke der synthetischen Biologie.

Allerdings gelang es trotz der Erfolge mit Organoiden, trotz der Fähigkeit, Stammzellen in die gewünschte Organform zu zwingen, noch niemandem, Stammzellen in Keimzellen umzuwandeln und damit künstliche Eier oder Spermien zu produzieren. Doch der Durchbruch scheint nur eine Frage der Zeit zu sein. In Japan gin-gen lebende Mäuse aus synthetischen Eiern hervor, die Forscher aus transformierten Stammzellen von Mäuseschwänzen produziert hatten. Eine komplizierte Technologie, aber wer die Versuche nach-liest, detailliert wissenschaftlich dargestellt auf fast 20 Seiten im

Wissenschaftsjournal »Nature«, dem schwant schnell: Der Erfolg war kein Zufall, der Weg scheint vorgezeichnet.

Der wissenschaftliche Fortschritt zieht auch die Investoren an. Fruchtbarkeitskliniken und Pharmakonzerne, die in ihren Laboren einen sicheren Weg zu garantiertem Nachwuchs bieten könnten, wäre ein Milliardengeschäft garantiert. Wahrscheinlich wird auch im Feld der Fruchtbarkeitsmedizin die Convergence, das Verschmelzen verschiedener neuer Technologien, für die spannendsten Entwicklungen sorgen. Am Stammzellen-Institut der Harvard University versuchen die Forscher bereits, Gen-Editing und Stammzellenforschung zu verbinden, um künstliche Reproduktionszellen zu erschaffen. Dass all diese Technologien der synthetischen Biologie zusammengenommen – Bioprinting, Organoide, Gen-Editing, Stammzellen – eher früher als später zu künstlichen menschlichen Embryonen führen werden, kann als sicher gelten. Denn die ersten Schritte sind getan, wenn zunächst auch unabsichtlich.

Beobachten kann man das sehr anschaulich in einem YouTube-Video der University of Michigan. Dort lässt sich in einem zeitlich beschleunigten Laborvideo verfolgen, wie sich Stammzellen über vier Tage hinweg selbst zu Strukturen organisieren, die menschlichen Embryonen ähneln. Die Bioingenieure der Universität hatten ursprünglich mit Bioprinting experimentiert und versucht, aus embryonalen Stammzellen Gehirngewebe nachzubauen. Allerdings entwickelten sich die Stammzellen schneller und anders als vorhergesehen und zeigten deutliche Kennzeichen embryonaler Strukturen: Die Forscher hatten nicht Organoide erschaffen, sondern Embryoide. Ein Mensch könnte aus diesem Laborprodukt nicht entstehen, es fehlen die Zelltypen für Herz oder Gehirn. Aber die Forscher wurden doch schnell nervös angesichts der ethischen Implikationen. Was genau wächst da in der Petrischale? Harvard-Wissenschaftler schlugen die Bezeichnung »SHEEF« vor, für

»synthetic human entities with embryo-like features«, auf Deutsch etwa: synthetische menschliche Einheiten mit Embryo-ähnlichen Eigenschaften.

Wie auch immer man es nennen will: Es entwickelt sich eine neue Technologie, die manche Wissenschaftler »synthetische Embryologie« nennen. Im englischen Cambridge etwa erschufen Forscher aus verschiedenen Stammzelltypen ein realistisches Abbild eines sechs Tage alten Maus-Embryos. Und die Wissenschaftler an der University of Michigan arbeiten weiterhin an ihren Embryoiden, trotz aller ethischen Bedenken.

Als wenn das noch nicht ausreichend Diskussionsstoff liefern würde, arbeiten zahlreiche Forscherteams rund um den Globus daran, noch einen Schritt weiter zu gehen. Sie versuchen sich am grundlegendsten, größten, potenziell alles sprengenden Experiment überhaupt: Leben zu erschaffen. Das soll gelingen, indem sie lebende, komplexe Zellen aus einfachen Molekülen bauen.

Dass Wissenschaftler mitunter versucht sind, Gott zu spielen, ist ein altes Klischee, meist überzogen und polemisch, aber nun, dank des technologischen Fortschritts, wird daraus eine höchst reale Diskussion. Die ersten Schritte hin zur Erschaffung neuen Lebens in der Petrischale sind noch relativ klein. So versucht etwa ein internationales Team aus elf Laboren von vier Kontinenten ein neues Hefe-Genom zu erschaffen, indem es selbst DNA-Codes schreibt. Wenn man erst einmal die prinzipiellen Mechanismen erprobt hat, ein künstliches Genom zu bauen, sind die Möglichkeiten endlos: Das Genom ist die Konstruktionsanleitung allen Lebens, und wer die Instruktionen gibt, kann auch etwas ganz Neues konstruieren.

Eine aus dem Nichts geschaffene Zelle hätte einerseits enorme Folgen für die Medizin: Bioingenieure könnten biologisches Ersatzmaterial und Testgewebe erzeugen, noch besser und effizienter, als es sich die Bioprinting-Forscher etwa bei Organovo derzeit erträumen. Es würden sich neue Antworten, vielleicht endgültige, finden lassen auf die Frage: Was ist Leben? Und es würde Forschern vielleicht am Ende den Weg öffnen, ganz neue Organismen zu schaffen, künstliche Lebewesen, die nie zuvor auf der Erde existiert haben.

Alles keine Träumerei, die Forscher marschieren voran, ausgestattet mit den immer präziseren digitalen Instrumenten und Software-Werkzeugen. Selbst an das menschliche Erbgut wollen sie sich wagen, sie wollen ein künstliches menschliches Genom bauen, das aus synthetischer DNA zusammengesetzt ist. Die hoch umstrittenen Pläne dazu veröffentlichte eine Gruppe von Biotechnologen 2016 im Wissenschaftsmagazin »Science«. Das Projekt nennt sich »HGP-write«, angeführt wird die Gruppe von Jef Boeke vom Medical Center der New York University. Und von George Church, einem Wegbereiter der Crispr-Technologie und Pate der synthetischen Biologie. In seinem 2012 erschienenem Buch »Regenesis: How Synthetic Biology Will Reinvent Nature and Ourselves« (auf Deutsch etwa: »Die zweite Schöpfung: Wie die synthetische Biologie die Natur und uns neu erfinden wird«) beschreibt der Harvard-Professor Menschen, die durch künstliche Genome verbessert wurden, sodass sie unter anderem immun gegen alle Viren sind, als Höhepunkt der synthetischen Biologie.

Das sei keineswegs der Höhepunkt, sagen andere, die Klimax des synthetischen Menschen, des Menschen überhaupt müsse natürlich das Zusammenwachsen mit der Maschine sein. Ein Lieblingsthema im Silicon Valley, an dem mit großem Ernst und erheblichen finanziellen Mitteln gearbeitet wird: Sogenannte Gehirn-Computer-Interfaces sind ein eigenes Forschungsfeld, in dem sich zahlreiche Start-ups und alle großen Tech-Konzerne tummeln und das von allen Vordenkern des Silicon Valley vorangetrieben wird. Von keinem aber mehr als von Elon Musk: Im Frühjahr 2017 kündigte er ein neues Unternehmen an, Neuralink, ein 100-Millionen-

Dollar-Projekt, das sich zum Ziel gesetzt hat, ein Gehirnmodem zu bauen, um Mensch und Maschine miteinander zu verbinden.

Selbst mit dem Computer zu sprechen sei zu langsam und ungenau, argumentiert Musk, der einzig richtige langfristige Weg sei die direkte Verdrahtung, ein Implantat im Gehirn. Nur so könne sich der Mensch mit der künstlichen Intelligenz vereinen und dadurch die eigene steigern, nur so ließe sich ein klügerer, effizienterer und auch körperlich besserer Mensch schaffen. Schon Mitte des nächsten Jahrzehnts, spätestens 2030, soll der Gehirnchip einsatzbereit sein. Und natürlich könnten Menschen, die ihn tragen, nicht nur mit Maschinen kommunizieren, sondern auch untereinander. Telepathie, kein Witz.

Wie genau das möglich sein soll, welche Technologie im Detail dahintersteckt, erläuterte Musk nicht. Vielleicht will er sich nicht in die Karten schauen lassen, vielleicht hat er außer Ideen auch noch keine konkreten technischen Pläne. Spielerei alleine ist es aber sicher nicht, dafür befassen sich zu viele andere Forscherteams im Valley ernsthaft mit dem Thema. Nicht zuletzt Facebook.

Von außen wirkt es wie ein durchschnittlicher beigefarbener Bürokasten gleich neben einer Zahnarztpraxis: Doch Building 8 dient als Zukunftslabor von Facebook, eine futuristische Werkstatt für Science-Fiction-Projekte, die innerhalb des kommenden Jahrzehnts Wirklichkeit werden sollen. Das meiste, was hier schräg gegenüber von Facebooks Hauptquartier passiert, wird geheim gehalten, doch die Ingenieure der Tech-Konzerne brauchen am Ende fast immer Unterstützung von der großen Gemeinde der Softwareentwickler in aller Welt. Jedes Jahr veranstalten die Konzerne deswegen eigene, hausinterne Entwicklerkonferenzen mit Workshops und Seminaren, damit sich die externen Software-Experten mit den Produkten vertraut machen und darauf basierend dann neue Anwendungen bauen können.

2016 fand die Facebook-Entwicklerkonferenz in Marina, einem Stadtteil von San Francisco, statt, in den Lagerhallen einer lange verlassenen Militäreinrichtung am Rande des Jachthafens. Erstmals gaben Mark Zuckerberg und seine Topmanager dabei auch Einblick in zwei Projekte von Building 8: telepathisches Tippen und Hören mit der Haut. Vorgestellt wurden die Projekte von der Gründungschefin des Facebook-Geheimlabors, Regina Dugan. Zuvor leitete sie DARPA, kurz für »Defense Advanced Research Projects Agency«, das Forschungsinstitut des Pentagon.

Man arbeite an einem »nicht-invasiven« Gehirn-Maschinen-Interface, das es den Menschen erlaube, Text- oder E-Mail-Nachrichten zu schreiben, einfach indem sie die Wörter denken. Nicht-invasiv heißt: Es geht nicht um einen ins Hirn eingepflanzten Chip, wie Elon Musk ihn plant, sondern um ein »Wearable«, ein am Körper zu tragendes Gerät wie ein Stirnband. Oder ein Armband, das es möglich mache, über die Haut zu hören.

Das Gehirnmodem soll dabei im Grunde ähnlich funktionieren, wie derzeit Infrarot-Spektroskopie genutzt wird, um Gehirnaktivität zu messen. Die Ingenieure arbeiten an einem Weg, mit Lichtsignalen – etwa Laser oder LED – neuronale Signale zu lesen, die von der Hirnrinde ausgehen. Facebook kooperiert für seine Forschung mit den Universitäten Berkeley, UCSF und Johns Hopkins. Geleitet wird das Projekt von einem Neurologen, Mark Chevillet. Ziel sei, Sprachsignale aus dem Gehirn zu erkennen, die mit einer Geschwindigkeit von 100 Wörtern pro Minute direkt in Text umgewandelt werden. »Wir wollen diese Signale auffangen, knapp bevor man sie ausspricht, sodass man sie nicht mehr laut sagen muss«, so Chevillet. Für die Neurowissenschaft wäre das ein Meilenstein für das Verständnis der Gehirnfunktionen, das sich therapeutisch einsetzten ließe, etwa für Querschnittsgelähmte. Für Facebook wäre es ein riesiges neues Geschäftsfeld, eine neue Kommunikationsmethode.

Klingt das alles ein bisschen verrückt, zu sehr nach Science-Fiction? Es ist jedenfalls nicht verrückt für das amerikanische Verteidigungsministerium, das mit 65 Millionen Dollar gleich sechs Projekte unterstützt, die an Gehirn-Computer-Interfaces arbeiten und die unter anderem Lähmung, Blindheit und Sprachstörungen durch maschinelle Unterstützung überwinden sollen. Die Ingenieure entwickeln etwa holografische Mikroskope, die Neuronen beobachten, sandkorngroße »Neurograins«, die als flexible Schaltkreise ins Gehirn gepflanzt werden, und in den visuellen Cortex implantierbare Lichtdioden, die Blinde wieder sehen lassen sollen.

Den größten Teil der Fördermittel aus dem Topf des Verteidigungsministeriums erhielt ein kleines Start-up aus San Jose am südlichen Ende des Silicon Valley. Die Unternehmer, darunter mehrere Nanotechnik-Experten und Neurologen der Stanford University, wollen eine Art »Breitbandanschluss für das Gehirn« entwickeln, mit »massiven parallelen neuronalen Interfaces«. Der Auftrag der Pentagon-Geldgeber: einen »neuronalen Input/Output-Bus« (NIOB) zu bauen, ein pfenniggroßes implantiertes Gehirnmodem mit einem Hochgeschwindigkeitsdatenlink zwischen Mensch und Computer. Dieses Hochleistungsmodem soll in der Lage sein, ein Gigabyte Daten pro Sekunde zu verarbeiten und dabei den Input-Output von mindestens einer Million Neuronen gleichzeitig zu »lesen«. Nur mit solchen Geschwindigkeiten ließe sich auch nur annähernd das Ziel erreichen, das hinter diesem Forschungsauftrag steht: beschädigte Sinne zu reparieren. 2021 soll eine klinische Studie mit dem NIOB beginnen, für Patienten, die unter der neurologischen Krankheit ALS leiden und nicht mehr sprechen können.

Noch ambitionierter ist ein kleines Start-up, das seinen Sitz nur ein paar Meter vom Büro des SPIEGEL in San Francisco hat. In einem verglasten Loft-Bau hat sich eine der bekanntesten Erfinderinnen des Silicon Valley mit ihrem Unternehmen neu eingerichtet, um an der »Evolution der Gehirn-Maschinen-Interfaces« zu arbeiten: Mary Lou Jepsen, ehemalige MIT-Professorin, Leiterin der Display-Technologie für virtuelle Realität bei Facebook, leitende Forscherin in Googles Geheimlabor, Gründerin und Cheftechnologin der Initiative »One Laptop per Child«, die Kinder in Entwicklungsländern mit 100-Dollar-Laptops versorgt. Das »Time«-Magazin kürte Jepsen Mitte des Jahrzehnts zu einer der 100 einflussreichsten Menschen der Welt.

Ohne diese Referenz würde man wohl schnell als wahnwitzig abtun, was sie versucht zu bauen: ein tragbares Super-MRT, das Telepathie ermöglicht. Sie habe ursprünglich gar nicht nach Investoren gesucht, keinen Businessplan gehabt, nur ihre Forschung und eine Idee, so Jepsen. Und dennoch brachte diese Idee sogleich erste Geldgeber auf den Plan. Das Projekt habe nur eine Chance von fünf Prozent zu funktionieren, aber wenn es klappt, »werde es alles verändern«, so erzählt es Jepsen bei einer Veranstaltung des MIT. Ihre Logik geht so: Die hochauflösenden Diagnostik-Instrumente wie Magnetresonanztomografie, Computertomografie und Positronen-Emissions-Tomografie haben die Erkennung und Behandlung von Krankheiten bereits erheblich verbessert. Was also, wenn man einfach und billig und über längere Zeiträume ständig in unser Gehirn schauen könnte, mit einem Gerät, das wie eine Mütze zu tragen ist? Eine Art Ganzkörperscanner, der von verstopften Arterien bis hin zu internen Blutungen alles sieht?

Wie soll das funktionieren? Mit »neuartigen opto-elektronischen Instrumenten«, mit »LCDS mit so kleinen Pixeln, die holografische Bilder schaffen, die dann, gepaart mit Körpertemperatursensoren, tiefgehende MRT-Aufnahmen ermöglichen«. So die Kurzfassung. Das System könne auch umgedreht werden: Statt zu »lesen«, könne es auch »schreiben«, indem die Lichtsignale auf bestimmte

Körperteile fixiert werden. Etwa um Tumore zu eliminieren oder um Erinnerungen hochzuladen.

Telepathie soll dabei eher ein Nebenprodukt sein, ein »Moonshot«, wie Jepsen sagt. Doch ihr tragbares Super-MRT soll die Gehirne von Menschen miteinander und mit Computernetzwerken verbinden können. Auf skeptische Blicke und die Frage, ob das wirklich funktionieren kann, ist Jepsen vorbereitet. Sie argumentiert: »Ja, MRT können wirklich vorhersagen, was man denkt und welche Bilder man sieht.« Das hätten mehrere Studien gezeigt, die sie auch parat hat. Neurologen halten Jepsens Pläne dennoch für völlig überzogen. Jepsen stört das nicht: Spätestens 2019 sollen erste Prototypen getestet werden.

So futuristisch solche neuen Medizintechnologien wirken, so gewagt manche Ansätze der synthetischen Biologie erscheinen, manchen sind sie noch nicht radikal genug. Mensch und Maschine zu verbinden ist am Ende auch nur eine Technologie, ein weiterer Baustein, der in den Dienst des übergeordneten Ziels gestellt werden muss: ein längeres Leben für einen neuen, besseren Menschen.

Warum sollten wir uns darauf konzentrieren, fünf oder zehn Jahre mehr herauszuschlagen, wenn wir auch 50 oder 100 Jahre länger leben könnten? Die radikalen Utopisten, die dieses ultimative Ziel vor Augen haben, sitzen, wie könnte es anders sein, vor allem im Silicon Valley. Und sie verfolgen ihre Ideen mit größtem Ernst, reichlich Geld – und vielversprechenden Ergebnissen.

200 Jahre leben

Wie wir alle immer älter werden und Silicon-
Valley-Utopisten die Unsterblichkeit planen

Selbst im Silicon Valley, diesem Mikrokosmos der außergewöhnlichen Persönlichkeiten, ist Peter Thiel eine auffällige Gestalt. Jährlich vergibt er rund zwei Dutzend Stipendien von je 100 000 Dollar an Studenten, die mit diesem Geld die Uni verlassen und ein
Unternehmen gründen sollen. Er trieb eine Online-Nachrichten-
seite in den Ruin, die ihn gegen seinen Willen als schwul geoutet
hatte. Und er stellt gerne solche Fragen: »Was ist aus der Zukunft
geworden? Warum haben wir keine fliegenden Autos, sondern
Twitter?«

Thiel ist ein Nonkonformist, einer, der die Dinge immer gegen
den Strich bürsten will, der immer in die andere Richtung rennen
will als die Mehrheit. Als Einziger aus dem Kreis der Silicon-
Valley-Elite unterstützt er Donald Trump, stand 2016 gar beim
republikanischen Nominierungsparteitag auf der Bühne, abends,
ein »Prime Speaking Spot« zur besten Sendezeit. Thiel sprach von
»falschen Kulturkriegen«, die nur ablenken vom »wirtschaftlichen
Niedergang« des Landes. Stattdessen sei es Zeit, »Amerika neu zu
erbauen«, erbauen zu lassen von Donald Trump. Im liberalen Silicon Valley hassen sie ihn dafür.

Thiel ist provokant und außergewöhnlich radikal. Aber auch
außergewöhnlich klug und erfolgreich. Er absolvierte die Eliteuni
Stanford, gründete den Online-Bezahldienst PayPal, war erster
Geldgeber von Facebook, ist Vertrauter von Mark Zuckerberg, ver-

diente Milliarden und verteilt nun Millionen als einflussreicher Wagniskapitalgeber. Selten lag er mit seinen Ideen ganz daneben. Er hat viele Visionen, aber keine beschäftigt ihn mehr als diese: »Die große Aufgabe der modernen Welt ist, den Tod zu einem lösbaren Problem zu machen – zu dessen Lösung ich so viel beizutragen versuche, wie ich kann.«

Begegnungen mit Thiel sind in der Regel ein Parforceritt durch die jüngere Geschichte, eine Diskussion über die Fehler von Politik, Gesellschaft, Wissenschaft, eine bessere Zukunft für die Menschheit zu schaffen. Sein Blick auf die Zukunft ist dabei geprägt von den Science-Fiction-Büchern seiner Jugend, so erzählt er es, wenn man ihn trifft in seinem eleganten Firmenhauptquartier voller Orchideen und dunklem Holz, mit Aussicht auf die Golden-Gate-Bridge und die Bucht von San Francisco. Besonders beeinflusst habe ihn »The City and the Stars« von Arthur C. Clarke, ein Roman, der in einer fernen Zukunft spielt, in der alle Menschen in einem Computer gespeichert sind und sich immer wieder in neue Körper herunterladen.

In den vergangenen Jahren investierte Thiel in über ein Dutzend Unternehmen, die an Lebensverlängerung und regenerativer Medizin arbeiten. Er gab 3,5 Millionen Dollar Startkapital für die Methusalem-Stiftung, deren Ziel es ist, bis zum Jahr 2030 das Altern so zu verlangsamen, dass sich »90 anfühlt wie 50«. Thiel will wissen, ob wir 200 Jahre leben können. Oder zumindest 120 Jahre gesund und vital?

Im Silicon Valley gibt es viele Start-ups, die versuchen, diese Fragen zu beantworten: Wenige Felder ziehen in diesen Tagen mehr Geld und Interesse auf sich als »Longevity«, die Langlebigkeit. Mit Wagniskapital überschüttet werden Unternehmen wie Unity Biotechnology, einer der Stars der neuen Anti-Alterungs-Forschung, das daran arbeitet, »die Gesundheitsspanne zu verlängern, die Zeit, in der man in guter Gesundheit lebt«. Thiel investierte Millionen

in diese Vision der Gründer: »Stell dir eine Zukunft vor, in der du
alterst, aber ohne die Krankheiten deiner Eltern. Eine Zukunft, in
der Altern nicht schmerzt.«

Einer der Gründer des Start-ups hatte zuvor an der Mayo-Klinik an Alterungsprozessen geforscht. 2011 veröffentlichten sie eine
wissenschaftliche Studie im Wissenschaftsjournal »Nature«, die
zeigte, dass Mäuse länger leben, wenn man regelmäßig eine
bestimmte Art von Zellen eliminiert. Diese sogenannten seneszenten Zellen sind alternde Zellen, die zwar noch leben, sich aber nicht
mehr teilen und neues Gewebe produzieren. Sie sammeln sich vor
allem in Regionen des Körpers, wo sich die Merkmale des Alters
besonders deutlich zeigen, in den Gelenken und Augen etwa. Und
sie stehen deswegen im Verdacht, eine Mischung aus Biosignalen
in den Körper abzusondern, die uns altern lässt. Wenn man diese
Zellen aus dem Weg räumen würde, verschwänden dann auch die
Alterungserscheinungen?

Die Studien der Unity-Biotechnology-Gründer scheinen dies
nahezulegen: In der Mayo-Klinik-Studie blieben von den seneszenten Zellen befreite junge Mause länger jung – und alte Mäuse
alterten nicht weiter. Nun wird erprobt, ob das auch bei Menschen
funktioniert. Erster Testfall sind arthritische Knie: Arthrose-Patienten werden häufig mit Kortison-Spritzen behandelt, die offenbar
dafür sorgen, dass die seneszenten Zellen die Produktion bestimmter Proteine einstellen, die zu Entzündungen führen. Das neue Biotech-Medikament soll nun die Zellen gleich ganz absterben lassen –
und die Gelenke damit erneuern können. Die Arthrose wird also
nicht nur gestoppt, der Patient wird wiederhergestellt.

Rund 130 Millionen Dollar Startkapital erhielt Unity Biotechnology für diesen Ansatz. Thiel ist dabei nicht der einzige prominente Investor. Auch Jeff Bezos, der Amazon-Gründer, gab der
Firma Millionen. Solche VIP-Investoren sind kein Sonderfall, fast
alle Unternehmen, die an Longevity forschen, haben zahlreiche

prominente Unterstützer: Lebensverlängerung ist in diesen Tagen das Steckenpferd der Technologie-Vordenker, ein ständiges Diskussionsthema in den Gesprächsrunden der Silicon-Valley-Elite. Forscher und Investoren werden getrieben von der Hoffnung, dass es keine fest in unsere Gene eingeprägte maximale Lebensspanne gibt. Dass es vielmehr eine Frage von Wissen und Technologie sei, den Tod zu besiegen oder zumindest eine Weile in Schach zu halten. Der Körper als Informationsverarbeitungssystem, das kontrolliert und gesteuert werden kann, wenn man nur all seine Bausteine und Prozesse kennt. Die verstopften Arterien, absterbenden Gehirnzellen, schwindenden Muskeln, erlahmenden Motoren in den Zellkernen – das Silicon Valley träumt davon, dieses Systemversagen aufzuhalten. Indem das Betriebssystem ständig erneuert wird.

Dieser Gedanke ist nicht so bizarr, wie er zunächst scheint. Noch Ende des 19. Jahrhunderts lag die durchschnittliche Lebenserwartung in westlichen Ländern bei rund 40 Jahren. Heute ist sie etwa doppelt so hoch. Ein Gewinn von im Schnitt drei Jahren pro Dekade, der vor allem durch den medizinischen Fortschritt möglich wurde, durch Impfstoffe, Antibiotika, Hygiene. Wenn sich diese Entwicklung auch in den nächsten beiden Jahrhunderten aufrechterhalten ließe, könnte sich die Lebenserwartung um durchschnittlich weitere 40 Jahre verlängern. Nur: Die Krankheiten und Alterungsprozesse, die es zu schlagen gilt, werden mit voranschreitendem Alter immer komplexer. Krebs und Alzheimer sind schwerer in den Griff zu bekommen als etwa Tuberkulose.

Die an Longevity arbeitenden Technologen und Wissenschaftler lassen sich grundsätzlich in zwei Lager aufteilen: Auf der einen Seite sind die »Healthspanners« wie Unity Biotechnology, die nicht unbedingt das menschliche Leben verlängern möchten, sondern die Gesundheitsspanne, also die Zeit, in der wir im vollen Besitz unserer körperlichen und geistigen Kräfte sind. Auf der anderen

Seite stehen die »Immortalists«, die Unsterblichkeits-Visionäre: Sie sind überzeugt, dass der menschlichen Lebensspanne kein definitives Ende gesetzt ist, dass wir tatsächlich unser Leben um Jahrzehnte, irgendwann sogar um Jahrhunderte verlängern können. Die Immortalists sehen den Körper eher als Maschine, die es zu reparieren gilt. Altern sei entsprechend ein technologisch zu lösendes Problem. So wie Antibiotika und moderne Chirurgie die durchschnittliche Lebensspanne erheblich verlängerten, würden nun die digitale Medizin, KI-Therapien, Genmanipulation weitere Jahrzehnte hinzuaddieren.

»Ich habe die Idee, dass Altern eincodiert ist«, als eine Anweisung in der menschlichen Biologie, sagt Joon Yun, ein prominenter Silicon-Valley-Investor und Arzt. »Und wenn etwas codiert ist, kann man den Code knacken. Und wenn man den Code knacken kann, kann man ihn hacken«, so Yun. Um dieses Ziel zu erreichen, stiftete er den »Palo Alto Longevity Prize«. Erstes Ziel: das Leben von Mäusen um 50 Prozent zu verlängern.

Langlebigkeit ist nicht zufällig zum Lieblingsthema der Tech-Elite geworden. Kein Feld verschmilzt besser die definierenden Wesenszüge des Silicon Valley: die bedingungslose Technologiegläubigkeit, die übergroßen Ambitionen, das Bestreben, Weltveränderer mit einer Mission zu sein, nicht nur Profit, sondern zivilisatorischen Fortschritt herbeizuführen, die Geschichte zu prägen. Und welches Ziel könnte geeigneter sein, die Welt zu verändern, als das Leben zu verlängern? Nicht zuletzt das eigene.

Die Google-Gründer Larry Page und Sergey Brin haben ein eigenes Unternehmen geschaffen, das exklusiv an längerem Leben forscht. Mark Zuckerberg verteilt Unsummen an mehrere Longevity-Projekte. Larry Ellison, der Gründer des Software-Riesen Oracle, verkündete, dass der Tod ihn »sehr wütend« mache – und spendete deshalb fast eine halbe Milliarde Dollar für die Unsterblichkeitsforschung, um seinem Ärger Luft zu machen. Der

Technologie-Unternehmer Peter Diamandis hat sich mit Craig Venter zusammengetan, der einst als Erster das menschliche Genom sequenzierte. Ihre gemeinsame Firma, Human Longevity Inc., will bis 2020 eine riesige Datenbank mit einer Million menschlicher Genome anlegen und »die Medizin revolutionieren«, indem die menschliche Lebensspanne um vielleicht Jahrzehnte verlängert wird.

Die Immortalists fallen dabei auch noch einmal in zwei verschiedene Lager. Der großen Mehrheit geht es darum, die Alterungsprozesse des menschlichen Körpers mit technologischen Instrumenten zu beherrschen. Eine extremere Splittergruppe setzt dagegen darauf, die Biologie mit Maschinen zu verschmelzen: Sie warten auf die Singularität. Dieses Schlagwort beschreibt den Moment in der Zukunft, an dem sich Mensch und Maschine so weit annähern, dass die Menschheit mit einem Knall in die nächste Evolutionsstufe katapultiert wird. Es soll eine Kettenreaktion sein, ausgelöst durch sich gegenseitig beschleunigende Technologien. Eine Art neuer, digitaler Urknall, nach dem die Welt eine komplett andere sein wird. Und der Mensch, halb digitalisiert, sich um den Tod nicht mehr weiter scheren muss. Geprägt, wenn auch nicht erfunden, wurde das Schlagwort von dem Erfinder und Informatiker Ray Kurzweil. Er hat 21 Ehrendoktorwürden erhalten, den Flachbettscanner erfunden und hält Dutzende Patente. Jeden Tag wirft sich Kurzweil 150 Pillen ein, Vitamine, Mineralien, Enzyme, und spritzt sich dubiose Chemiecocktails. Sein Ziel ist es, lange genug durchzuhalten, bis die Technologie so weit ist, das menschliche Leben zu verlängern. Er ist überzeugt: Dieser Moment ist nicht mehr fern. 2045 soll es vielleicht schon so weit sein. Hofft Kurzweil.

Das klingt bizarr, weit hergeholt, aber daran stört sich im Silicon Valley niemand. Auch das Internet und selbstfahrende Autos waren vor nicht allzu langer Zeit Gegenstand von Science-Fiction-

Romanen. So deutlich hat Technologie in den vergangenen 20 Jahren die Welt verändert, so klar haben sich Geeks und Nerds gegen Zweifler und Skeptiker durchgesetzt, dass nun alles möglich scheint. »Hunderte Menschen wollten mir weismachen, dass man kein fahrerloses Auto bauen kann«, sagt Sebastian Thrun, der KI-Vordenker, der das Projekt für Google auf den Weg gebracht und damit einen Technologie-Boom ausgelöst hat, dem nun die ganze Autoindustrie folgt. Thrun will damit sagen: Die Technologen im Silicon Valley sind es gewohnt, dass sich der Rest der Welt wundert und skeptisch bis ablehnend bleibt. Aber es hält sie nicht davon ab, auch obskur erscheinende Ideen zu erkunden.

Peter Thiel etwa ist der größte Förderer von Aubrey de Grey, dem Gründer der SENS Research Foundation, eines Forschungsinstituts mit Sitz in Mountain View, nahe der Google-Zentrale. De Grey bezeichnet sich selbst als »biomedizinischen Gerontologen«, ausgebildet in Cambridge, wo er allerdings Informatik studiert hat, nicht Medizin. Viele Mediziner und Alterungsforscher rollen mit den Augen, wenn die Sprache auf ihn kommt, sie sehen ihn als Fantasten, der mit seinen extremen Thesen von ihren eigenen seriösen Forschungen ablenkt.

De Grey, ein dürrer Engländer mit Vollbart fast bis zum Bauchnabel, beschäftigt sich seit den 1990er Jahren mit dem Altern und hat dabei, so sagt er, sieben Bereiche zellularen Verfalls identifiziert, die es zu bekämpfen gelte. Er betont, dass er nicht an längerem Leben, sondern an Gesundheit forsche, dass es ihm darum gehe, die ständigen Verschleißschäden des menschlichen Körpers zu reparieren. So wie bei Autos, die auch nicht länger als 15 Jahre halten sollen, aber bei richtiger Wartung und Pflege ihre Lebensdauer vervielfachen können. Wenn man nur die molekularen Probleme in den Griff bekomme, könne auch der Mensch seine Lebensspanne erheblich ausdehnen: auf 1000 Jahre sogar.

Wie so oft in diesen Tagen der sich ständig erweiternden medizinischen Möglichkeiten werden alte Idee wieder hervorgeholt, um sie mit den neuen digitalen Werkzeugen zu erproben. Der Traum vom Jungbrunnen reicht weit zurück in der Menschheitsgeschichte, bis in die Antike. Wenige Ideen aber kehren in so vielen Abwandlungen wieder wie diese: Junges Blut wirkt verjüngend auf alternde Körper. Ein Mythos, der sich durch viele Kulturen zieht. Der Legende nach lockte zum Beispiel Anfang des 17. Jahrhunderts die ungarische Gräfin Elisabeth Báthory junge Frauen auf ihr Schloss, um in ihrem Blut zu baden und dadurch jünger zu werden. Auch Vampir-Mythen und die einst in Deutschland trotz heftiger Nebenwirkungen und nicht nachweisbaren Nutzens sehr beliebte »Frischzellentherapie« zehren von dieser Idee der verjüngenden Essenzen im Blut. Lange betrachtete man solche Geschichten als eben das: Mythen und Märchen.

Doch 2014 verband der Stanford-Neurologe Tony Wyss-Coray eine alte und eine junge Maus so, dass sie einen gemeinsamen Blutkreislauf bildeten. Das erstaunliche Ergebnis: Die kognitiven Funktionen der alten Maus verbesserten sich deutlich. Und in Harvard zeigte die Stammzellenforscherin Amy Wagers zur gleichen Zeit, dass sich Leber und Muskeln von alten Mäusen nach dem Blutaustausch mit jungen Mäusen verbesserten. Durch andere Versuche ließ sich nachweisen, dass junges Blut die Bildung von neuen Neuronen im Gehirn von alten Mäusen fördert. Parabiose nennt sich diese Methode, bei der zwei Organismen miteinander verschmolzen werden. Sie ist umstritten, zum einen aus ethischen Gründen, eher aber noch, weil unklar ist, was die Wirkung verursacht: Die Proteine im jungen Blut? Die Leber der jungen Maus?

Reihenweise sind Forscher nun auf der Jagd nach den Molekülen und Mechanismen, die diesen Verjüngungseffekt verursachen. Und es entstehen neue Start-ups, deren Ansätze mitunter dubios erscheinen. Ambrosia, angesiedelt in Monterey, südlich des Silicon

Valley, nimmt 8000 Dollar von Interessenten, um sie über zwei Tage mit insgesamt 1,5 Liter Blutplasma von Teenagern vollzupumpen. Einer der ersten Unterstützer des Start-ups war Peter Thiel. Das brachte Ambrosia einen erheblichen Anschub – und Thiel hämische Kommentare ein, vielleicht insgeheim ein Vampir zu sein.

Seit Sommer 2016 sammelt Ambrosia Daten von Patienten und stellte auf einer Technologie-Konferenz in Los Angeles im Sommer 2017 erste Ergebnisse vor. Die Testgruppe zeige Verbesserungen bei Biomarkern für Krebs und bei Alzheimer-Symptomen, so der Gründer Jesse Karmazin. Die verjüngenden Effekte seien dabei nicht auf einen spezifischen Aspekt zurückzuführen, sondern auf viele Eigenschaften des Blutes, erklärte Karmazin in einem Interview mit dem Magazin »New Scientist«. Die von Ambrosia präsentierten Ergebnisse sind jedoch umstritten: Die Studie hat keine Kontrollgruppe und verglich nicht mit dem Placeboeffekt.

Die Hoffnung auf das verjüngende Blut zeigt, wie schnell die Lebensverlängerungsforschung ins Fantastische abgleiten kann. Oder schlimmer noch, in die Quacksalberei. Die Longevity-Forscher aber sind sicher, dass sich all diese Bedenken in Luft auflösen würden, wenn der erste große Durchbruch gelingt, wenn sich der erste von vielen Hebeln findet, der unserem Leben nachweislich gesunde Jahre hinzuaddieren würde. Doch bislang folgte auf alle vielversprechenden Entdeckungen, die das Potenzial zu einem Durchbruch hatten, ebenso viele Enttäuschungen. Oder zumindest die Verwirrung darüber, was genau die Mechanismen und ihre Bedeutung sein könnten.

Die australische Medizinerin Elizabeth Blackburn etwa entdeckte bei ihren Forschungen an der University of California in San Francisco eine spezielle Struktur am Ende von Chromosomen, die unsere Gene schützt. Wenn wir altern, schrumpfen diese sogenannten Telomere langsam. Wenn sie verschwunden sind, teilen sich Zellen nicht mehr. Für diese Erkenntnisse erhielt Blackburn

2009 den Medizin-Nobelpreis. Sie und viele andere Forscher hofften: Wenn wir diese Chromosom-Schutzkappen erhalten können, lässt sich der Alterungsprozess drastisch einschränken. Eine vielversprechende Idee, nur stellte sich dabei leider heraus, dass das Enzym, das die Telomere wachsen lässt, auch in den meisten Krebszellen überaktiv ist.

Doch solche Rückschläge halten Wissenschaftler nicht davon ab, ein deutlich längeres, gesünderes Leben als erreichbares Ziel ihrer Forschung zu betrachten. Und es stimmt ja: Wenn der medizinische Fortschritt tatsächlich weiter exponentiell verläuft, der Zugewinn an Wissen und Instrumenten so dramatisch ist, sollte uns das nicht dem größten Ziel von allen näher bringen, ein deutlich längeres, gesünderes Leben führen zu können? Die wachsende Flut von wissenschaftlichen Studien und neu entstehende Forschungszentren zeigen, dass der wissenschaftliche Mainstream zunehmend diese Haltung annimmt. Wobei sich die Forschung weniger auf die Verlängerung der Lebensspanne konzentriert, sondern vor allem die Verlängerung der Healthspan, des gesunden, aktiven Lebens, in den Blick nimmt.

Auch fern der Silicon-Valley-geförderten Unternehmen sind zahlreiche Initiativen am Werk, um die Longevity-Forschung voranzutreiben. Wissenschaftler sammeln zum Beispiel die Genome der ältesten Menschen der Welt, die länger als 110 Jahre lebten, und durchsuchen nun systematisch das Erbgut nach genetischen Fingerzeigen für ein längeres Leben. Ein Forscherteam der University of Pittsburgh in Pennsylvania arbeitet daran, die Gene von Hunderten Olympiasiegern zu sequenzieren und dann mit KI-gestützter Software nach Supergenen zu suchen.

Hinzu kommen Bemühungen, all diese Forschungen zusammenzuführen, zu katalysieren, zu fokussieren, wie etwa mit der »Grand Challenge in Healthy Longevity« der amerikanischen National Academy of Medicine: Die Akademie vergibt Preise von mindestens 25 Millionen Dollar an Mediziner, die Durchbrüche in der Erforschung von »gesundem Altern und Longevity« erzielen. Der Startschuss des Wissenschaftswettbewerbs fiel im Frühjahr 2016 bei einer Party im Haus von Norman Lear, hoch über Los Angeles im Mandeville Canyon. Eine glamouröse Soiree, bei der Schauspieler, Silicon-Valley-Milliardäre und Nobelpreisträger zusammenkamen, um über den vielversprechendsten Weg zu diskutieren, den die Altersforschung einschlagen sollte. »Am Horizont können wir uns bereits vorstellen, wie sich neue Arzneien, Behandlungsformen, Technologien und Strategien der Vorsorge und des sozialen Miteinanders explosionsartig ausbreiten werden und dabei die Art und Weise, wie wir bei immer besserer Gesundheit altern, revolutionieren werden«, so die Mediziner-Akademie.

Auch die Stanford University hat aus diesem Grund ein »Center on Longevity« eingerichtet, an dem Wissenschaftler aus verschiedenen Bereichen interdisziplinär zusammenarbeiten. Denn nicht nur die Biologie spielt eine Rolle für ein langes gesundes Leben, sondern auch soziale Kontakte, die Familie, finanzielle Sicherheit, Bildung. »Wir sind in einer Ära, in der die Menschen länger leben, als ihre Großeltern sich es jemals erträumt hätten«, sagt Laura Carstensen, eine Psychologin und die Gründungsdirektorin des Instituts. Menschen, die heute im mittleren Alter sind, würden es »bis ins sehr fortgeschrittene Alter schaffen«, mindestens bis 90, »viele aber auch bis 100 Jahre«. Die nun geborene nächste Generation habe eindeutig die Chance auf weitere zusätzliche Jahrzehnte.

Im Silicon Valley sind sich die Technologen sicher, dass der Weg zur Verlängerung unseres Lebens nur über die Beherrschung von Daten führen kann. Und sie haben von dieser Einschätzung bereits viele Mediziner überzeugt. Die neueste Generation von Startups in der Altersforschung besteht durchweg aus Fusionen von

Medizin- und IT-Unternehmen. Solche wie BioAge etwa, eines der Lieblingsprojekte von Vijay Pande, dem Biotech-Experten des Wagniskapitalriesen Andreessen Horowitz. BioAge setzt sich gleichermaßen aus Biochemikern und Datenwissenschaftlern zusammen, gemeinsam suchen sie nach Biomarkern, die für das Altern verantwortlich sind. Wenn die spezifischen Merkmale erst einmal bekannt sind, so die Idee, soll nicht der Alterungsprozess selbst gestoppt werden, sondern der Körper, wie eine Maschine, möglichst lange Spitzenleistung bringen dank neuer Medikamente, die auf diese Biomarker zielen.

Als Vergleich verweist Pande auf den schon lange bekannten Zusammenhang zwischen dem Cholesterinwert im Blut und Herzerkrankungen. Da man den relevanten Biomarker – Cholesterin – kennt, lassen sich Herzerkrankungen vorbeugend mit Medikamenten bekämpfen, die den Cholesterinspiegel senken. Durch Einsatz von künstlicher Intelligenz will BioAge nun ähnliche Biomarker mit einer klaren Verbindung zu Alterungsprozessen finden. Aber wo anfangen? Was sind vielversprechende Hinweise? »Angesichts der Ergebnisse der Parabiose-Forschung wird die Antwort wahrscheinlich in jungem Blut liegen«, so Pande. Sollte BioAge mit der Biomarker-Suche erfolgreich sein, wären die Folgen enorm, glaubt Pande: »Das bringt uns sehr nah an eine Welt, in der 120 die neuen 80 sind und 60 buchstäblich die neuen 40.«

Auch das neue Unternehmen von Craig Venter, dem Pionier der Genomanalyse, ist im Kern ein Bioinformatik-Unternehmen. 2013 gründete Venter Human Longevity Inc., ein »genombasiertes Gesundheits-Intelligenz-Unternehmen«, um die Zusammenhänge zwischen DNA und bestimmten Krankheiten zu entschlüsseln. Venter sieht längeres Leben als das logische Endziel der Beherrschung der Biologie, auf den Weg gebracht mit dem Humangenomprojekt. Venter ist eine schwierige Figur, mitunter sehr von

sich selbst überzeugt, rechthaberisch und mit vollmundigen Plänen um sich werfend. Aber so hat er wesentlich dazu beigetragen,
das menschliche Genom zu entschlüsseln. Nun, kündigte Venter
an, will er mindestens eine Million Genome in den kommenden
Jahren sequenzieren und sie mit anderen Daten aus neuen Gesund-
heitstest verbinden, die Human Longevity entwickelt. Mit dieser
Mischung aus »Genomik, fortgeschrittenen Bildgebungsmethoden
und Machine Learning« solle ein besseres Bild der menschlichen
Gesundheit entstehen, so Venter. Investoren gaben ihm dafür über
300 Millionen Dollar.

Im Kern von Venters Plänen steht dabei eine neue Gesundheitsplattform namens »Health Nucleus«, die mit Machine Learning
die medizinischen Daten ihrer Nutzer analysiert und so die »präzisen genetischen Gründe für Krankheiten entdecken« will. Noch
sei man »leider nicht« an diesem Punkt. Aber Venter sagt: »Innerhalb einer Dekade wird die menschliche Genomsequenzierung ausreichend Wissen für Prognosen bereitstellen, um daraus einen Test
zu machen.«

Anhand vorhandener Daten künftige Ereignisse vorherzusagen
ist das große Potenzial der wachsenden Maschinenintelligenz und
das erklärte Ziel der Bioinformatiker. Wer Krankheiten früh vor-
hersieht, kann sie einfacher bekämpfen und damit potenziell das
Leben verlängern. Eine enorme Big-Data-Aufgabe. Deswegen hatte
Venter kurz nach Gründung von Human Longevity auch einen der
führenden Experten für solche komplizierten Rechenoperationen
abgeworben: einen Datenspezialisten, der aus einer Kleinstadt in
der Nähe von Erlangen stammt, Franz Josef Och.

Als ich Och das erste Mal traf, hatte er nur ein Ziel: den perfek-
ten Übersetzungscomputer zu bauen. Eine Maschine, so unauffäl-
lig und schnell, »dass man sie kaum wahrnimmt, nur als ein Flüstern im Ohr«. Die jeden Text, jede Webseite oder einfach jede
Unterhaltung umgehend in jeder anderen Sprache ausspuckt. Och

leitete bei Google das Übersetzungsprojekt Google Translate. Larry Page hatte ihn einst persönlich angeworben. Och ist nicht der einzige prominente Informatiker, der in den vergangenen Jahren von den großen Tech-Konzernen zu einem Biotech-Start-up gewechselt ist. Die Gene zu beherrschen, die Biologie in ihre Dateneinzelteile zu zerlegen und wieder zusammenzusetzen, wird von vielen als die spannendste Herausforderung des kommenden Jahrzehnts gesehen.

Ein Beispiel dafür lieferten die Wissenschaftler von Human Longevity: Sie sequenzierten die Genome von 1000 Menschen und rekonstruierten alleine auf Basis der Erbgut-Daten die Gesichter der Genom-Spender. Venter publizierte die Studie mit den Fotos der Genom-Geber und der vom Computer rekonstruierten Gesichter in einem Wissenschaftsjournal und schwärmte daraufhin: »Wir können dein Gesicht, deine Größe, deinen Body-Mass-Index, deine Augenfarbe, deine Haarfarbe und -textur vorhersagen.« Tatsächlich zeigen die aus den Genom-Daten konstruierten Bilder Ähnlichkeiten mit den Testpersonen, aber so identisch, dass man ins Schwärmen geraten könnte, sind sie nicht. Kritiker bemängelten, die Computer-Gesichter seien eher zusammengesetzte Durchschnittsgesichter als Individuen mit spezifischen Merkmalen. Aus Genom-Daten konkrete Prognosen zu treffen sei entsprechend noch längst nicht möglich. Venter dagegen ist sicher: »Die Aussicht, Krankheiten zu eliminieren und das Leben zu verlängern, ist in unserer Reichweite.« Das klingt nach Prahlerei, und man fragt sich unwillkürlich, ob solche Aussagen nicht vor allem PR sind, um das eigene Unternehmen attraktiver zu machen. Denn Venter hat natürlich einen Businessplan für seine prognostizierende Gesundheitsplattform. Schon jetzt bietet Human Longevity eine erste ausführliche Version seiner genombasierten Datenanalysemedizin an, zum happigen Preis von 25 000 Dollar. Was man dafür unter anderem bekommt: Genom- und Bluttests, einen fortgeschrittenen MRT-Scan, eine 4-D-Kardiografie (eine plastische Abbildung des Herzens über einen längeren Zeitraum) und eine App, die alle Gesundheitsdaten in einem 3-D-Avatar zusammenfasst. Eine abgespeckte Version gibt es aber auch schon für 7500 Dollar.

Venter gründete Human Longevity gemeinsam mit Robert Hariri, einem Neurochirurgen und Professor für Pathologie an der Mount Sinai School of Medicine in New York. Auch Hariri hält die Genomforschung für essenziell, um die Geheimnisse des Alterns zu entschlüsseln. Doch ihn interessiert vor allem der Zusammenhang zwischen dem Erbgut und einem ganz anderen Gebiet, seinem Fachgebiet: Stammzellen. »Altern ist ein Stammzellen-Problem«, sagt Hariri.

Zweifellos sind diese besonderen Zellen zentral für die menschliche Biologie, sie sind ein Schlüssel, um zu verstehen, wie unser Körper funktioniert und wie er sich repariert. Stammzellen können sich zu Beginn des Lebens und beim Wachsen in viele andere Zellarten entwickeln. Und sie sind eine Art Instandsetzungssystem des Körpers, denn sie können sich quasi endlos teilen und dadurch Ersatz für andere Zellen bereitstellen.

Hariri forscht seit Jahrzehnten an Stammzellen, machte dabei einige preisgekrönte Entdeckungen und gründete auf dem Weg mehrere Biotech-Firmen. Dunkelbraun gebrannt, in schwarzem Hemd, schwarzem Jackett und mit einigen Kilo zu viel ist Hariri eine imposante Figur, in seiner Freizeit fliegt er Jets, aber er spricht unaufgeregt und leise über sein Lieblingsthema: die Kraft der Plazenta. »Wir starten alle als eine einzige Zelle, die sich teilt«, sagt Hariri. »Dafür muss es eine Steuerungszentrale geben, und ich glaube, das ist die Plazenta.« Der Mutterkuchen, der Embryonen versorgt, sei quasi »die Stammzellen-Fabrik der Natur«. Doch nach der Geburt würde diese einfach entsorgt werden.

Hariri will nun Wege finden, die Plazenta nutzbar zu machen und damit die ethischen Probleme der embryonalen Stammzellforschung zu umgehen. Der potenzielle Gewinn sei enorm, denn »Stammzellen enthalten die wissenschaftlichen Zutaten, um den Menschen ein längeres, jüngeres Leben zu erlauben«. Vor allem dadurch, dass Stammzellen »ein Liefermechanismus für ein gesundes Genom und damit eine Quelle unbelasteter Information sind«. Dadurch bringen sie die Voraussetzungen mit, den Körper zu reprogrammieren und neues Gewebe zu schaffen. »Quasi den inneren Salamander des Menschen zum Vorschein zu bringen«, sagt Hariri mit einem Augenzwinkern.

Hariris Suche nach so einer Ersatzteilmaschine für den menschlichen Körper ist geprägt von seinen vielen Jahren als Chirurg im Operationssaal. Doch von solchen Durchbrüchen sind die Forscher noch weit entfernt, sie beginnen gerade erst zu verstehen, wie Stammzellen funktionieren und genutzt werden können. »Als eine Art Mini-Computer«, wie Hariri sagt. »Stammzellteilungen scheinen den Prozess des Alterns widerzuspiegeln.« Mit fortschreitendem Alter erlahmen die Funktionen der Stammzellen, sie stocken die vielen menschlichen Zelltypen nicht mehr ausreichend auf, hören auf, neues Gewebe zu schaffen. Eine Lösung könnte sein, so Hariri, die Stammzellen denken zu lassen, dass sie sich nicht in einem alten Menschen befinden, sondern in einem Fötus. Dadurch könnte man die Zellen wieder in ihren produktiven Ursprungszustand zurückbringen. »Wie wenn man die Software rebootet, um den Computer wieder zum Laufen zu bringen«, so Hariri.

Schon als pluripotente Stammzellen vor Jahrzehnten erstmals entdeckt wurden, galten sie als potenzielles Allheilmittel. Kein Wunder also, dass der Gedanke, einfach Zellen zu nehmen und im Labor damit alle möglichen Organe oder Gewebe nachzubauen, verlockend war. Aber diese Vision einer regenerativen Medizin hat sich bislang nicht realisieren lassen. Die Stammzellen zu programmieren und anzuweisen, sich nur in bestimmte Zellen weiterzuentwickeln, erwies sich als schwieriger als erhofft. Und unspezialisierte Zellen haben kaum vorherzusehende Nebenwirkungen. Über 30 Jahre, nachdem erstmals die Funktion von embryonalen Stammzellen entdeckt wurde, sind keine Stammzelltherapien anerkannt.

Trotzdem ist klar zu erkennen, dass sich durch die digitale Datenmedizin der Fortschritt in der Stammzellforschung im Gleichschritt mit den anderen Feldern stark beschleunigt. Ähnlich wie im Fall der Gentherapie hoffen die Forscher, dass nun die Technologie reif ist, um die vor Jahrzehnten bereits entwickelten Ideen und Visionen auch in die Praxis umzusetzen. Und es tut sich einiges: Viele klinische Studien laufen, die Pharmakonzerne richten neue Forschungsschwerpunkte ein, und auch die Universitäten schießen sich auf das Feld ein. Die Stanford University eröffnete ein neues Zentrum für die Therapie mit genetisch veränderten Stammzellen und kündigte dabei an: »Stammzellen versprechen einen Zeitenwechsel in der Medizin. In Stanford nimmt das Thema an Fahrt auf.«

Bereits 2012 ging der Medizin-Nobelpreis an die beiden Stammzellforscher John Gurdon von der University of Cambridge und Shinya Yamanaka, Professor in Kyoto und San Francisco. Die beiden Mediziner hatten eine Methode entwickelt, um bereits erwachsene Zellen wieder in Stammzellen zurückzuverwandeln. Eine wegweisende Technologie, um lebende Zellen zu manipulieren, die das Fundament sein könnte für die seit Jahrzehnten angestrebte regenerative Medizin auf Stammzellenbasis: Der Mensch könnte seinen Körper mit Gewebe reparieren, das aus seinen eigenen Zellen nachwächst.

Als vielversprechendste Grundlage gelten dabei schon lange embryonale Stammzellen, vor allem wegen einer besonderen Eigenschaft: Sie sind quasi Super-Stammzellen, denn sie können sich nicht nur in eine Form oder ausgewählte Formen von Zellen, sondern zu jeder Form von Zellen weiterentwickeln. Diese Eigenschaft nennt sich »pluripotent«. Doch embryonale Stammzellen zu verwenden ist ethisch heftig umstritten.

Nobelpreisträger Yamanaka entdeckte einen Weg, normale Zellen so umzuwandeln, dass sie wie embryonale Stammzellen funktionieren. Er demonstrierte das zunächst an Hautzellen von Mäusen, denen er vier Gene hinzufügte. Später gelang ihm dies auch mit menschlichen Hautzellen. Die so künstlich hergestellten Stammzellen nennen sich »induced pluripotent stemcells«, kurz iPS.

Yamanaka ist ein dürrer Mann mit randloser Brille, er teilt seine Zeit auf zwischen den Universitäten in Kyoto und San Francisco. Ein lakonischer Mensch, der auf Fragen knapp und präzise antwortet und lieber tiefstapelt, eine Art, die in San Francisco zwischen all den euphorischen und ausschweifenden Tech-Unternehmern extrem heraussticht. »Wir können nur einer kleinen Zahl von Patienten mit Stammzelltherapie helfen«, sagt Yamanaka. Zurzeit jedenfalls. Der Nobelpreisträger sieht vorerst nur rund zehn Krankheiten, die sich für die Therapie eigneten, darunter Parkinson, Herz- und Leberversagen sowie Diabetes. Was braucht es, damit für diese Krankheiten wirksame Stammzelltherapien entstehen? »Zeit und Geld«, sagt Yamanaka.

Zweifellos: Stammzellforschung ist größtenteils noch Grundlagenforschung, konkrete Therapien sind erst Mitte des kommenden Jahrzehnts zu erwarten. Aber die Indizien für einen bevorstehenden Durchbruch häufen sich. Neuroendokrinologen des Albert Einstein College of Medicine in New York haben zum Beispiel herausgefunden, dass der Alterungsprozess durch die Manipulation von Gehirn-Stammzellen gestoppt werden kann. Die Gehirn-Stammzellen sitzen im Hypothalamus, einer Gehirnregion, die offenbar eine besondere Rolle beim Altern spielt: Von hier werden viele Körperfunktionen gesteuert, unter anderem der Appetit und Entzündungsreaktionen. Die New Yorker Forscher stellten fest, dass bei alternden Mäusen die Stammzellen im Hypothalamus verschwinden. Sie injizierten den Mäusen ein Virus, das gezielt Gehirn-Stammzellen abtötet. Muskelkraft, Koordination und Gehirnfunktionen der Mäuse ließen daraufhin rapide nach, und sie starben früher als unbehandelte. Im Gegenzug transferierten die Forscher Gehirn-Stammzellen von neugeborenen Mäusen in den Hypothalamus von Mäusen mittleren Alters. Nach wenigen Monaten zeigten diese Mäuse bessere muskuläre und kognitive Funktionen als unbehandelte. Und lebten im Schnitt zehn Prozent länger.

Noch utopischer klingt eine neue Technologie, die Wissenschaftler der Ohio State University entwickelt haben: ein Nano-Chip, der verspricht, Gewebe und Organe quasi durch Berührung zu heilen. Die Technologie, die sich »Tissue Nanotransfection« nennt, programmiert Hautzellen in Stammzellen um, indem sie manipulierte DNA in die Zellen überträgt. Die Forscher demonstrierten die Technologie unter anderem an verletzten Beinen von Schweinen und Mäusen, die keine funktionierende Blutzirkulation mehr hatten: Die Nanotechnologie des Chips programmierte die Hautzellen in Gefäßzellen um, eine Woche später hatten sich erste neue Blutgefäße gebildet. Das Konzept sei im Kern ganz einfach, so James Lee, einer der Wissenschaftler, die ihre Technologie im Fachjournal »Nature Nanotechnology« publizierten: »Wir waren sogar überrascht, dass es so gut funktionierte.«

Aber vielleicht müssen gar nicht alle lebensverlängernden Therapien und Medikamente so sehr nach Science-Fiction klingen. Einer der vielversprechendsten Ansätze beruht ausgerechnet auf einem Wirkstoff, der nur ein paar Cent pro Pille kostet: Metformin, ein Medikament, das ursprünglich entwickelt wurde, um Diabetes zu behandeln. Der Wirkstoff ist bereits seit Jahrzehnten auf dem Markt und in seiner Essenz sogar schon seit Jahrhunderten bekannt.

Denn Metformin ist eine abgewandelte Version der Heilpflanze Galega officinalis, auch unter dem Namen Geißraute bekannt, die schon im späten Mittelalter als Mittel gegen die Pest und andere Krankheiten empfohlen wurde. Der enthaltene Wirkstoff senkt den Blutzuckerspiegel, was die chemische Variante Metformin zu einer sehr wirksamen und gut verträglichen Diabetes-Medizin macht.

Pharmaforscher wollten herausfinden, warum Metformin so gut funktioniert, und begannen nach der Jahrtausendwende, die Wirkung von Metformin mit anderen Diabetes-Medikamenten zu vergleichen. Dabei machten sie eine verblüffende Entdeckung: Diabetes-Patienten, die Metformin einnahmen, hatten eine deutlich geringere Sterblichkeitsrate als andere Diabetes-Patienten. Und sie lebten im Schnitt 15 Prozent länger als alle anderen Patienten, die zum Vergleich herangezogen wurden. Die Gesundheit von regelmäßigen Metformin-Nutzern, so zeigten Folgestudien, scheint in allen möglichen Bereichen besser zu sein, vor allem erkranken sie bis zu 40 Prozent seltener an Krebs im Vergleich zu Patienten, die zwei andere bekannte Diabetes-Medikamente nehmen. Sie hatten auch weniger Herzattacken und litten seltener an Alzheimer.

Manche Wissenschaftler drängen deswegen darauf, sich auf groß angelegte Untersuchungen von Medikamenten zu konzentrieren, die bereits bewiesen haben, dass sie nicht nur in spezifischen Krankheitsfeldern wirksam sind, sondern die dem Körper insgesamt helfen und dabei auch den Alterungsprozess stoppen. Einer der aktivsten Fürsprecher dieses Ansatzes ist der Direktor des Institute for Aging Research am New Yorker Albert Einstein College, Nir Barzilai. Schon als Student an der Yale University forschte er an Metformin und schmiedet heute an einer globalen Allianz von Gerontologen, um das Medikament in einer groß angelegten Studie zu untersuchen.

Zumindest unter Experten hat sich die segensreiche Wirkung von Metformin bereits herumgesprochen. Der Nobelpreisträger und DNA-Pionier James Watson schluckt Metformin zur Krebs-vorsorge, etliche Longevity-Forscher nehmen den Wirkstoff regel-mäßig, darunter Hariri, Thiel und Kurzweil, und auch immer mehr Normalbürger greifen darauf zurück, denn Metformin ist in vie-len Ländern für rund zehn Euro pro Packung rezeptfrei zu haben – allerdings nicht in Deutschland. Das Technologie-Magazin »Wired« titelte: »Vergiss das Blut von Teenagern. Diese Pille verspricht das Leben für ein paar Cent pro Dosis zu verlängern.«

Inzwischen laufen zahlreiche Vergleichsstudien zu Metformin, die so vielversprechende Ergebnisse zeigen, dass manche Experten bereits die Frage stellen: Sollte jeder Metformin nehmen? Der logi-sche Schritt wäre, dies in einer Studie herauszufinden, aber die Arz-neimittelbehörden in Europa und den USA erkennen »Altern« nicht als Krankheit an. Eine Schwierigkeit, mit der alle Wissen-schaftler und Firmen in der Longevity-Forschung kämpfen.

Wer Therapien klinisch erproben will, kann seine Studien nicht darauf ausrichten, das Altern zu bekämpfen, sondern muss statt-dessen auf einzelne Krankheiten verweisen. So lässt sich aber nur auf Umwegen prüfen, ob die Therapie wirklich eine Gesamtwir-kung gegen das Altern entfaltet. Die Unterstützer einer groß ange-legten Metformin-Studie haben sich deswegen etwas Besonderes ein-fallen lassen. »Wir haben Krankheiten ausgewählt, die sich in ihren Ursachen nur minimal überlappen«, sagt Steven Austad, wissen-schaftlicher Direktor der American Federation for Aging Research. Metformin soll auf seine Wirkung bei Krebs, Demenz und Herz-infarkten getestet werden. Die Studie unter dem Titel »Targeting Aging with Metformin« soll über sechs Jahre mit 6000 Teilnehmern laufen. Es wäre die erste Studie dieser Art in einer neuen Medika-mentenklasse, die sich »Geroprotektoren« nennen, also Wirkstoffe umfassen, die generell vor dem Altern schützen. Wenn Metformin alle drei Krankheiten gleichzeitig verlangsamen kann, »würde das langsameres Altern indizieren«, so Austad.

Vielleicht liegt der Schlüssel zur Langlebigkeit also doch näher, in bereits vorhandenen oder bekannten Therapien und Instrumenten. Schließlich haben einige einfache Empfehlungen, die schon längst bekannt sind, den größten Effekt für die Gesundheit: nicht zu rauchen, gesund zu essen und Sport zu treiben. Aber nur weil bekannt ist, wie wichtig diese Rezepte für ein längeres Leben sind, halten wir uns längst nicht daran. Insbesondere Sport zu treiben und viel Bewegung in den Alltag zu integrieren wird von vielen Menschen vernachlässigt, trotz der offensichtlichen Vorteile.

Was also, wenn man die positive Wirkung einer täglichen Joggingrunde einfach in eine Pille packen könnte? Gleich mehrere Biopharma-Firmen forschen an einem solchen Sport-Medikament, das im Lauf der nächsten zehn Jahre marktreif sein soll. Die Wirkung von Sport und Bewegung auf unsere Gesundheit wird schon seit Jahrzehnten untersucht, aber erst jetzt ist es möglich, die biologischen Prozesse dahinter zu erkennen. Die amerikanischen National Institutes of Health etwa arbeiten daran, ein genaues molekulares Abbild des sich bewegenden menschlichen Körpers zu erstellen. Dazu wird mit neuen Sensoren und digitalen Instrumenten jedes wichtige Molekül beobachtet, das sich durch Sport in einer Testgruppe von 3000 Teilnehmern aller Altersklassen verändert.

In Tiermodellen sind die Forscher schon weiter: Ein an Mäusen erprobtes Medikament simuliert die Effekte von Ausdauertraining auf ein bestimmtes Gen namens PPAR-delta. Das Medikament stimuliert das Gen so, dass es ein stärkeres Signal sendet, Fett zu verbrennen. Mäuse, die das experimentelle Medikament erhalten hatten, konnten in Tests deutlich länger rennen als die Vergleichsgruppe.

Die vielen Beispiele zeigen: Die Langlebigkeits-Forschung boomt wie kaum ein anderes Feld in der Medizin. Aber das Feld ist noch dabei, sich zu sortieren, zu ordnen, Schwerpunkte zu setzen und die vielversprechendsten Wege auszuloten. Dafür wird es wichtig sein, jahrzehntelange Erkenntnisse aus den verschiedensten Forschungsbereichen zusammenzuführen, damit sich klarer erkennen lässt, welche Faktoren die Alterung des Menschen beeinflussen und mit welchen Mitteln man diesen Prozess stoppen kann.

Diese Aufgabe, zunächst die Puzzleteile zusammenzusetzen, hat sich ein Unternehmen ganz konkret vorgenommen. Calico, kurz für California Life Company, wurde 2013 als Tochterfirma von Google gegründet, auf persönlichen Wunsch von Larry Page und Sergey Brin. Das Unternehmen ist mit einer Milliarde Dollar Startkapital ausgestattet worden und dabei ganz bewusst als Langzeitunternehmung angelegt. Das klar definierte Ziel: mit Calico den zentralen Forschungskonzern für Langlebigkeit aufzubauen.

Im Vordergrund steht deshalb nicht die Entwicklung von Medikamenten oder Geschäftsmodellen, sondern Grundlagenforschung, die mittelfristig zu wirklichen Durchbrüchen in der Langlebigkeit führen soll. Page verglich Calico anlässlich der Gründung einmal mit den Bell Labs, der berühmten Forschungseinheit des amerikanischen Telefonriesen AT&T, wo in den 1930er bis 1960er Jahren zahlreiche technologische Durchbrüche erzielt wurden. Unter anderem wurden dort zu wesentlichen Teilen der Transistor, der Laser und die Radio-Astronomie erfunden, die Bell-Lab-Forscher erhielten zahlreiche Nobelpreise.

Die Google-Gründer stellten bei Calico deswegen von Beginn an Schwergewichte aus Technologie und Wissenschaft ein. Chef des Unternehmens ist Art Levinson, der 15 Jahre den Biotech-Riesen Genentech führte. Er war einer der wenigen engen Vertrauten von Steve Jobs und ist bis heute Aufsichtsratsvorsitzender von Apple. Chefwissenschaftler von Calico ist der Princeton-Professor David Botstein, dem in der genetischen Grundlagenforschung zahlreiche Durchbrüche gelangen. Botstein ist ein Experte für Hefe, ein Organismus, an dem sich besonders gut untersuchen lässt, wie Zellen altern.

Woran genau aber forscht Calico mit all diesem Geld und Personal? Page und Brin haben sich dazu seit der Gründung von Calico nicht mehr detailliert geäußert, das Unternehmen selbst gibt keine Stellungnahmen ab. Calico gilt nicht umsonst als das verschwiegenste, geheimste Unternehmen der gesamten Biotech-Branche. Solange es keinen Durchbruch zu verkünden gibt, soll es keine Interviews geben.

Sprechen kann man jedoch mit dem einen oder anderen Calico-Forscher, hinter den Kulissen, ohne zitieren zu dürfen. Die Wissenschaftler hüten sich natürlich auch in solchen inoffiziellen Gesprächen, allzu viele ihrer Geheimnisse zu lüften, aber sie geben zumindest einen Eindruck, woran sie arbeiten. »Wir suchen noch sehr grundsätzlich nach dem vielversprechendsten Weg«, sagt einer der führenden Köpfe von Calico.

Noch tragen die rund 100 Forscher vor allem Studien und Erkenntnisse zusammen, in ihrem anonymen Bürobau im Süden San Franciscos, gleich um die Ecke des Hauptquartiers von Denali, dem Alzheimer-Start-up von Alexander Schuth. Algorithmen durchforsten Unmengen von Daten zu biologischen Prozessen und altersbedingten Krankheiten, die bislang nicht vergleichend analysiert werden konnten. Aus aller Welt werden Beispiele von Tieren gesammelt, die besonders langlebig sind.

Vor zwei Jahrzehnten entdeckte etwa die Genetikerin Cynthia Kenyon, dass ein Wurm doppelt so lange lebt wie normal, wenn er eine besondere Genmutation hat. Auch Kenyon arbeitet inzwischen für Calico, als Vice President of Aging Research. Sie stellt nun solche Fragen, erzählen Insider: Was verbindet die langlebigen Mutanten-Würmer mit einer winzigen sibirischen Fledermausart, die nur ein paar Gramm wiegt, aber bis zu 40 Jahre alt werden kann? Warum leben manche Rattenarten 40 Jahre, andere aber nur vier? Antworten hoffen die Forscher in der Genomanalyse von Tieren zu finden.

Dank der Mutterfirma Google verfügt Calico über besondere Expertise und wahrscheinlich einzigartige Rechenpower. Den Ingenieuren des Unternehmens sei es dadurch bereits gelungen, ein menschliches Genom zu sequenzieren, ohne dafür die Blaupause des Humangenomprojektes zur Hilfe zu nehmen. Die Calico-Wissenschaftler untersuchen zudem mit großem Aufwand das Blut von Mäusen. Sie hoffen, darin einen Biomarker für das Altern zu finden. Als Nächstes wird sich dann jedoch die Frage stellen, wie sich die Erkenntnisse aus der Tierwelt auf den Menschen übertragen lassen, sagt der Calico-Forscher. Und erzählt dann von einer in Kanada lebenden Gruppe kleinwüchsiger Menschen, von denen viele über 100 Jahre alt werden. Dabei scheint, sagt der Forscher, insbesondere der Zusammenhang zwischen Körpergewicht, Größe und Lebensdauer interessant zu sein.

Der Weg sei noch lang und teuer, so der Calico-Insider, darüber seien sich alle klar. Am Ende aber würde als Belohnung eine Zukunft wie aus »Raumschiff Enterprise« winken: eine neue Epoche der Menschheit, in der die Biologie mit Technologie in Schach gehalten wird, in der ein hohes Alter und Gesundheit selbstverständlich seien.

Auch wenn sich solche Raumschiff-Enterprise-Utopien wohl nicht so bald realisieren lassen: Es wäre ein Fehler, selbst die extremen Experimente der Lebensverlängerungsbewegung einfach als Spinnerei abzutun. Das zeigt die Geschichte. In den 1930er Jahren wurde der Flugpionier und Techno-Optimist Charles Lindbergh ausgelacht, weil er seine Organe durch Maschinen ersetzen lassen wollte, um sein Leben zu verlängern. Aus Lindberghs Idee entstand später die Herz-Lungen-Maschine, die heute zur Grundausstattung jedes Krankenhauses gehört.

Der digitale Patient

Warum die Zukunftsmedizin personalisiert, präzise und präventiv sein wird

Ich habe deutlich weniger Neanderthaler-Varianten in meinen Genen als fast 90 Prozent der Menschen: Nur vier Prozent meines Genoms lassen sich zu den Neanderthalern zurückverfolgen. Meine Abstammung ist zu 50,2 Prozent deutsch und französisch, zu 11,4 Prozent skandinavisch, zu 4,8 Prozent britisch und zu 14,9 Prozent osteuropäisch. Mein Erbgut enthält keine Varianten für Sichelzellenanämie, Bloom-Syndrom oder autosomale Nierenkrankheit. Gluten und Laktose sollten kein Problem für mein Verdauungssystem sein. Meine Muskeln sind zusammengesetzt wie die eines Top-Athleten. Mein Ohrenwachs ist feucht, und dank meines Erbguts habe ich wenige Haare auf dem Rücken. Am wichtigsten aber: Ich trage keine genetischen Marker, die auf ein erhöhtes Risiko für Parkinson oder Alzheimer hinweisen.

Woher ich das alles weiß? Ich habe eine Viertelstunde lang in eine Plastikröhre gespuckt und sie dann an ein Labor im Silicon Valley geschickt. Dazu habe ich eine App heruntergeladen, mit der ich drei Wochen später 84 genetische Berichte im Detail nachlesen konnte: fünf zu meiner genetischen Herkunft, 22 zu biologischen Charakteristika, sieben zu genetischen Gesundheitsrisiken, 42 zu generellen genetischen Varianten, acht zu »Wellness«. Alles zusammen für 199 Dollar, zu erwerben online oder in beliebigen amerikanischen Drogeriemärkten.

Zu Weihnachten hätte kostenlos auch meine Frau den Test

mitmachen können, ein Sonderangebot »Two for One«, um zu den
Festtagen »die genetischen Verbindungen meiner Familie zu feiern«,
so die Werbung. Für alle, die sich an den Feiertagen lieber nicht
über Politik streiten, sondern über ihre Veranlagung zu Rückenhaa-
ren oder tödlichen Hirn-Erkrankungen diskutieren wollen.

Angeboten und mit großem Erfolg vermarktet wird diese Ver-
brauchervariante der Genanalyse von einem Unternehmen namens
23andMe, auf Deutsch also »23 und Ich«, benannt nach den 23 Chromosomen des Menschen. 23andMe wurde schon 2006, nur wenige
Jahre nach Abschluss des Humangenomprojekts, im Silicon Valley
gegründet, mit dem Ziel: einen genetischen Test für den Massen-
markt zu entwickeln. Eine der Gründerinnen: Anne Wojcicki, eine
ehemalige Gesundheitsmanagerin und studierte Biologin, die auf
dem Campus der Stanford University aufwuchs, weil ihr Vater dort
Professor war. In der Garage ihrer Schwester Susan wurde Google
gegründet, von den beiden Stanford-Doktoranden Sergey Brin und
Larry Page. 2007 heiratet Anne Wojcicki auf einer Sandbank mitten im Südpazifik Sergey Brin. 23andMe wurde in den USA schnell
zum gefeierten Vorreiter des anbrechenden genetischen Zeitalters.
Auch weil Google und Genentech Millionen investierten.

Bis heute haben über zwei Millionen Menschen einen 23andMe-
Test gemacht. Zuletzt stieg die Zahl der Produktverkäufe rasant an,
weil immer mehr Berichte zu bestimmten genetischen Veranlagun-
gen in dem Testangebot enthalten sind. Und weil die Arzneimittelbehörde FDA, die solche genetischen Tests bewusst fördern will,
die Auswertungen von 23andMe prinzipiell abnickte. 23andMe
wirbt deswegen auch offensiv damit, dass ihr genetischer Gesund-
heitsreport »die FDA-Kriterien erfüllt, wissenschaftlich und klinisch erwiesen« zu sein. Die Firma weist trotzdem alle Nutzer darauf hin, dass ihr Test »nicht dazu gedacht ist, eine Krankheit zu
diagnostizieren«, oder »dazu herangezogen werden sollte, medizinische Entscheidungen zu treffen«. Aber den Test-Käufern scheint

es ohnehin nicht in erster Linie um die Diagnose von Krankheiten zu gehen, sondern darum, mehr über sich zu lernen. Denn was könnte eine bessere Informationsquelle sein als das eigene Erbgut, die eigene genetische Zusammensetzung.

»Finde heraus, was dich besonders macht«, ist etwa die Marketingdevise von Orig3n, einem weiteren, schnell wachsenden amerikanischen DNA-Test-Anbieter. Dessen Marketingstrategie zielt klar auf einen Erkenntnisgewinn, den man wohl am ehesten als Lifestyle-Element der Erbgutanalyse bezeichnen kann: Wie sportlich bin ich laut meinen Genen im Vergleich zu anderen? Bin ich besonders anfällig für Falten und muss mich vor der Sonne schützen? Zunehmend kommen in den USA Spezialtests auf dem Markt. Orig3n bietet etwa zu »Ernährung« einen »24-Gene-Test« an, der Antworten auf solche Fragen verspricht: »Haben Sie eine Tendenz zu Nahrungsmittelallergien? Haben Sie aufgrund Ihrer Gene einen Vitaminmangel? Welchen Einfluss hat Ihr Erbgut auf Ihr Gewicht?«

Die Antworten basieren darauf, ob im Erbgut bestimmte genetische Marker vorhanden sind, die von Wissenschaftlern mit körperlichen Merkmalen in Verbindung gebracht werden. Die Genauigkeit solcher Aussagen? Höchst unterschiedlich. Für Sichelzellenanämie etwa gibt es eine klare genetische Ausprägung und ein entsprechend eindeutiges Testergebnis. Der einzige positive Krankheitsmarker, den mein 23andMe-Test anzeigte, war der für Hämochromatose, eine genetisch bedingte Fehlfunktion, die dazu führt, dass der Körper mehr Eisen aufnimmt, als er abbauen kann. Das kann zu Arthrose, Diabetes und Leberzirrhose führen.

In meinem Fall hatten mein Internist und andere Ärzte fast zwei Jahre gebraucht, um herauszufinden, warum ich trotz körperlicher Fitness so schlechte Blutwerte und eine Vorstufe von Diabetes entwickelt hatte. Erst ein hinzugezogener Endokrinologe drängte auf einen Gentest, der schließlich die Antwort brachte. Hätte ich meinen 23andMe-Test früher gemacht, wäre mir die Odyssee durch die Arztpraxen erspart geblieben.

Weit weniger genau sind dagegen die Erbgut-Interpretationen für allgemeine biologische Kennzeichen und körperliche Erscheinung. Zum Beispiel soll »die Kombination meiner Genetik zeigen, dass ich wenige bis keine Sommersprossen« habe. Bei Menschen mit Sommersprossen sorgen die Gene dafür, dass manche Zellen bei Sonneneinstrahlung mehr Pigment produzieren, was bei mir angeblich nicht der Fall ist. Nur: Ich bin hellblond, und mein ganzer Körper ist dicht mit Sommersprossen übersät. Zudem soll ich keine Tendenz zu sich ausdünnendem Haar und einer kahlen Stelle auf dem Kopf haben. Wenn ich meinen Hinterkopf im Spiegel betrachte, bietet sich da leider inzwischen ein anderes Bild.

Allerdings steht die Entwicklung von Gentests, wie 23andMe sie anbietet, noch ganz am Anfang. Zum einen finden Wissenschaftler immer mehr genetische Zusammenhänge, zum anderen wollen die Gentest-Unternehmen selbst nach Antworten im Erbgut suchen und den Menschen kartografieren. Denn am Ende gilt die erste Regel der digitalen Welt natürlich auch hier: Daten sind der Schlüssel zu allen wichtigen Türen. Und wer die Daten hat, kann daraus immer mehr Instrumente – und Geschäftsmodelle – schmieden.

23andMe macht den Nutzern seines Tests dann auch schnell klar, dass es nicht bei den 84 Berichten für 199 Dollar bleiben wird. Das ist nur der Teil des Genoms, der jetzt schon analysiert und als Basis für einigermaßen gesicherte wissenschaftliche Auswertungen herangezogen werden kann. Aber das komplette Genom jedes Käufers liegt nun in der Datenbank von 23andMe. Auf diese Weise sammelt das Unternehmen eine zunehmend besser werdende Informationsquelle für die Erbgutforschung. Und plant, diesen Datenschatz auch zu verwenden, wie man den Allgemeinen Geschäftsbedingungen entnehmen kann, denen man beim Kauf eines Tests zustimmen muss. »Ihre genetischen Informationen können genutzt werden, um genetische Marker, Eigenschaften, Krankheiten, Verhalten und andere Charakteristika zu erforschen«, heißt es dort. Bei der Auswertung gemachte Entdeckungen könnten dazu verwendet werden, »Medikamente zu entwickeln«. Die zu untersuchenden Gebiete seien weit gestreut, von Parkinson bis Diabetes, manche der Studien könnten auch von Pharmafirmen bezahlt sein.

Damit nicht genug. Je weiter die Forschung voranschreitet, desto größer wird das Potenzial, Informationen aus dem Erbgut herauszulesen – auch in Bereichen, in denen es vor Kurzem noch undenkbar schien. Das genetische Material, informiert 23andMe, könnte auch genutzt werden für sensible Felder: zum Beispiel die »sexuelle Orientierung«. Es gibt wissenschaftliche Hinweise, dass die sexuelle Orientierung zumindest teilweise im Erbgut verankert sein könnte, dass die DNA mitbestimmt, wer heterosexuell, wer homosexuell, wer bi, wer transgender ist. Nicht, dass dafür ein klarer Beweis, geschweige denn ein Test, bereits existierte. Aber wenn es ihn irgendwann gäbe, dürfte ihn 23andMe auf das gesamte eingelagerte Genmaterial anwenden.

All die entstehenden Test-Unternehmen machen keinen Hehl daraus, dass sie die Welt erst am Anfang einer neuen Zeit der Erbgutanalyse sehen, in der sich jeder auf alles testen lassen kann. Und natürlich sind sie überzeugt davon, dass dies ein erstrebenswertes Ziel sei: Je mehr Erkenntnisse der Mensch über sich sammelt, desto besser. Wirklich?

23andMe will gerade herausfinden, wie Gene und schwere Depressionen zusammenhängen, und hat dazu 250 000 Menschen rekrutiert, die unter der Krankheit leiden und einwilligten, ihr genetisches Material für die Forschung zur Verfügung zu stellen. Auf dieser Datenbasis will 23andMe erst einen Test für psychische Störungen entwickeln, später dann vielleicht auch ein Medikament. Dazu hat das Unternehmen seine Kunden auch gebeten, ihre Hände in eiskaltes Wasser zu stecken und zu notieren, wie lange sie die Kälte ertragen konnten, um auch diese Daten mit genetischen Informationen korrelieren zu können.

2017 starteten zwei Silicon-Valley-Managerinnen »Modern Fertility«, ein Start-up für Fruchtbarkeitstest. Statt teure Besuche in Fruchtbarkeitskliniken und lange Arzt-Odysseen auf sich zu nehmen, können Frauen schnell und preiswert mit einem Test aus dem Drogeriemarkt herausfinden, wie es um ihre zehn wichtigsten Fruchtbarkeitshormone bestellt ist und wie viele Eier sie noch produzieren werden.

Das klingt erst einmal sinnvoll und gut. Nur: Noch wissen wir längst nicht alles über unsere DNA. In vielen Fällen bringen Gentests keine klaren Antworten, sondern säen im Gegenteil Zweifel und Unsicherheiten, insbesondere wenn sie ohne ausführliche ärztliche Begleitung und genetische Beratung durchgeführt werden. Denn DNA-Tests haben längst nicht die Eindeutigkeit zum Beispiel eines Schwangerschaftstests: Solch ein Test ist vergleichsweise simpel, denn es gibt nur zwei Möglichkeiten, schwanger oder nicht. Genanalysen hingegen sind oft vage, zu viele Faktoren spielen eine Rolle bei der Frage, ob sich eine genetische Veranlagung ausprägt oder nicht. Die Verlässlichkeit der Aussagen schwankt deswegen sehr und erinnert mitunter eher an den Wetterbericht.

Was ist dann davon zu halten, wenn ein Spin-off der Harvard University namens Veritas Genetics anbietet, Neugeborene auf fast 1000 Krankheiten zu testen? Für rund 1000 Dollar soll das komplette Genom des Babys untersucht werden, die DNA-Analyse wird in China gemacht. Auf Basis des Gentests ließe sich dann vorhersagen, ob das Kind eine eher breite Nase haben wird und blaue oder dunkle Augen. Wie viel sollten Eltern wirklich über die genetische Veranlagung ihrer Kinder wissen? Und vor allem: Was passiert mit den Daten, wenn sie einmal in der Welt sind? Von Geburt an existiert damit ein Datensatz der vollständigen DNA, der kompletten biologischen Zusammensetzung eines Menschen. Man sollte sich gut überlegen, ob man das für sein Kind oder sich selbst möchte.

Was, wenn die Daten gehackt, gestohlen, verkauft werden? 23andMe weist explizit darauf hin, dass dies nicht auszuschließen sei, trotz aller Vorsichtsmaßnahmen. Im Falle eines Hacks könnten die Daten »publik gemacht werden oder an Krankenversicherer gelangen, was einen negativen Effekt darauf haben könnte, Versicherungsschutz zu erhalten«.

Und dann gibt es ja noch den Staat: 23andMe verweist darauf, dass die Firma ein »Certificate of Confidentiality« von den National Institutes of Health erhalten habe, das die Daten von Teilnehmern genetischer Studien schützen soll. Nur: Das Dokument kann nicht genutzt werden, um bestimmte »Auskunftsersuchen von Personal der US-Regierung abzulehnen«. Das beinhaltet auch »Informationen, die Sie identifizieren«. Oh.

Trotz dieser Gefahr des Missbrauchs: Am Ende ist Medizin vor allem Information. Und die Fähigkeit, diese Informationen sinnvoll auszuwerten. So können routinemäßige Erbgutanalysen enorme Erkenntnisgewinne in der Gesundheitsvorsorge bringen. Dass bestimme Gene zum Beispiel mit großer Sicherheit bestimmte tödliche Krebsvarianten auslösen können, ist lebensrettendes Wissen. Aufgrund einer Analyse ihrer erblichen Vorbelastung für Krebs ließ sich Angelina Jolie vorsorglich beide Brüste entfernen. Ihre Mutter war an Eierstockkrebs gestorben, und ein Gentest zeigte, dass Jolie ebenfalls die verantwortliche Genvariante BRCA1 in sich trägt: Frauen mit diesem Gendefekt entwickeln mit bis zu 70-prozentiger Wahrscheinlichkeit Brustkrebs und mit rund 40-prozentiger Wahrscheinlichkeit Eierstockkrebs. Bei Jolie war das persönliche Risiko aufgrund ihrer Familiengeschichte noch höher. Das Wissen um diese bittere Prognose, durch einen einfachen, billigen Test, rettete Jolie, genauso wie zahllosen anderen Frauen, wahrscheinlich das

Leben. Die Forschung identifiziert immer mehr Gene, die einen klaren Zusammenhang mit bestimmten Krankheiten aufweisen. Dadurch gelingt es, Erkrankungen zu erkennen und sie einfacher und kostengünstiger zu behandeln, zum Teil bevor sie überhaupt entstehen.

Deswegen sind DNA-Tests auf dem Weg, in der medizinischen Versorgung zum Standard zu werden. Dabei wird es sicher nicht bei punktuellen Tests bleiben. Vielmehr wird die Analyse des gesamten Genoms zur Routine werden und als Grundsatzinformation für jeden Arzt dienen, etwa wie es heute ein großes Blutbild ist. Das komplette Erbgut, in 24 Stunden im Labor analysiert, für 100 Euro, das ist heute schon möglich.

Für den Patienten eröffnet sich dadurch eine neue Welt: Die erste Genomanalyse wird zu einem einschneidenden Erlebnis werden, ein persönlicher Wendepunkt für jeden von uns. Fast so, wie das erste Mal ein Smartphone zu benutzen. Ein seltsames und fremdes Gefühl, aber schnell Selbstverständlichkeit für folgende Generationen, die sich wundern werden, wie die Welt bloß ohne diese Technologie leben konnte.

Jeder Mensch ist anders. Eine Binse natürlich, aber nichtsdestotrotz das vielleicht grundlegendste Dilemma der Medizin seit jeher. Die biologischen Unterschiede und individuellen Besonderheiten jedes Patienten machten es bislang sehr schwer, den Erfolg von Behandlungen im Einzelfall vorherzusagen. Bei Patient A helfen die Blutdruck senkenden Medikamente, bei Patient B nicht. Patient C reagiert allergisch. Bei Patient D sinkt zwar der Blutdruck, dafür bekommt er aber rasende Kopfschmerzen.

Bislang ist unsere medizinische Versorgung so konstruiert: Massentherapien und -medikamente zu finden, die den meisten Menschen mit den wenigsten Nebenwirkungen helfen können. Die unvermeidbaren Folgen: Medikamente, die unwirksam bleiben oder gravierende Nebenwirkungen haben, Therapien, die vielen Menschen nur bedingt helfen, enorm lange Entwicklungsphasen. Und: Bei vielen Medikamenten landet in der Regel nur ein Prozent der Dosis an der richtigen Stelle, um die Krankheit zu bekämpfen. Die US-Arzneimittelbehörde hat die durchschnittliche Wirksamkeit von Medikamenten für individuelle Patienten unterteilt nach Krankheiten statistisch erfasst: Bei Krebs wirken bei 75 Prozent der Patienten die Therapien nicht effektiv. Bei Arthritis werden 50 Prozent nicht richtig behandelt. Bei Migräne 48 Prozent. Bei Asthma 40 Prozent.

Viele Behandlungen werden im Grunde immer noch aufgrund von Erfahrungswerten und mit der Methode Versuch und Irrtum durchgeführt: Der Arzt verschreibt einen Blutdrucksenker auf Grundlage des generellen Krankheitsbildes des Patienten und einiger grundsätzlicher Daten, Blutdruck, körperliche Fitness usw. Wenn das Medikament nach einigen Wochen nicht anschlägt, wird etwas anderes verschrieben. Wenn das Nebenwirkungen zeigt, wird abgewogen, ob diese in Kauf zu nehmen sind – auch wenn es vielleicht eine weit bessere Behandlung für den Patienten gäbe. Aber diese zu finden ist ohne ausreichende Informationen oft Glückssache.

Schon lange träumen Mediziner und Patienten deswegen von einer präziseren Medizin, einer personalisierten Medizin, die oft so definiert wird: das richtige Medikament in der richtigen Dosierung zur richtigen Zeit für den passenden Patienten. Das Ziel dieser personalisierten Medizin ist, von Beginn an die passende und beste Therapie für den individuellen Patienten zu finden. Und damit nicht nur in erster Linie die Behandlung für den Patienten effizienter, die medizinische Hilfe schneller zu machen, sondern auch den gesamten klinisch-therapeutischen Prozess zu optimieren: den Ärzten zu ermöglichen, ohne Umwege mit der bestmöglichen Behandlungen zu beginnen, die Nebenwirkungen zu minimieren und dadurch am Ende auch Kosten zu sparen für das Gesundheitssystem.

Das Konzept der personalisierten Medizin ist nicht neu. Mediziner beobachten schon lange, dass Patienten mit der gleichen Krankheit nicht auf dasselbe Medikament reagieren, dass Patienten mit gleichen Symptomen manchmal nicht dieselbe Krankheit haben. Seit Jahrzehnten wird deswegen debattiert, wie sich eine präzise, individualisierte Medizin verwirklichen lassen könnte. Der erste Schritt dorthin war der Wissenszuwachs in der Genetik. Lange wurde die personalisierte Medizin deswegen überwiegend als Versuch verstanden, die genetischen Informationen des Patienten als Grundlage für Behandlungen zu nutzen.

Die DNA-Analyse ist sicher noch immer der zentrale Pfeiler der personalisierten Medizin. Aber mit neuen Instrumenten und neuen Datenströmen eröffnen sich viele weitere, zusätzliche Wege. Einbezogen werden nun alle möglichen Daten aus allen möglichen Feldern: von der mikrobiotischen Besiedlung des Darms über das Immunsystem, Sensorauswertungen und Proteomik bis hin zu der von Algorithmen analysierten Gesundheitshistorie des Patienten. Noch Anfang des Jahrzehnts schien die Diskussion um die personalisierte Medizin vor allem eine theoretische zu sein, eine nur schwer erfüllbare Vision, deren Verwirklichung noch Jahrzehnte entfernt lag. Doch der technologische Fortschritt und der immense Wissenszuwachs der letzten Jahrzehnte lassen die personalisierte Medizin nun in greifbare Nähe rücken. Die Kombination aus all den in den vorangegangenen Kapiteln beschriebenen Entwicklungen, die Convergence der neuen Technologien von künstlicher Intelligenz, Genanalyse, Sensoren und all den anderen neuen digital aufgerüsteten Instrumenten, wird im Laufe der kommenden Jahre die größte technologische – und potenziell auch gesellschaftliche – Revolution dieses Jahrhunderts bringen, glauben viele Mediziner und Forscher: eine wirklich präzise Medizin, zugeschnitten auf den einzelnen Menschen. Und der Schlüssel dazu wird in der Beherrschung der Daten liegen.

Als Erstes und am engsten in Verbindung gebracht wird die personalisierte Medizin mit der Behandlung von Krebs. Auch weil bei einer Krankheit des Genoms die Fortschritte in der DNA-Analyse am stärksten durchschlagen. »Wir sind bereits angekommen in der Ära der personalisierten Medizin«, sagt Michael Baumann, der Leiter des Deutschen Krebsforschungszentrums. »Die Fortschritte der vergangenen Jahre waren wirklich riesig, das lässt sich nicht mehr wegdiskutieren.« Denn nicht nur das Erbgut des Patienten kann sequenziert werden, sondern auch das des einzelnen Tumors. Hinzu kommt die Analyse des individuellen Immunsystems. Diese Krebs-Genomik erlaubt es, »die Behandlung zuzuschneiden auf das persönliche genetische Profil des Patienten«.

Mit der Krebsbehandlung als Vorzeigebeispiel wurden in den vergangenen Jahren zahlreiche Initiativen gestartet, um die personalisierte Medizin auch in anderen Bereichen voranzubringen. Der damalige US-Präsident Barack Obama gründete 2015 die »Precision Medicine Initiative«, »um zu revolutionieren, wie wir unsere Gesundheit verbessern und Krankheiten behandeln«. In seiner Rede an die Nation sagte Obama: »Ärzte wissen schon immer, dass jeder Patient einzigartig ist, und haben versucht, so gut wie möglich ihre Behandlung individuell zuzuschneiden. Eine wichtige Entdeckung war zum Beispiel, dass man eine Bluttransfusion auf eine Blutgruppe zuschneiden kann. Was aber, wenn eine Krebstherapie genauso einfach auf unseren genetischen Code zugeschnitten werden kann, als Standardbehandlung? Was, wenn die richtige Dosierung eines Medikaments genauso einfach wäre wie Fieber messen?«

In Deutschland setzt sich insbesondere das Forum Gesundheitsforschung dafür ein, den Weg zur personalisierten Medizin zu bahnen. Das Forum konstituierte sich 2015 auf Initiative des

Bundesministeriums für Bildung und Forschung (BMBF), mit dem Ziel, »die Gesundheitsforschung gemeinsam so zu gestalten, dass die Gesundheitsversorgung schneller von neuen Forschungsergebnissen profitiert«. Dem Forum gehören die Spitzenvertreterinnen der deutschen Forschungsorganisationen und der Gesundheitswirtschaft an, darunter der Verband der Universitätskliniken, Pharmafirmen, die Deutsche Forschungsgemeinschaft und die Max-Planck-Gesellschaft.

In einem im Frühjahr 2017 veröffentlichen Strategiepapier empfehlen die Experte unter anderem eine »nationale Infrastruktur zur Hochdurchsatz-DNA-Sequenzierung«. Es müssten in Deutschland dringend »umfangreiche Kapazitäten zur bioinformatischen Auswertung der riesigen Datenmengen aus- oder aufgebaut werden«. Denn klar sei: »Die Medizin der Zukunft wird eine personalisierte Medizin sein. Maßgeschneiderte Prävention, Diagnostik und Therapie können Realität werden«, heißt in dem Strategiepapier. Allerdings seien die Bedingungen für diese neue Form der Medizin in Deutschland noch verbesserungsbedürftig: »Die Nutzung der vorhandenen Ressourcen ist stark von individuellen Interessen und lokalen Gegebenheiten geprägt. Eine international kompetitive Forschung zum Wohle von Patienten ist so nicht durchführbar«, heißt es in dem Papier weiter. Damit Deutschland nicht international abgehängt werde, »bedarf es daher eines Paradigmenwechsels«.

Auf der klinischen Seite bemüht sich unter anderem die Universität Tübingen, diesen Paradigmenwechsel zügig herbeizuführen und gründete als Forschungsverbund ein »Zentrum für personalisierte Medizin« (ZPM). Das ZPM gliedert sich in fünf Bereiche, die sich mit Genom-Sequenzierung, funktioneller und molekularer Bildgebung, komplexer Diagnostik, Therapieentwicklung und experimenteller Therapie befassen. Vorrangig sollen am ZPM Therapien für Erkrankungen entwickelt werden, bei denen bisher keine oder nicht ausreichend wirksame Behandlungsmöglichkeiten zur Verfügung stehen, zum Beispiel für verschiedene Tumorleiden, aber auch für individuelle Besonderheiten bei Herz-, Stoffwechsel- oder Autoimmunerkrankungen. Von der Nutzung dieses Wissens über jede einzelne Erkrankung versprechen sich Wissenschaftler und Ärzte deutliche Verbesserungen in der Therapie. Insgesamt sind 23 Abteilungen, Forschungszentren, Institute und Kliniken am Tübinger ZPM beteiligt, unter anderem die Kliniken für Innere Medizin, für Allgemeine, Viszeral- und Transplantationschirurgie, für Neurologie, Radio-Onkologie, Anästhesiologie und Intensivmedizin, die Institute für Zellbiologie, Mikrobiologie und Infektionsmedizin, Biochemie sowie das Zentrum für Quantitative Biologie. »Diese individualisierte Diagnostik und Therapie ist nicht mehr von einzelnen Kliniken und Instituten zu leisten, weil sie Kompetenzen aus verschiedenen Bereichen erfordern«, sagte der leitende ärztliche Direktor des Universitätsklinikums Tübingen, Michael Bamberg.

Hinter dieser Aussage verbirgt sich eine der großen Fragen, die mit dem angestrebten Paradigmenwechsel hin zu einer digitalen, personalisierten Medizin verbunden ist: Was bedeutet diese nahende Welt für den Arzt? Denn um wirklich eine neue Ära der Gesundheitsvorsorge und medizinischen Versorgung einzuleiten, reicht es nicht, wenn dieser Weg nur von Experten und Spezialisten und den obersten Forschern des Landes gegangen wird. Gerade der Allgemeinarzt und die »ganz normalen« Facharztpraxen müssen mitziehen und sich auf diese Welt vorbereiten, denn sie sind die wichtigste Anlaufstelle für den Patienten. Was bringt es, wenn es all die neuen Verfahren zur Diagnostik und individualisierte Behandlungspläne gibt, wenn der Hausarzt überhaupt nicht auf die Idee kommt, zum richtigen Moment eine Gensequenzierung zu veranlassen? Wenn das Kreiskrankenhaus alle hereinkommenden

Krebsfälle einfach weiter mit der Kombination aus Operation, Chemotherapie und Bestrahlung behandelt, weil etwa die Immun-Onkologie gar nicht zu ihrem Repertoire gehört? Und vor allem: Mehr denn je ist der Patient auf seinen Arzt angewiesen als Lotse durch diese digitale Gesundheitswelt. Die Rolle des Arztes wird noch wichtiger werden, denn er wird diese Welt besser verstehen, ihre neuen Instrumente besser beherrschen müssen als sein Patient. Und die Rolle des Mediziners wird sich zwangsläufig ändern: Der Arzt ist in dieser Welt nicht mehr nur Heiler und Arznei-Verschreiber, sondern wird zum Gesundheitscoach.

Diese Veränderungen werden rascher kommen, als viele Ärzte und Patienten denken. Nicht erst morgen, sondern schon jetzt finden zum Beispiel neue DNA-Sequenzierungstechnologien ihren Weg in die ärztliche Praxis und verändern zunehmend die Patientenversorgung. Diese Verfahren des »Next Generation Sequencing«, kurz NGS, erlauben unter anderem die Diagnostik von mehreren Risiko-Genen gleichzeitig aus einer einzigen kleinen Gewebeprobe innerhalb kurzer Zeit. Seit einiger Zeit bemühen sich deswegen die Landesärztekammern um die zügige Qualifizierung einer großen Zahl von Ärzten für genetische Beratungen und Untersuchungen gemäß Gendiagnostikgesetz – einer von vielen Schritten, um sicherzustellen, dass die personalisierte Medizin wirklich wie erwartet zur Routineversorgung werden kann.

Daniel Kraft hat sich vorgenommen, seine Kollegen auf diese neue Welt vorzubereiten, und zwar mit Schwung und Enthusiasmus, und nicht mit Sorge. Kraft studierte Medizin in Stanford und Harvard, wurde zugelassen als Internist und Kinderarzt, bevor er sich dann am Kinderkrankenhaus von Boston weiter spezialisierte in Onkologie und Knochenmarkstransplantationen. Später forschte er an der Stanford University School of Medicine an Stammzellen, an der UCSF an Knochenmarkstransplantationen bei Kindern und veröffentlichte zahlreiche Arbeiten zu aus Stammzellen entwickelten Krebs-Immuntherapien. Er erfand ein neues Instrument, das nur einen minimalen Eingriff verlangt, um Knochenmark zu entnehmen, und gründete zwei Biotech-Start-ups. Er flog Einsätze in der California Air National Guard als Air-Force-Chirurg in F-15-Kampfjets. Bei der NASA war er in der Endauswahl für die Astronauten-Ausbildung.

So vollgepackt wie sein Lebenslauf sind auch die Unterhaltungen mit ihm. Kraft spricht so rasend schnell, dass manche Interviewpassagen erst nach fünfmaligem Abspielen der Aufzeichnung verständlich werden. Er zeigt dazu PowerPoint-Folien auf seinem Laptop, klickt sich dabei teils im Sekundenrhythmus durch Grafiken, Statistiken und medizinische Erläuterungen, sodass man oft nur einen kurzen Blick erhaschen kann. »Wir überschätzen generell, was in einem Jahr passiert, und unterschätzen, was innerhalb einer Dekade passiert«, sagt Kraft. Wir lamentierten, dass die neuen Smartphones auch nicht viel anders sind als die von vor einem Jahr, aber man müsse sich vor Augen halten, dass das erste iPhone erst vor einem Jahrzehnt auf den Markt kam und wie sehr sich die Welt verändert hat. »Der nächste Mobilfunkstandard wird 100 Mal schneller sein als der aktuelle, was für ein Sprung«, sagt Kraft, um dann aufzuzeigen, wie sehr sich die Medizin im gleichen Tempo verändere und wie Ärzte dabei mithalten, sich mitverändern müssten.

Noch sei die Medizin viel zu sehr in Silos unterteilt, »die nicht richtig miteinander kommunizieren«. Auf der einen Seite die Immunologen, auf der anderen die Onkologen und dazwischen die Internisten »und die ganzen Patientendaten irgendwie verstreut, nicht miteinander verknüpft«. Kraft will diese Silos aufbrechen, die Mediziner und ihre unterschiedlichen Fachrichtungen viel enger miteinander verknüpfen. Dazu hat er Anfang des Jahrzehnts die Konferenz »Exponential Medicine« gestartet, deren Ziel es ist, die »konvergierenden, sich schnell entwickelnden Technologien und ihr Potenzial für Biomedizin und Gesundheit« zu erforschen und zugänglich zu machen.

Jedes Jahr im November kommen Hunderte führende Ärzte und Medizinexperten aus aller Welt zu Krafts Konferenz nach San Diego. Vier Tage konferieren und diskutieren sie im Hotel Del Coronado am Pazifikstrand, eine legendäre viktorianische Hotelanlage, erbaut 1888, seit über 100 Jahren ein beliebtes Ausflugsziel für Präsidenten und Drehort des Hollywood-Klassikers »Manche mögen's heiß« mit Marilyn Monroe und Jack Lemmon.

Auf dem Programm der Konferenz stehen Vorträge zu »The Future of Cancer« und »Medical Moonshots«, es sprechen Craig Venter und Ray Kurzweil, nach Sonnenaufgangs-Yoga am Strand und fettfreiem Quinoa-Frühstück. Im historischen Ballsaal unter glänzenden Kronleuchtern präsentieren Universitäten und Start-ups ihre Visionen der medizinischen Zukunft: Apps, die auf Knopfruck die Grippeimpfung nach Hause bestellen. Ein digitales Herz, das dreidimensional und lebensecht in der virtuellen Realität schlägt, an dem Medizinstudenten mit holografischen Brillen über den Augen ihre chirurgischen Talente trainieren können. Ein App-Store für die Genomanalyse, mit am Smartphone zu konfigurierenden Erbgut-Tests.

Der Schlüssel zu fast all diesen Anwendungen der Zukunftsmedizin sei dabei »Data all the time«, Daten rund um die Uhr, sagt Jeroen Tas, Vize-Chef des niederländischen Multikonzerns Philips, einem der weltweit führenden Unternehmen der Medizintechnik. Auch Tas, ein fröhlicher Niederländer mit Hornbrille, ist nach San Diego gekommen, um die Zukunft der Gesundheitsversorgung aus Sicht von Philips zu erklären. Sie werde geprägt sein von einer Art »Ambient Intelligence« für den Patienten: ständig umgeben von Sensoren und Maschinen, die für die Mediziner »Muster erkennen, vorhersagen und Entscheidungshilfen liefern«. So entstehe eine KI-gestützte, »integrierte personalisierte Gesundheitsversorgung«.

Philips arbeite etwa an einem »autonomen Ultraschallgerät«, das keinen Experten mehr benötige, um es zu bedienen, da die Maschinenintelligenz die Arbeit übernehme. Software sei heute schon in der Lage, so Tas, einen drohenden Herzstillstand bei Patienten im Krankenhaus 48 Stunden vorher zu erkennen: Die ununterbrochen die Werte des Patienten messenden Maschinen streamen ihre Daten an eine KI-Software, die daraus Vorhersagen treffen kann.

»Wenn wir über die Zukunft der Medizin sprechen, geht es aber nicht nur um Technologie«, betont Daniel Kraft. Auch die wirtschaftlichen Anreize müssten neu ausgerichtet werden, von »volume to value«, von Masse zu Nutzen. In der personalisierten, digitalen Gesundheitsvorsorge könne es nicht mehr darum gehen, Blockbuster-Medikamente in großen Mengen für möglichst viele Patienten abzusetzen. Stattdessen müssten individualisierte Therapien entwickelt werden, die funktionieren. Diesen Paradigmenwechsel müsse man auch mit finanziellen Anreizen fördern: »Um die Präventionsmedizin attraktiv zu machen, sollte man für Medikamente nur bezahlen müssen, wenn sie funktionieren«, so Kraft. Und wichtig sei vor allem: »Die Gesundheitsvorsorge von der Arztpraxis und der Klinik nach Hause zu bringen.« Durch mehr Tests, mehr Sensoren, mehr Daten.

Die Genomik war nur der erste große Schritt, die menschliche Biologie genauer zu durchleuchten. Doch neben dem Genom konzentrieren sich die Mediziner seit Anfang des Jahrzehnts zunehmend auf eine ganze Reihe anderer, bislang unerforschter Informationsquellen unseres Körpers: das Proteom, die Gesamtheit aller Proteine im Körper, das Epigenom, die Gesamtheit der mit den Genen verbundenen chemischen Prozesse, und das Transkriptom, alle aus der individuellen DNA umgeschriebenen Moleküle. All diese Gebiete werden unter einem Oberbegriff zusammengefasst, einem der großen neuen Schlagwörter der Medizin: Multi-Omics.

Das vielleicht vielversprechendste Gebiet der Multi-Omics ist das Mikrobiom, die im menschlichen Körper, vor allem im Darm vorkommenden Einzeller, im Wesentlichen Bakterien, und ihre Gene. In den vergangenen Jahren sind die in Pflanzen, Tieren, Ozeanen lebenden winzigen Organismen rasant zu einem neuen Schwerpunkt medizinischer und biologischer Forschung geworden, mit einer ganzen Flut von Erkenntnissen, die zeigen: Sie spielen eine unerwartet zentrale Rolle in allen Ökosystemen, mit Einfluss gleichermaßen auf den Klimawandel wie die menschliche Gesundheit.

Erst Mitte des Jahrzehnts wurde berechnet, wie viele Mikroben den menschlichen Körper besiedeln: geschätzte 100 Billionen. Drei Mal so viel wie die wahrscheinliche Anzahl menschlicher Zellen. Die Konstellation dieser Mikroorganismen, so viel ist inzwischen klar, hat großen Einfluss darauf, wie es uns geht: physisch wie psychisch. Aus dem Gleichgewicht geratene Mikrobiome werden mit zahlreichen Krankheiten in Verbindung gebracht, von Diabetes bis Krebs. Vor allem die mikrobakterielle Darmbesiedelung spielt eine entscheidende Rolle für unsere Gesundheit und unser Wohlbefinden.

»Ich vermeide das Wort ›Revolution‹ stets ganz bewusst, aber ich weiß nicht, wie ich die Erkenntnisse zum Mikrobiom anders beschreiben soll«, sagt Rob Knight, Professor für Biochemie an der University of California, San Diego. Er leitet das »Earth Microbiome Project«, das sich vorgenommen hat, das menschliche Mikrobiom zu entschlüsseln – nach dem Vorbild des Humangenomprojekts. »Die ultimative Big-Data-Aufgabe«, sagt Knight. Ein Teelöffel Mikroben liefere Daten für einen Laster voll DVDs. Die genaue Zusammensetzung der Mikroben, ihre Rolle für und ihre Interaktionen mit dem Körper herauszufinden sei entsprechend ein riesiges Sequenzierungsprojekt, ebenso anspruchsvoll wie die ersten Genom-Sequenzierungen.

Aber die herausfordernde Aufgabe lohnt sich, denn zahlreiche Studien haben in den vergangenen Jahren den engen Zusammenhang zwischen den Mikroorganismen und vielen biologischen Funktionen bewiesen. Darmbakterien zum Beispiel regeln die Produktion des »Glückshormons« Serotonin, das Einfluss darauf hat, wie wir uns fühlen. Sind die Mikroben gestört, hat das offenbar erheblichen Einfluss auf psychische Störungen wie Depression und Ängste.

Eine ganze Reihe von Biotech-Firmen versucht dieses Feld nun mit neuen Produkten aufzurollen. Das Start-up Viome etwa bietet als Pendant zu den Genom-Tests von 23andMe und anderen Firmen nun Mikrobiom-Tests an: Anhand von Stuhlproben und anderen Sekreten wird die persönliche Mikrobiom-Zusammensetzung analysiert, um daraus individuelle Empfehlungen für Ernährung und Lebensstil abzuleiten. »Das Mikrobiom ist so einzigartig wie ein Fingerabdruck, und deswegen lässt sich erst aus dessen Analyse genau aufzeigen, wie und was jeder Einzelne essen muss, um gesünder zu leben«, sagt Helen Messier, Chief Medical Officer von Viome.

Die Software des Start-ups analysiert die Mikrobiom-Daten gemeinsam mit Informationen zu Essgewohnheiten und Nahrungsaufnahme. Die unterliegenden KI-Systeme und Algorithmen wurden ursprünglich in Los Alamos, dem Hochsicherheitslabor der US-Regierung in New Mexico, entwickelt, wo auch die Atombombe gebaut wurde. Nun werden sie eingesetzt, wie Messier sagt, um solche Fragen zu beantworten: »Ist grüner Tee wirklich gut für mich? Was passiert mit meinen Körperfunktionen, wenn ich viel Brot esse?« Viome will nun zunächst eine Million Mikrobiome analysieren, um auf dieser Basis seine algorithmischen Ernährungsempfehlungen zu präzisieren.

Solche genauen Empfehlungen für die individuell richtige Ernährung könnten einen enormen Beitrag zur Gesundheit leisten. Die

EU startete in diesem Forschungsfeld deswegen auch eine gemeinsame Programminitiative »Eine gesunde Ernährung für ein gesundes Leben«. Dabei sollen vor allem über die Erforschung des Mikrobioms neue Biomarker identifiziert werden, die den Ernährungszustand erfassen und damit neue Erkenntnisse über die Zusammenhänge zwischen Ernährung und Gesundheit liefern. Auch die US-Regierung fördert die Mikrobiom-Forschung mit einem eigens aufgelegten Programm von rund 120 Millionen Dollar. Und die Stiftung von Bill und Melinda Gates steckt ebenfalls 100 Millionen Dollar in das Forschungsfeld.

All die neuen Initiativen zeigten in den vergangenen Jahren schnell Ergebnisse. An der Mayo-Klinik zum Beispiel fanden Ärzte heraus, dass Frauen mit Brustkrebs andere bakterielle DNA in ihrem Brustgewebe haben als gesunde Frauen. Die Mikrobiom-Analyse könnte entsprechend einen Weg eröffnen, Brustkrebs früher und besser zu diagnostizieren – und vielleicht auch zu bekämpfen. Auch am DKFZ befassen sich mehrere Abteilungen mit dem Mikrobiom. »Wir wissen schon länger, dass Tumore mikrobakteriell besiedelt sind«, sagt DKFZ-Chef Baumann. »Inzwischen stellte sich aber auch heraus, dass das Mikrobiom ausschlaggebend sein kann, ob ein Tumor gegen eine spezifische Therapie resistent ist.«

Die Instrumente für eine personalisierte, digitale Medizin existieren also bereits, wenn sie auch teils noch rudimentär und unerprobt sind. Wann werden sie ausgereift und gebündelt beim Patienten ankommen? Warum nicht schon heute, lasst uns einfach anfangen, so hat es sich eine Gruppe ambitionierter Ärzte in San Francisco vorgenommen.

Mitten zwischen den Wolkenkratzern der Innenstadt haben sie einen ehemaligen Schuhladen in einem Eckgebäude mit großen Fenstern angemietet: Slogans verkünden in großen Buchstaben »The Future of Medicine«, dank »Your Data-Driven Doctor«. Drinnen sieht es nicht aus wie in einer Arztpraxis, sondern wie in einem Apple-Store: weiße Hochglanzmöbel, Stehtheken aus hellem Holz, auf denen allerlei technische Geräte ausgestellt sind. An den Wänden hängen riesige Monitore. Die optische Nähe zu den Apple-Läden ist kein Zufall, sondern bewusst gewählt. Gegründet wurde die Techno-Praxis mit dem Namen Go Forward von Adrian Aoun, einem ehemaligen Google-Topmanager. Er hat dazu Mediziner, Designer und Ingenieure zusammengebracht, um eine eigene algorithmische Diagnose-Software zu bauen. Und neuartige Diagnosegeräte, solche etwa: ein eleganter, weißer Handscanner, der unter anderem Infrarotlicht auf den Unterarm strahlt und damit die Venen für die Blutabnahme sichtbar macht. Oder ein digitales Stethoskop, das den Herzschlag misst, ohne dass man sich frei machen muss.

Wer in die Praxis der Zukunft will, kann nicht einfach beim nächsten Schnupfen mal hereinschauen, sondern muss sich zur Mitgliedschaft anmelden, für 149 Dollar im Monat. Dafür gibt es Rund-um-die-Uhr-Betreuung durch die »Data Doctors« und eine eigene App, in der ständig alle Daten und Informationen zusammenfließen und aufgearbeitet werden. In Echtzeit: Noch in der Praxis wird der gerade gemessene Blutdruck eingespielt, genauso wie alle Notizen des Arztes. Die Blutwerte werden sofort von neuen Hochglanzmaschinen in der Praxis ausgewertet, zwölf Minuten nach der Blutabnahme sind alle Werte in der App nachzulesen.

Der Besuch bei Go Forward beginnt aber zunächst mit einer einstündigen Analyse, bei der alle möglichen Basisdaten eingesammelt werden. Dazu stellt sich der Patient zunächst in einen Körperscanner, der wirkt wie eine Steuerungskonsole im Raumschiff Enterprise mit einem zwischen Hochglanzflächen eingelassenen Monitor und einem Sensorfeld, auf das man seine Hand legt: Die Maschine misst dann innerhalb von Sekunden Größe, Gewicht, Blutdruck, Temperatur, Puls und Sauerstoffsättigung des

Blutes sowie die Gesundheit der Arterien. Es folgt ein genetisches Screening, bei dem zunächst 30 Gene analysiert werden, die auf ein erbliches Krebsrisiko hindeuten, wie etwa das Brustkrebs-Gen BRCA1 oder das Darmkrebs-Gen MSH6. Nach Hause mitgegeben bekommt der Patient kleine Tracking-Sensoren, um über einen längeren Zeitraum Schlaf und Blutdruck zu messen.

Alle Untersuchungsergebnisse werden in die KI-gesteuerte Datenbank der Praxis eingelesen und aufbereitet in die App des Patienten übertragen. Die Algorithmen analysieren ständig alle neu hereinkommenden Daten und geben dem Arzt Entscheidungshilfen und Warnsignale, wenn etwa Werte nicht stimmen oder die Kombination von Daten auf ein gesundheitliches Problem hindeutet. Und die Software schlägt dem Arzt auch gleich vor, wann es Zeit ist, etwas zu unternehmen.

Die Techno-Praxis kommt gut an, die Digital-Ärzte aus San Francisco sind dabei zu expandieren. Eine weitere Praxis in Los Angeles wurde bereits eröffnet, nun sollen mehr Niederlassungen quer durch die USA folgen.

Go Forward gibt einen Einblick in die Möglichkeiten von heute, am Ende eines Jahrzehnts rasenden Fortschritts. Wie wird für den Patienten dann wohl die digitale, personalisierte Gesundheitswelt am Ende des kommenden Jahrzehnts aussehen?

Vielleicht so: Von meinem Hausarzt erhalte ich eine Nachricht aufs Smartphone, doch bitte baldmöglichst in die Praxis zu kommen. Natürlich hat mein Arzt die Nachricht nicht selbst geschrieben, sie wurde automatisch generiert von einem Algorithmus, nach dem ein anderer Algorithmus einige Unregelmäßigkeiten in meinen täglich hereinströmenden Gesundheitsdaten festgestellt hat.

Der wichtigste Hinweis kam von Alexa, dem intelligenten persönlichen Assistenten von Amazon, ein in meiner Wohnung fest eingebauter Sensor, in dem sich einfach per Sprachbefehl der Fernseher einschalten oder neue Windeln bestellen lassen. Alexa hört den ganzen Tag meine Stimme und erkannte an meinen phonetischen Biomarkern, dass sich mein Herz nicht ganz gesund anhört. Erste Studien zu dieser Technologie hatte die Mayo-Klinik 2016 durchgeführt und dabei herausgefunden, dass Algorithmen mit hoher Wahrscheinlichkeit Herzerkrankungen an der Stimme erkennen können.

Ich gehe also zum Arzt, der schon vorbereitet ist auf das Problem: Der Algorithmus hat ihn vorgewarnt und die wichtigsten Daten für ihn zusammengefasst. Mein Arzt lässt vor meinem Besuch noch einmal einen von ihm mit speziellen Suchmustern gefütterten Algorithmus über meine elektronische Patientenakte laufen, in der meine gesamte Krankheitsgeschichte, etliche Terabyte an Gesundheitsdaten und eine detaillierte Genom-Auswertung mit allen meinen DNA-Besonderheiten zusammengefasst sind. Sein von der Software unterstützter Verdacht: Die Herz-Unregelmäßigkeiten könnten ein Symptom einer von meiner Familien-DNA begünstigten Krebsvariante sein.

Bei der Untersuchung blase ich deswegen einige Sekunden lang in ein Atemgerät, das aussieht wie eine Miniatur-Gasmaske: eine lizensierte »Breath Biopsy« des neuen Pharmariesen Owlstone, mit der nach Krebs-Biomarkern im Atem gesucht werden kann. Gemeinsam mit dem staatlichen Krebsforschungsinstitut Großbritanniens hatte das britische Biotech-Unternehmen 2017 erste erfolgreiche klinische Studien zur Krebserkennung durch Atemtests begonnen und daraus schnell eine eigene Plattform mit patentierten Mikrochip-Sensoren gebaut. Im menschlichen Atem sind Tausende Chemikalien enthalten, manche von ihnen entstehen nur, wenn Tumore im Köper präsent sind.

Nach meiner Atem-Biopsie wird das Metabolom untersucht, die am Stoffwechsel beteiligten Elemente, anhand derer man sehr früh erkennen kann, ob im Körper etwas nicht stimmt. Die

Untersuchung kommt positiv zurück: keine guten Nachrichten. Mein Hausarzt überweist mich zunächst zum Ganzkörperscan beim Radiologen, keine große Sache, ich muss nur ein Stirnband überstülpen, das einen vollen 3-D-Scan liefert und in meinen digitalen Zwilling einspeist, eine virtuelle Repräsentation meines ganzen Körpers. Algorithmen rasen durch die Bilddaten und entdecken dabei mehrere Leberflecke, die nicht harmlos sind: eine frühe Stufe des Hautkrebses, nicht lebensgefährlich, aber Vorsicht ist geboten.

Der Onkologe gibt einen Auftrag ans Labor, aus den online überspielten Daten meiner Stammzellenzusammensetzung bitte in der Petrischale einige Organoide zu züchten. An diesen lässt der Onkologe dann testen, welches der drei Medikamente, die ihm sein digitaler Assistent vorschlug, am besten mit meiner Biologie funktioniert.

Alle meine medizinischen Daten kommen dazu aus meiner elektronischen Patientenakte. Ich gebe den Zugang auf sie in jedem Fall einzeln frei, per Fingerabdruckscan auf meinem Smartphone.

Ich muss operiert werden, eine handtellergroße Fläche Haut soll entfernt werden. Ersatz wird bei einem anderen Labor bestellt: Aus dem Bioprinter kommt eine exakte Kopie meiner Hautzusammensetzung, die an der operierten Stelle aufgebracht wird.

Derweil kommt die Wirkstoffanalyse aus dem Labor. Das passende Medikament ist gefunden, ein Auftrag ergeht an den aufstrebenden Biotech-Riesen CureVac in Tübingen: Über die Cloud wird die Tumor-Sequenz an das Rechenzentrum verschickt, dort wird mit bioinformatischen Prozessen die richtige mRNA-Medizin individuell für mich und meine Tumor-Variante berechnet. Die Instruktionen werden an die voll automatische Produktionsstraße weitergeleitet, wo eine einmalige Dosis des auf mich und meine Krebserkrankung abgestimmten Medikaments innerhalb von zwei Wochen produziert und versandt wird.

Zur Kontrolle der Behandlung verschreibt mir mein Hausarzt eine digitale Pille: Sie meldet, wenn sie im Magen verdaut wurde, und schickt die Daten über das Internet an den Arzt. So lässt sich feststellen, ob der Wirkstoff richtig anschlägt und die Dosierung ausreicht. Die erfolgreiche Behandlung mit all ihren neuen Daten wird in meiner Gesundheitsakte festgehalten, wieder neues Material zur Entscheidungsfindung für die Algorithmen beim nächsten gesundheitlichen Problem.

All das ist keine ferne Zukunftsmusik. 2017 wurde die erste digitale Pille zugelassen, mit der sich die Medikamenteneinnahme verfolgen lässt.

Diese erste Version, entwickelt vom Pharmakonzern Otsuka, zielt vor allem auf das Problem, dass Millionen von Patienten ihre Medikamente nicht so einnehmen, wie sie ihnen verschrieben wurden. Dadurch kann der Nutzen einer Behandlung ausbleiben, was wiederum erhebliche Mehrarbeit für Ärzte und große Kosten für das Gesundheitssystem bedeutet. Experten schätzen, dass allein dem amerikanischen Gesundheitssystem jährlich 100 Milliarden Dollar an zusätzlichen Kosten verursacht werden, weil verschriebene Medikament nicht richtig eingenommen werden und Patienten dadurch eine neue, mitunter sogar aufwendigere Behandlung brauchen.

Die erste digitale Pille funktioniert relativ simpel: Ein winziger Sensor in ihr sendet einen elektronischen Impuls, sobald er in Kontakt mit Magensäure kommt. Ein vom Patienten getragenes Pflaster registriert das Signal, leitet die Information per Bluetooth an eine App weiter und von dort in eine Datenbank. So kann der Betroffene dokumentieren und verfolgen, wann er seine Tabletten genommen hat. In der App können die Patienten noch Zusatzinformationen eingeben, etwa ihre körperliche Verfassung oder Stimmung. Und sie legen fest, welche Ärzte auf die Datenbank mit den Informationen zugreifen können.

Das Medikament wurde unter dem Namen »Abilify MyCite«
zugelassen, das bei schweren Depressionen, Schizophrenie und
bipolaren Störungen verschrieben wird. Studien hatten gezeigt, dass
die betroffenen Patientengruppen relativ häufig ihre Medikamente
nicht nehmen, weswegen sie unter deutlich stärkeren Symptomen
leiden oder ins Krankenhaus müssen.

Natürlich sollen solche digitalen Helfer dem Wohle des Patienten dienen. Zugleich eröffnen sie aber neue Diskussionen um
Datenschutz und Privatsphäre: Ist die digitale Pille ein erster Schritt
auf dem Weg zu einer Art Pharma-Big-Brother, einem Überwa-
chungsnetz aus Ärzten, Krankenkassen und Pharmafirmen, die den
Patienten kontrollieren und im Zweifelsfall drangsalieren?

Digitale Medikamente haben sicherlich das Potenzial, als
Zwangsinstrument eingesetzt zu werden. Einerseits könnten Krankenkassen die richtige Medikamenteneinnahme belohnen, durch
Bonuszahlungen oder ähnliche Anreize. Andererseits könnte das
Belohnungssystem auch so strukturiert sein, dass es mit Zwang
gleichzusetzen wäre. Und auch solche ethisch zweifelhaften Modelle
sind denkbar: Patienten werden nur aus psychiatrischen Kliniken
entlassen, wenn sie digitale Medikamente nehmen, durch die sie
kontrolliert werden können.

Mehrere Unternehmen arbeiten bereits an eigenen Varianten der
digitalen Pille, etwa für Herzprobleme, Diabetes und HIV. Mit der
Technologie ließe sich unter anderem überwachen, dass Patienten
nach Operationen nicht zu viele abhängig machende Schmerzmittel einnehmen. Sie ließe sich auch bei gefährlichen Krankheiten wie Tuberkulose einsetzen, bei denen medizinisches Fachper-
sonal die Medikamenteneinnahme kontrollieren muss.

Von hier ist der Gedankensprung nicht fern zu grundsätzliche-
ren Überlegungen: Warum beim einzelnen Patienten stoppen,
wenn sich mit den Mitteln, die die personalisierte Medizin ermöglicht, auch gleich das gesamte Gesundheitswesen durchleuchten

ließe? Mediziner und Gesundheitsexperten könnten aus den neuen Datenfluten jene Bevölkerungskreise identifizieren, die besonders anfällig scheinen für Krankheiten wie Depression, Übergewicht oder Diabetes und die damit das Gesundheitssystem belasten. Sollte man diese Risikogruppen nicht mit Präventivmaßnahmen gezielt ansprechen? Wäre das eine wünschenswerte öffentliche Aufgabe im Sinne des solidarischen Gesundheitssystems? Oder diskriminierende staatliche Kontrolle?

Klar ist: Der Weg in die personalisierte, präzise Digitalmedizin scheint alles andere als vorgezeichnet. Es müssen grundsätzliche Debatten geführt werden über Kosten, Zugang, Datenschutz und Ethik. Welche Rolle werden Arzt und Patient in dieser neuen Welt der Medizin spielen? Ist das Gesundheitssystem auf sie vorbereitet? Ist es unsere Gesellschaft? Es wird höchste Zeit, diese Debatten zu beginnen.

Medizin im Jahr 2030

Warum Deutschland auf die Gesundheitsrevolution nicht vorbereitet ist – und was nun zu tun ist

Die Zulassung des Krebspräparats Kymriah im Sommer 2017 war ein Meilenstein. Die erste personalisierte T-Zellen-Therapie für bestimmte Formen von Blutkrebs: Was für ein Durchbruch für Patienten, die zuvor oft dem Tod geweiht waren. Allerdings bricht auch der Preis der Behandlung alle Rekorde. 475 000 Dollar verlangt der Schweizer Pharmakonzern Novartis für eine einmalig zu gebende Infusion. Ist das Wahnsinn? Wucher? Oder ein Schnäppchen?

In den vergangenen Jahren sind in vielen Fällen die Preise für Krebsbehandlungen bereits deutlich gestiegen. Die Therapien wurden komplexer, innovativer, personalisierter, das kostet: Individuell auf den Patienten zugeschnittene Therapien belaufen sich oft auf 15 000 Euro im Monat und mehr (mit starken Schwankungen je nach Land und Erkrankung). Das macht rund 180 000 Euro pro Jahr und Patient, eine enorme Summe. Der Preis für eine Dosis Kymriah durchbricht mit fast einer halben Million Dollar pro Behandlung jedoch noch einmal eine ganz neue Schallmauer. Andererseits: Kymriah schlug in der zur Zulassung führenden klinischen Studie bei 80 Prozent der Patienten an. Und die große Mehrheit überlebte dank des Medikaments. Vergleichbare, günstigere Alternativen gibt es nicht. Eine halbe Million Dollar kann wohl kaum ein zu hoher Preis sein für die 80-prozentige Chance auf die Rettung eines Menschenlebens, oder?

Die gleiche Frage wird sich für viele der neuen personalisierten Therapien der digitalen Zukunftsmedizin stellen, insbesondere für die auf uns zurollende Welle der Gen-Medikamente: Was darf, was muss so eine revolutionäre Behandlung kosten, wenn nur eine einzige Dosis direkt Heilung verspricht?

Enorm viel, zwangsläufig, sagen etwa die Chefs des neuen Biotech-Stars Spark Therapeutics. Mit dem Medikament Luxturna haben sie die erste zugelassene Gentherapie entwickelt: Es lässt Blinde wieder sehen. Luxturna heilt eine erbliche Form der Blindheit, indem das Gen RPE65 in die Netzhautzellen der Patients eingefügt wird. Ein aufwendiger, komplizierter Prozess, der stark auf den einzelnen Patienten zugeschnitten sein muss. Das Medikament ist kein Massenprodukt, es hat lange gedauert, es zu entwickeln. Auch deswegen ist Luxturna das teuerste Medikament der Welt: 850 000 Dollar pro Patient für beide Augen. Dabei ist es billiger als erwartet: Das »Wall Street Journal« hatte spekuliert, dass Luxturna als erstes Medikament die Millionen-Dollar-Grenze durchbrechen würde.

Die neuen Therapien und Möglichkeiten der digitalen Medizin werden im kommenden Jahrzehnt eine schon lange schwelende Debatte enorm verschärfen: Was darf Gesundheit kosten? Welche Rolle spielt soziale Gerechtigkeit in der medizinischen Versorgung? Wenn Medikamente nicht mehr als Massenprodukt verkauft werden können, sondern personalisiert und präzise sind, wenn neue Technologien besser anschlagen, aber komplizierter und aufwendiger sind, bringt das zwangsläufig auch andere Preise und Kosten, für die Hersteller und die Patienten. Eine T-Zelle gentechnisch zu modifizieren ist schwieriger und teuer als eine Chemotherapie. Drei Terabyte genetische Daten für eine Diagnose zu analysieren ist aufwendiger, als ein Blutbild zu erstellen und einmal das Herz abzuhören.

»Wir müssen unser Gesundheitssystem aus dem 20. Jahrhundert anpassen für die wissenschaftlichen und medizinischen Durch-

brüche des 21. Jahrhunderts«, sagt Jeff Marrazzo, der CEO von
Spark Therapeutics. Das Argument der Biotech-Firmen ist nach-
vollziehbar: Wenn die Preise zu niedrig sind, lohnt sich die aufwendige Entwicklung von stark spezialisierten Gen-Präparaten
nicht.

Aber wie genau lässt sich der Wert solcher neuen Ansätze berech-
nen? Wer auf traditionelle Weise gegen die Bluterkrankheit Hämophilie behandelt wird, braucht ein Leben lang Medikamente, die
jährlich 100 000 Euro verschlingen können. Wer einmal gentherapiert wird, braucht danach nie wieder ein Medikament gegen diese
Krankheit. Rechtfertigt das einen Preis für eine einmalige Dosis
von einer Million Euro?

Andererseits: Wenn die Preise zu hoch sind, weigern sich womög-
lich die Entscheidungsgremien von Ärzten und Krankenkassen, die
Behandlung freizugeben. Diese Gefahr droht vor allem älteren
Menschen. Nachdem die ersten CAR-T-Therapien zugelassen
waren, mussten in den USA Hunderte Krebspatienten mehrere
Monate auf den Beginn ihrer Behandlung warten. Ärzte in den
amerikanischen Krebszentren machten die Krankenversicherun-
gen dafür verantwortlich: Die Behandlungskosten für die revolutionären Wirkstoffe wurden von den Versicherern nur schleppend
freigegeben. Einige Patienten starben, bevor sie mit den neuen
Medikamenten behandelt werden konnten.

Sicher ist: Die digitale Datenmedizin bringt große Veränderungen für die Gesundheitssysteme. Und zwar nicht morgen, sondern
schon heute, denn die Ära der digitalen, personalisierten Medizin
hat bereits begonnen. Doch die Gesundheitssysteme sind darauf
nicht ausreichend vorbereitet. Dabei liegt auf der Hand, dass die
Zukunftsmedizin neben all ihren Versprechungen auch ein enormes Konfliktpotenzial birgt. Am brisantesten ist wohl die Gefahr
einer zunehmend ungleichen Behandlung und Versorgung von
Patienten.

In den USA existiert bereits heute eine Klassengesellschaft in der medizinischen Versorgung: Einige wenige können sich die beste Versorgung leisten, viele andere noch nicht einmal das Nötigste. Der Zugang zu erstklassiger Medizin ist ein sozialer Filter. Kann auch in Deutschland ein amerikanisches Szenario Realität werden? Schon jetzt knirscht es im deutschen System. Das Schlagwort von der Zwei-Klassen-Medizin geistert immer wieder durch Politik und Medien und sorgt für hitzige Debatten.

Die Unterteilung in Kassen- und Privatpatienten bildet seit jeher den Kern des Streits über unterschiedliche Klassen medizinischer Versorgung in Deutschland. Auf der einen Seite gibt es die Welt der Besserverdienenden, die privat versichert sind und dadurch einen schnelleren Zugang zu Ärzten und vielleicht auch bessere Behandlungen erhalten. Auf der anderen Seite stehen die Kassenpatienten, die nur die Basisversorgung erhalten und immer mehr selbst zahlen müssen. Wenn von einem Kassenpatienten schon ein Bluttest auf Vitaminmangel für 20 Euro selbst getragen werden muss, was müsste er dann für eine detaillierte Genomanalyse zahlen? Eine personalisierte und präzise Medizin kann nur auf der Basis von Daten funktionieren. Doch diese Daten zu erheben wird einiges kosten. Werden sich in Zukunft nur Privat- und wohlhabendere Kassenpatienten die neuen Möglichkeiten der Datenmedizin leisten können?

Die Gefahr besteht, dass zwar die Medizin exponentiell immer besser wird, aber dass zugleich auch die Kluft in der Versorgung exponentiell immer breiter wird. Wer privat versichert oder gut situiert ist, trägt Gesundheitssensoren, analysiert regelmäßig sein Mikrobiom und lässt sich Stammzellen für Tests entnehmen. Er wird deswegen seltener krank. Und wenn er doch etwa an Krebs erkranken sollte, bekommt er selbstverständlich die lebensrettende Gentherapie. Wer sich dagegen die Möglichkeiten der Datenmedizin nicht leisten kann oder wem sie die Kasse nicht bezahlen

will, der bleibt auf dem medizinischen Stand des vergangenen Jahrhunderts stehen. Diese digitale Zwei-Klassen-Medizin würde die
bereits laufende Debatte noch einmal dramatisch zuspitzen. Das
polemische Argument, dass wer arm ist, früher stirbt, würde tatsächlich wahr werden.

Klar ist, dass die Zukunftsmedizin eine enorme soziale Spreng-
kraft enthält. Wie kann verhindert werden, dass die Medizinrevolution nur einige wenige erreicht? Dass sich nur Millionäre Jahrzehnte längeren Lebens erkaufen und 120 Jahre alt werden können?
Wie könnte die Medizin der Zukunft so finanziert werden, dass sie
allen zur Verfügung steht? Welche Rolle spielt dabei der Staat? Welche die Pharmafirmen? Wo muss der Gesetzgeber klare Rahmenbedingungen setzen?

Bereits diese Fragen lassen erahnen, dass die Gesundheitsversorgung auch in Deutschland ein zentrales Thema in der Debatte um
die wachsende Ungleichheit in der Gesellschaft sein wird, eine
Debatte, die durch die rasanten Entwicklungen in der Medizin
noch einmal verschärft wird. Digitalisierung und Technologisie-
rung haben das Auseinanderdriften verschiedener gesellschaft-
licher Gruppen bereits enorm beschleunigt. Wut, Angst und Ver-
unsicherung sind deutlich spürbar. Die Menschen mögen keine
Veränderungen, jedenfalls nicht zu viele, zu schnell, sie wollen sich
nicht vom ständigen Wandel überrollt fühlen. Doch die Geschwindigkeit von Veränderungen wird sich nicht wieder verlangsamen,
im Gegenteil. 1990 war das Leben nicht so viel anders als 1970,
aber was hat heute noch mit 1990 zu tun? Der Fortschritt schafft
viele Gewinner, aber auch viele Trump-Wähler, Le-Pen-Sympathi-
santen und AfD-Unterstützer. Abstiegsängste und soziale
Ungleichheit, echte und gefühlte, mischen rund um die Welt die
Politik auf.

Deswegen wird sich die Zukunftsmedizin nur dann wirklich ent-
falten können, wenn ihr eine faire, solidarische Gesundheitsver-

sorgung zugrunde liegt. Dass in einer sich so stark wandelnden Welt ein System diese Bedingung erfüllen kann, das sich über Jahrzehnte kaum verändert hat, scheint höchst zweifelhaft. Wie also muss sich das Gesundheitssystem anpassen? Kann ein grundsätzlich reformiertes System mit einer Art Bürgerversicherung wirklich ein Weg sein, die sich abzeichnenden Konflikte zu entschärfen? Oder würden grundlegende Reformen, würde ein Systemwechsel alles nur schlimmer machen, noch mehr Verwerfungen erzeugen durch unerprobte Strukturen mit zahlreichen Nachteilen? Die Frage nach der Zukunft der Krankenversicherung in Deutschland wird sich in den kommenden Jahren zwangsläufig mit neuer Dringlichkeit stellen. Noch fehlt es dazu an wirklich grundsätzlichen Diskussionen, die über eine teils jahrzehntealte Interessenpolitik hinausgehen. Diese anzustoßen und sie in die Breite der Gesellschaft zu tragen ist die Aufgabe der Experten. Der Mediziner, Forscher, Gesundheitspolitiker, Unternehmer. Viel zu viel findet nur in Fachgremien statt, hinter verschlossenen Türen. Neue öffentliche Fördermittel müssen nicht nur in technologische Entwicklung und Infrastruktur fließen, sondern auch in Initiativen, die den gesellschaftlichen Diskurs entfachen.

Seit Jahrzehnten wächst die Ungleichheit auch in den westlichen Industrienationen. Es geht voran mit der Welt, aber die Wohlstandsgewinne konzentrieren sich immer mehr in den oberen Prozenten der Bevölkerung. Diese Verschiebung scheint eine Begleiterscheinung des zunehmenden Tempos zu sein: Die Globalisierung veränderte die Welt, aber erst im Zusammenspiel mit der Digitalisierung wurde daraus rasender Wandel. Selbstfahrende Autos, die Vernetzung der ganzen Welt und unseres gesamten Lebens – das 21. Jahrhundert sieht langsam so aus wie einst von »Star Trek« erträumt. Zugleich aber stagnieren die meisten Einkommen, verschwinden Jobs, ächzt die Mittelschicht. Was also, wenn der Fortschritt nicht für alle ist, sondern nur für die oberen

20 Prozent? Diese Entwicklung würde ein massives Problem für die Demokratie, die soziale Marktwirtschaft, die Volkswirtschaft bedeuten.

Ökonomen wissen schon lange: Zu große Ungleichheit hemmt auf Dauer das Wachstum. Und zunehmend wissen wir auch, dass die Menschen sich wehren, wenn sie das Gefühl haben, dass ökonomisches Verhalten und vor allem die Preisgestaltung und der Zugang zu Produkten nicht fair sind. Auch in der Gesundheitsversorgung wird die Fairness-Debatte immer wieder geführt, aber in der Zukunftsmedizin erhält sie neues Gewicht. Staaten und Unternehmen haben bereits begonnen, darauf zu reagieren. Der Pharmariese Novartis etwa will zwar den Preis für sein 450 000-Dollar-Krebspräparat Kymriah nicht senken. Aber der Konzern will sich nur dann für die Behandlung bezahlen lassen, wenn sie beim Patienten auch anschlägt und wirklich hilft. »Outcome-based« nennt sich dieser Vergütungsansatz, eine ergebnisbasierte Bezahlung, mit der der Preis für ein Medikament an dessen Wirksamkeit gekoppelt werden soll.

Eine sehr gute Idee, findet auch Stefan Oschmann, der Vorstandschef des deutschen Pharmariesen Merck KGaA und gleichzeitig Präsident des europäischen Herstellerverbands EFPIA. »Ich bin ein großer Verfechter von an der Wirkung orientierten Medikamentenpreisen: Bezahlt wird nur dann, wenn eine Therapie wirklich hilft«, so Oschmann. »Das bedeutet aber auch, dass man nicht nur Medikamente, sondern einen ganzen diagnostischen Ansatz inklusive Biomarkern entwickeln muss. Therapie wird damit ganz neu definiert.« Auch deswegen orientiere sich Merck zunehmend am Silicon Valley: »Es kann sein, dass wir in Zukunft ein Medikament zusammen mit einer Software und diagnostischen Tests verkaufen.« Es sei »Unsinn, dass man nur nach der Menge der Arzneimitteleinnahme bezahlt wird. Es geht doch darum, welcher Wert für den Patienten erzeugt wird.«

Den Pharmafirmen und Biotech-Unternehmen ist klar, dass sich nicht nur das gesamte Gesundheitssystem ändern muss, sondern auch ihr Geschäftsmodell, wenn Erkrankungen mit einer einzigen Behandlung geheilt werden können statt mit einem jahrelangen Strom von Medikamenten. Und wenn solche Fragen anstehen: Gewähren die Krankenkassen einer 70-Jährigen noch die Gentherapie für eine Million Euro? »Die Diskussion haben wir doch jetzt schon, wenn etwa in Großbritannien gestritten wird, ob ein 85-Jähriger noch eine künstliche Hüfte bekommen darf«, sagt Oschmann. »Aber vielleicht sind bald 85 die neuen 55. Da müssen wir uns als Gesellschaft doch weiterentwickeln und viel streiten.«

Ohne Streit wird es sicher nicht gehen. Es stellen sich viele strukturelle Fragen, vor allem nach den politischen Rahmenbedingungen. Wissenschaft und Technologie mögen schon angekommen sein in der neuen Medizin-Welt, aber wie lässt sie sich richtig gestalten für den Patienten? Und von wem? Denn noch ist nicht entschieden, ob diese Revolution eine wirklich globale ist oder nicht erneut eine überwiegend amerikanische, dominiert von den Technologen aus dem Silicon Valley. Das ist eine zentrale Frage für die deutsche Volkswirtschaft, für die Unternehmen, aber ebenso wichtig für die Patienten, für jeden Menschen. Denn wer eine Industrie dominiert, wer außergewöhnlich großen Einfluss hat, bestimmt auch die Regeln.

Das hat sich im vergangenen Jahrzehnt nur allzu deutlich in der ersten Welle der Digitalisierung gezeigt. Die amerikanischen Tech-Riesen monopolisierten das Internet und all dessen Instrumente und Produkte: Suchmaschinen, soziale Netzwerke, Smartphones. Ihre kalifornische Ideologie bestimmt, wie wir konsumieren und was. Seit Jahren wird so heftig um den Datenschutz im Internet gerungen, weil es vor allem US-amerikanische Unternehmen sind, die die Regeln setzen, und ihnen aus anderen Ländern nie ernsthafte Konkurrenz erwachsen ist. Die Gefahr besteht, dass nun ein

Dutzend ebenso dominanter Biopharmariesen die Spielregeln in der Digitalmedizin bestimmt.

Sollten angesichts des grundlegenden, digitalen Umbruchs, vor dem wir stehen, die Medizinforschung und die biotechnologische Innovation nicht eine nationale Aufgabe sein? Um den Anschluss nicht zu verlieren und in diesem wichtigen Bereich mitreden und die Regeln mitbestimmen zu können? Auch deshalb ist die Frage, wo Deutschland auf dem Weg in die neue digitale Zukunftsmedizin steht, so wichtig. Welche Pläne hat die Politik? Und was machen die deutschen Unternehmen?

Im Zentrum von Heidelberg, nur wenige Gehminuten von der barocken Altstadt entfernt, sitzt eines der Vorzeigeunternehmen der deutschen Biotech-Branche: Molecular Health, ein Bioinformatik-Start-up, das sich auf Präzisionsmedizin spezialisiert hat. Angeboten werden unter anderem fertige Software-Lösungen für Onkologen, die Sequenzier-Daten von Tumor-DNA-Analysen interpretieren.

Molecular Health ist eines der wenigen deutschen Medizin-Start-ups, das mit den Amerikanern in vielen Belangen mithalten kann. Das 2004 gegründete Unternehmen hat 100 Millionen Euro an Wagniskapital eingesammelt, Niederlassungen in den USA eröffnet und eine eigene Technologieplattform entwickelt: Es analysiert die molekularen und klinischen Daten einzelner Patienten im Vergleich zum weltweiten medizinischen, biologischen und pharmakologischen Wissen, um die Diagnose und Entscheidungen über Therapie und Arzneimittelsicherheit zu präzisieren.

Für den Erfolg der Firma spielte wohl auch eine Rolle, dass Molecular Health die gleichen Ambitionen wie die Amerikaner an den Tag legt. »Mein Antrieb ist, die Grenzen des Möglichen in der Medizin zu verschieben«, sagt Friedrich von Bohlen, der Chef des Unternehmens. Vielleicht liegen ihm solche großen Ambitionen im Blut: Von Bohlen ist ein Neffe von Alfried Krupp von Bohlen und Halbach, dem vielleicht bekanntesten deutschen Industriellen.

Mit Stahl und Waffen, dem traditionellem Geschäft der Krupp-Dynastie, wollte von Bohlen jedoch nichts zu tun haben, er studierte Biochemie und promovierte in Neurobiologie. Seit zwei Jahrzehnten ist von Bohlen so etwas wie der Doyen der deutschen Biotech-Branche. Er gründete das Vorzeigeunternehmen des ersten Biotech-Booms Ende der 1990er Jahre, war eine Leitfigur des Hypes. Doch als die Biotech-Spekulationsblase nach der Jahrtausendwende platzte, verschwand er vorübergehend aus dem Rampenlicht, viele hatten ihn und die gesamte Branche schon abgeschrieben.

»Biotech ist sauriskant, kapitalintensiv mit langen Laufzeiten, und viele Projekte scheitern, das muss man verstehen«, sagt von Bohlen. Ein hoch riskantes Innovationsgeschäft eben, das viel Wagniskapital benötigt und in dem Scheitern und Neuanfangen dazugehören, ganz im Sinne der amerikanischen, insbesondere der kalifornischen Unternehmenskultur. Das macht es für die vorsichtigen, risikoscheuen Deutschen schwierig, denen es an Investorengeldern mangelt und die sich Sorgen machen müssen, nach unternehmerischen Fehlschlägen nie wieder einen Fuß auf den Boden zu bekommen.

Von Bohlen aber hat weitergemacht, ungeachtet seines ersten Fehlschlags. Auch weil er einen starken Unterstützer fand, der aufs Engste vertraut ist mit den Unterschieden zwischen der amerikanischen und der deutschen Unternehmermentalität und der weiß, welche Hürden die deutschen Strukturen für ein Vorankommen in der Zukunftsbranche Biotech bedeuten. Mitte des vergangenen Jahrzehnts tat sich von Bohlen mit Dietmar Hopp zusammen, dem Gründer von SAP, dem einzigen deutschen Software-Unternehmen von Weltrang. Hopps Wunsch war es, nicht nur in ein Biotech-

Unternehmen zu investieren, sondern in Deutschland eine komplette Infrastruktur für innovative Medizinunternehmen aufzubauen, »das Land fitter zu machen«, so erzählt es von Bohlen. Seit mehr als einem Jahrzehnt berät er nun Hopp bei diesem Unterfangen, steuert die Investitionen des Multimilliardärs in deutsche Biotech-Firmen. Mit von Bohlens Hilfe flossen mittlerweile mehr als 900 Millionen Euro in 16 Start-ups. Sieben scheiterten, die meisten aber machen Fortschritte und behaupten sich gegen die amerikanische und zunehmend auch asiatische Konkurrenz.

Zu diesen Unternehmen gehört etwa CureVac, das Tübinger Start-up entwickelte eine weltweit führende Technologie für RNA-basierte Impfstoffe und Therapien. Die drei Gründer bauten ihre Firma ursprünglich ohne Wagniskapital auf, aber ihr wissenschaftlicher Ansatz überzeugte nicht nur von Bohlen und Hopp, sondern auch die Stiftung von Bill und Melinda Gates. Insgesamt sammelte CureVac 400 Millionen Euro ein und zählt mittlerweile über 340 Mitarbeiter.

Es gibt sie also, die deutschen Hoffnungsträger. An klugen Köpfen und Ideen hat es in Deutschland ohnehin nie gemangelt, nur an den Strukturen, an der finanziellen Unterstützung, an risikobereiten Unternehmern. In den vergangenen Jahren stammte ein großer Teil des Wagniskapitals für deutsche Medizinforscher von einigen wenigen Unternehmerpersönlichkeiten wie Dietmar Hopp oder den Hexal-Gründern Andreas und Thomas Strüngmann. Die Finanzbranche und der Staat halten sich dagegen noch immer zurück, was für deutsche Unternehmen ein enormer Wettbewerbsnachteil ist. Die Zurückhaltung bei den Investitionen in diese Zukunftsbranche hat auch wesentlich damit zu tun, dass die Tragweite der Entwicklung noch nicht angekommen ist. »Ich versuche immer allen zu erklären: In zehn, 15 Jahren wird die Medizin total anders aussehen als heute, aber wirklich total«, sagt von Bohlen. Und trifft dabei immer wieder auf erstaunte Gesichter, wenn er versucht, die digitale Medizinrevolution zu beschreiben. Das sei durchaus verständlich, sagt von Bohlen, denn die Paradigmenwechsel seien ja auch enorm: »Eben noch haben wir gerade gelernt, das Genom nur mit einem Fingerschnipp zu analysieren, all diese Daten zu verstehen ist ja schon schwierig für die Ärzte. Und nun kommen schon all die neuen Möglichkeiten, etwa die Protein-Analyse, und es gilt mal eben 50 000 Eiweiße zu analysieren.«

Wenn sich die Forschung also so rasant beschleunigt, müssen dann nicht Wirtschaft und Politik auch generell schneller werden? Wird die deutsche Vorsicht da nicht zum massiven Innovationshindernis? Laufen wir Gefahr, abgehängt zu werden? »Inkrementell bessere Bosch-Maschinen alleine reichen nicht, um das Land voranzubringen«, sagt von Bohlen. »Wir müssen größere Innovationsziele setzen.« Und uns dabei auch an den Amerikanern orientieren, wenn wir mit ihnen mithalten wollen, sagt von Bohlen, der für einige Zeit in Boston lebte und nun häufig die US-Niederlassungen von Molecular Health besucht.

Bei seiner Rückkehr nach Hause macht er dann oft die gleiche Erfahrung: »Man kommt mit Ideen und Enthusiasmus, mit all dieser Intensität, die das Ökosystem da drüben ausmacht, und will auch hier über Innovation reden. Aber das ist dann wie gegen eine Wand zu laufen.« Von Bohlen will nicht die gesamte amerikanische Unternehmermentalität nach Deutschland bringen, aber »wenigstens einige Spielarten«. Denn so gut der deutsche Mittelstand sei: »Wenn man sich anschaut, was im Rest der Welt läuft, kommt es mir so vor, als schnürten wir uns noch die Senkel, während die anderen längst in den Startlöchern stehen.«

Wie schwer sich Deutschland mit dem medizinischen Fortschritt tut, illustriert nicht zuletzt das endlose Ringen um die Einführung der elektronischen Patientenakte: ein zentraler digitaler Ordner, der alle Laboruntersuchungen, Diagnosen, Behandlungen speichert. Mit der elektronischen Patientenakte hätte jeder seine vollständigen persönlichen Informationen immer zur Hand, sie könnten sofort weitergereicht werden und Ärzten einen genauen Überblick über die gesamte Krankheitsgeschichte ermöglichen. Zudem könnten Patienten ihre eigenen Gesundheitsdaten besser selbst kontrollieren und hätten alle relevanten Informationen im Blick: Sie könnten Befunde einsehen oder Röntgen- und Ultraschallbilder zu unterschiedlichen Ärzten bringen. Impf- und Allergiepässe, die Patientenverfügung oder das Bonusheft der Krankenkasse könnte man direkt auf der Gesundheitskarte abspeichern. Die elektronische Patientenakte ist zweifellos ein zentrales Instrument der neuen Gesundheitswelt: Ohne eine solche Gesundheitsdatenbank mit allen Patienteninformationen wird die digitale Zukunftsmedizin nicht effizient funktionieren können.

Trotzdem kommt das Projekt in Deutschland nur schleppend voran. Seit Jahren wird über die elektronische Patientenakte gestritten. Patienten sorgen sich um den Datenschutz, Ärzte wollen lieber weiter handschriftliche Notizen machen. »Es ist einfach brutal, wie sehr wir in Deutschland hinterherhängen«, sagt von Bohlen. Nicht nur im Hinblick auf die Patientenakte, sondern insgesamt auf dem Weg in die digitale Zukunftsmedizin.

Tatsächlich wird schon als kleine Sensation gefeiert, dass Krankenkassen nun auch Videosprechstunden mit Ärzten in ihren Leistungskatalog aufgenommen haben. Weil das bisher aber nur im Sonderfall und streng begrenzt auf wenige Anwendungsfelder, wie zum Beispiel die Kontrolle von Wunden genehmigt wird, drängt die Bundesärztekammer auf eine Änderung des Berufsrechts. Künftig soll eine Fernbehandlung endlich auch zugelassen sein, wenn Arzt und Patient sich nicht bereits persönlich kennen. Mediziner fürchteten bisher, dass Gespräche aufgezeichnet und später vor Gericht gegen sie verwendet werden. Diese Beschränkungen wirken fürchterlich unzeitgemäß: Berufstätige schaffen es oft nicht während der regulären Sprechstunden zum Arzt, gerade die frühen

Morgen- und die Abendstunden sind überbucht, die Wartezeiten lang. Wenn Technik eines heute leicht macht, dann Kommunikation. Online-Sprechstunden könnten den Zugang zum Arzt verbessern, Mediziner und den Patienten näher zusammenbringen.

Woran liegt es, dass Deutschland in einem so zentralen Zukunftsfeld so hinterherhinkt? Verschläft die Politik eines der wichtigsten Themen dieses Jahrhunderts? Lange Zeit schien das der Fall, nur sehr langsam ändert sich etwas. Doch zumindest an der Spitze der Bundesregierung scheint angekommen zu sein, dass wir am Beginn einer Medizinrevolution stehen.

Bundeskanzlerin Angela Merkel veröffentlicht regelmäßig Video-Podcasts: Vor einem Stehtisch im Kanzleramt unterhält sie sich mit einem Experten über ein aktuelles Thema. Im Juli 2017 sprach Merkel mit Igor Sauer, einem leitenden Oberarzt an der Charité Berlin, über die Digitalisierung in der Medizin.

Für seine erste Frage beschrieb Sauer ein Projekt, an dem die Charité gerade arbeitet: »Ein Chirurg, ausgestattet mit einer Datenbrille, auf der er anatomische Strukturen des Patienten sieht, Daten des Patienten, gegebenenfalls vernetzt mit einem Experten, viele Tausende Kilometer entfernt, und damit beschäftigt, robotisch assistierte Instrumente zu bedienen.« Seine Frage: »Bereitet Ihnen diese Vorstellung Unbehagen?« Die Antwort der Kanzlerin: »Sie ist neu, aber ich glaube, dass wir uns ja schon mit viel Neuem anfreunden mussten.« Enthusiasmus für die Möglichkeiten der digitalen Medizin sieht sicher anders aus, aber immerhin: Die Kanzlerin plädierte dafür, »Rückstände in der Gesundheitsforschung aufzuholen« und endlich die elektronische Gesundheitsakte einzuführen.

Kurz vor der Aufzeichnung dieses Gesprächs ließ sich Merkel auf dem jährlichen Digital-Gipfel der Bundesregierung sogar zu der Aussage hinreißen, dass digitale Lösungen für die Gesundheitsversorgung »sehr viel mehr Chancen als Risiken« bieten würden.

Auch wenn sich natürlich »eine Vielzahl ethischer Fragen« stelle. Dennoch, so die Kanzlerin, sollten deutsche Unternehmen, vor allem der Mittelstand, die neu verfügbaren großen Datenmengen für die Entwicklung innovativer Produkte nutzen. Die mehr als 100 000 Ärzte, 20 000 Apotheken und 2000 Krankenhäuser in Deutschland könnten »mithilfe der Digitalisierung noch sehr viel besser kooperieren, sehr viel besser bestimmte Daten auswerten und damit präziser Erkrankungen diagnostizieren und Therapien entwickeln«, sagte Merkel. Aber der Tragweite der schnell heranrollenden Entwicklung wird die Politik längst nicht gerecht. Die Lage erinnert an die erste Phase der Digitalisierung, als Deutschland schnell den Anschluss an die Internet-Revolution verlor: Die Politik erkennt, dass da etwas im Gange ist, das irgendwie wichtig scheint. Aber sie kann sich nicht durchringen zu einer konzertierten Strategie, einer klaren Vision für die Zukunft. Es gibt Maßnahmen und Ideen, aber eher zögerlich. Ein Diskurs wird nicht angestoßen.

Im Sommer 2017 gab das Bundesministerium für Bildung und Forschung bekannt, eine Medizininformatik-Initiative ins Leben zu rufen. Die wachsenden Datenschätze von Röntgenbildern bis zu Erbgutanalysen sollen in einer »nationalen Infrastruktur« verknüpft werden, um daraus neues Wissen für eine bessere medizinische Forschung und Versorgung zu gewinnen und eine »wirkungsvolle digitale Medizin, die beim Patienten ankommt«, zu fördern.

Seit Januar 2018 bauen nun vier Konsortien – bestehend aus 17 Universitätskliniken und rund 40 weiteren Partnern – bis zum Beginn des nächsten Jahrzehnts sogenannte Datenintegrationszentren auf, damit sich Mediziner aller Sparten vernetzen können. »In verschiedenen medizinischen Anwendungen – von der personalisierten Krebstherapie über die Behandlung von Multipler Sklerose bis hin zur Intensivmedizin – werden die Konsortien den Mehrwert dieser digital vernetzten Medizin für die Patientinnen und Patienten demonstrieren«, heißt es dazu aus dem Ministerium, das 150 Millionen Euro in die Medizininformatik-Initiative steckt. »Unsere Vision ist, dass jede Ärztin und jeder Arzt, egal ob in Kliniken, Haus- oder Facharztpraxen, alle verfügbaren Erfahrungswerte und Forschungsergebnisse auf Knopfdruck abrufen und in seine Therapieentscheidungen einbeziehen kann«, sagte die damalige Bundesforschungsministerin Johanna Wanka zum Start des Projektes.

Aber wollen die Deutschen das überhaupt? Die Vision von der präzisen, personalisierten Digitalmedizin funktioniert nur mit enormen Mengen persönlicher und präziser Daten. Würden die Menschen in Deutschland ihre Daten preisgeben, im Tausch für das Versprechen einer besseren medizinischen Versorgung, einer besseren Gesundheit? Es scheint so.

Die meisten Deutschen sind nach einer Umfrage bereit, persönliche Krankheitsdaten freizugeben, wenn damit bessere Therapieerfolge erzielt werden können. 71 Prozent würden ihre Daten zur Verfügung stellen, so eine Umfrage aus dem Jahr 2016 im Auftrag der Wirtschaftsprüfungsgesellschaft PricewaterhouseCoopers. Nur sechs Prozent der Befragten sprachen sich demnach klar gegen die Freigabe ihrer Daten aus. Gleichzeitig aber sorgten sich zwei Drittel der Befragten, dass ihre Gesundheitsdaten missbraucht werden könnten.

Die Datendebatte wird also ganz sicher keine einfache. Auch weil das Sammeln von immer mehr Daten keineswegs automatisch zu besserer, präziserer Medizin führt, sondern im Zweifelsfall nur zu anderen Fehlern. Der Beweis für die klaren Vorteile der Datenerhebung und -nutzung wird in vielen Fällen und Feldern deutlich zu erbringen sein, von Forschern und Unternehmern: dass es wirklich klinische Relevanz, einen die Bedenken übertrumpfenden Nutzen für den Patienten gibt.

Denn bei vielen vermeintlichen Fortschritten wird auch die Zwei-schneidigkeit der Datenmacht sichtbar, drängt sich eine schwierige ethische Ambivalenz auf. Zum Beispiel wenn es Biotech-Unterneh-men gelingt, bei künstlichen Befruchtungen biologische Merkmale und Wesenszüge des ungeborenen Kindes vorherzusagen, durch eine Kombination von algorithmischen Modellen und Genanaly-sen. Die KI-Software von Start-ups wie Genomic Prediction kann schon jetzt offenbar relativ sicher vorhersagen, welche im Labor durch künstliche Befruchtung entstandenen Embryonen zum Bei-spiel Diabetes entwickeln. Die Eltern hätten damit die Möglich-keit zu entscheiden, welche Kinder geboren werden und welche im Tiefkühlfach bleiben. Bald würde die Entscheidung für oder gegen einen Embryo dann vielleicht nicht nur auf Grundlage von poten-ziellen Krankheiten getroffen werden, sondern auf Basis des vorher-gesagten IQ. Ist das Evolution? Oder Daten-Eugenik?

Solche Fragen werden sich in Zukunft immer häufiger stellen und werden sich nicht schnell beantworten lassen. Deswegen muss es zunächst darum gehen, sichere Rahmenbedingungen zu schaf-fen, um sich immer weiter hineinzutasten in die digitale Daten-medizin. An erster Stelle muss eine klar definierte, rechtlich geschützte Daten-Ethik entstehen, die festlegt, dass der Patient der Eigentümer all seiner Gesundheitsdaten ist.

Die Patientensouveränität zählt seit jeher zu den Grundpfeilern der Gesundheitsversorgung, sie muss mit Blick auf die kommende medizinische Revolution geschützt und gestärkt werden. Damit die digitale Medizin nicht zum gläsernen Patienten führt, muss zudem die informationelle Selbstbestimmung gesichert werden. Der Zugriff auf Patientendaten von Zweitnutzern wie Ärzten, Ver-sicherern, Pharmafirmen, Krankenkassen und Internetkonzernen darf nur nach Einwilligung erfolgen.

Organisatorisch und technisch lässt sich das lösen, gefragt sind Gesetzgeber und Interessengruppen, die die Diskussion über eine

Regelung nicht endlos zerfasern lassen dürfen. Dabei müssen dem Patienten die Vorteile der intensiven Nutzung seiner Daten ebenso klargemacht werden wie die möglichen Nachteile und Risiken, die bislang die öffentliche Debatte dominieren. Denn die Datenmedizin hätte für den Patienten nicht nur einen therapeutischen Nutzen. Sie bietet auch die Chance auf mehr Transparenz und Selbstbestimmung. Denn wer alle Informationen gebündelt in seiner digitalen Akte einsehen kann, der kann sie auch kontrollieren. Und im Zweifelsfall zur Krankenkasse gehen, um zu fragen: Was rechnet ihr da ab? Die Datenmedizin droht nicht einfach nur mit dem gläsernen Patienten. Sie bietet genauso auch die Chance, den Patienten mündiger zu machen.

Skepsis und Vorsicht sind unerlässlich in einem so heiklen, so persönlichen Feld wie der Gesundheit. Und wie bei allen großen geschichtlichen Entwicklungen besteht die Gefahr, dass die Umwälzungen in der Medizin wenige Gewinner und viele Verlierer produzieren werden. Aber der in Deutschland so ausgeprägte Zukunftspessimismus ist auf Dauer eine gefährliche Haltung: für eine moderne Gesellschaft, für einen starken Wirtschaftsstandort. Um wirklich voranzukommen, wird es mehr Optimismus brauchen und den Willen, sich die positive Gestaltung der Zukunft nicht aus den Händen reißen zu lassen von den negativen Kräften, den Bedenkenträgern und Blockierern.

Es liegt in unserer Natur, dass die Zivilisation sich beständig nach vorne bewegt. Die Geschichte der Menschheit ist eine Geschichte des Fortschritts. In den kommenden Jahrzehnten wird die digitale Medizinrevolution den Kern dieses Fortschritts bilden und die Menschheit weiter voranbringen. Das ist nicht das Problem.

Sondern dies: Der Fortschritt bringt keine »wachsende Sorge vor der Wissenschaft und Technik an sich, aber vor ihrer Verselbstständigung«. So hat es Richard von Weizsäcker am 24. Mai 1989 gesagt, in seiner Festrede zum 40. Jahrestag des Grundgesetzes der Bundesrepublik Deutschland.

Es war eine höchst vorausschauende Rede des damaligen Bundespräsidenten, seine Gedanken zu Fortschritt und Entwicklung von Mensch und Gesellschaft so klug und präzise formuliert, dass sie auch heute noch einen Leitfaden bieten: »Mit der Frage, ob wir dürfen, was wir können, ist es bei Weitem nicht mehr getan. Wir können zu wenig, um verantwortlich entscheiden zu können, ob das geschehen darf, was geschehen kann, und ob das geschehen kann, was geschehen muss«, sagte Weizsäcker. Und schlug dann einen Weg vor, den enormen Wandel dennoch beherrschbar zu machen. Fast wirkt es, als hätte er seinen Rat mit Blick auf das anstehende Zeitalter radikalen Fortschritts, die Welt der digitalen Zukunftsmedizin formuliert: »Wichtig ist eine ungehinderte Information und eine breite Bewusstseinsbildung. Möglichst viele sollten möglichst viel wissen.«

Register

»Häufig muss ich in das Gehirn hineinschneiden –
etwas, was ich überhaupt nicht gern tue.«

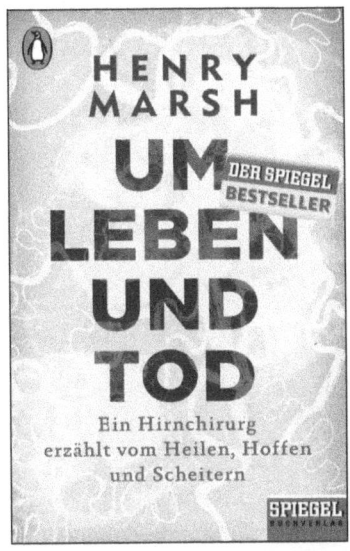

Wie arbeitet ein Hirnchirurg? Wie fühlt es sich an, in
das Organ zu schneiden, mit dem Menschen denken und
träumen? Und wie geht man damit um, wenn das Leben
eines Patienten von der eigenen Heilkunst abhängt?
Operationen am Innersten des Menschen sind immer
mit unkalkulierbaren Risiken verbunden. Henry Marsh,
einer der besten Neurochirurgen Großbritanniens, erzählt
beeindruckend offen, selbstkritisch und humorvoll von den
Ausnahmesituationen, die seinen Arbeitsalltag ausmachen.
Seine Geschichten handeln vom Heilen und Helfen, vom
Hoffen und Scheitern, von fatalen Fehlern und von der
Schwierigkeit, die richtige Entscheidung zu treffen.

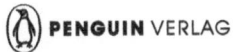